Und tschüss Deutschland!

Frank Naumann, 38, der zusammen mit seiner Frau vor den „miserablen Arbeitsbedingungen zu Hause" nach Österreich geflüchtet ist: „Vom Nordkap bis zu den Emiraten sind deutsche Ärzte gefragt, weshalb sollte ich da in Cottbus bleiben?"
Sechs Jahre lang wurde der Facharzt mit Zeitverträgen vertröstet. Es war höchst ungewiss, wann er je zum Oberarzt aufsteigen würde. Nun arbeitet er im Krankenhaus in Schwarzach, unbefristet und als Oberarzt. In Cottbus aber musste das Klinikum Notdienstpläne aufstellen, weil immer mehr Ärzte fehlten.

An alle PJler !

Leider hat man in Deutschland vergessen, was es heißt Arzt zu sein. Es ist traurig zuzusehen, dass Kollegen mit Schildern auf der Strasse rumlaufen müssen, um auf ihre erbärmliche Lage aufmerksam zu machen. PJler, geht ins Ausland, dann werdet ihr verstehen, was es heißt als Akademiker zu arbeiten!

„Wir wissen, dass wir juristisch keine Ansprüche stellen können, aber wir machen moralische geltend!"

„Wir wissen, dass wir juristisch keine Ansprüche stellen können, aber wir machen moralische geltend!" Mit dieser Linie versuchte der Geschäftsführer der Bayerwald-Klinik Windischbergerdorf finanziellen Aufschub zu erreichen. Damit biss er bei den gegnerischen Anwälten und den Gericht allerdings auf Granit.
Insgesamt sieben Mitarbeiter der Klinik forderten vor dem Arbeitsgericht Cham ausstehende Urlaubsgelder oder Weihnachtsgeld.
„Ich habe doch in dieser Sache bereits ein Urteil gepinselt", erinnerte sich die Chefin des Arbeitsgerichts. Der Geschäftsführer der Klinik versicherte, er wisse, dass er juristisch keine Einwände bringen könne, moralisch aber schon.
Das AZG ist durch, 24 Stunden Dienste sind illegal - wofür also streiken? Dafür ist eigentlich das Gewerbeaufsichtsamt zuständig!

Du hast vollkommen recht, aber ...

Stimme Dir in jeder Silbe zu; es stellt sich aber die Frage, warum der Marburger Bund genau diese 24 Stundendienste beibehalten will und dazu noch eine Öffnung auf 66 Wochenstunden vereinbart hat. Für mich sind sowohl TdL und VKA als auch der MB Kriminelle Vereinigungen (kontinuierlicher Rechtsbruch und vorsätzliche Körperverletzung in Tateinheit mit Betrug).

Klara Ostmüller

Aeskulap's zerbrochener Stab

Weg zur Chirurgin

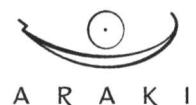

ARAKI

Die Autorin gibt zu, dass eine Liste der wahren Personen und Krankenhäuser vorhanden ist, aber nicht veröffentlicht werden wird. Es geht im vorliegenden Buch weniger um die Individuen, als um systembedingte Probleme des Gesundheitswesens, die sich auf die klinische Ausbildung und Arbeit der Chirurgen im Krankenhaus auswirken.

Während die Handlung im Buch authentisch ist, sind alle Namen von Personen, Institutionen und Orten geändert.

Klara Ostmüller
Aeskulap's zerbrochener Stab
Weg zur Chirurgin

©ARAKI Verlag
Handelskontor Leipzig Ltd.
1. Auflage 2008

Lektorat
Anne Hünecke
Satz
Lisa Rühle
gesetzt aus der Bembo

Einbandgestaltung
Gabriella Vari

ISBN 978-3-936149-13-5

Inhalt

Einführung 7

Who's who im deutschen Krankenhaus
– von ganz unten 9

Kapitel eins 15
Kapitel zwei 29
Kapitel drei 57
Kapitel vier 87
Kapitel fünf 107
Kapitel sechs 125
Kapitel sieben 161
Kapitel acht 195
Kapitel neun 233
Kapitel zehn 247
Kapitel elf 275
Kapitel zwölf 305
Kapitel 13 323
Kapitel 13 + 1 347

Nachwort 421
Glossar 424
Themenbezogene Literatur 432

Einführung

Die Autorin bedankt sich bei den Kollegen, die im Buch für Spannung gesorgt haben. Sie gibt zu, dass sie nach der chirurgischen Ausbildung unfähig ist, als Chirurgin zu arbeiten.

Das Gesundheitssystem und die ärztliche Versorgung in Deutschland sind in einer Krise. Überlastet, überteuert und sich von sozialen Prinzipien entfernend, hat sich vor allem im stationären Sektor eine kommerziell ausgerichtete, industrialisierte Medizin entwickelt. Durch den Arbeitsdruck bei der Jagd nach wirtschaftlichem Gewinn verlieren die Mitarbeiter die ursprünglichen Ideale. Groteske Beispiele für fatale administrative, organisationstechnische und medizinische Fehler häufen sich.

Die Autorin hatte schon einige Berufserfahrung im Krankenhaus, als sie das lang ersehnte Medizinstudium aufnahm. Als gelernte Krankenschwester war ich der Auffassung, dass die ärztliche Tätigkeit relativ einfach zu bewältigen sei. Erst während der Ausbildung zur Chirurgin realisierte ich, wie wenig ich seinerzeit darüber gewusst hatte.

Die Arbeitsbedingungen für Ärzte in der Ausbildung haben in den vergangenen Jahren erheblich an Härte zugenommen und sind trotz zahlreicher Bemühungen zur Umsetzung des Arbeitszeitgesetzes immer unerträglicher geworden. Der Bettenabbau und das DRG-Vergütungssystem für die stationären Leistungen verkürzen die verfügbare Zeit für die Ausbildung. Nur wenige chirurgische Assistenzärzte erhalten heute ein gutes handwerkliches Training. Die praktische Ausbildung hängt vielerorts von der Lust und Laune der Ober- und Chefärzte ab und wird von diesen als Belastung empfunden. „Selbst operieren ist das Gebot!", heißt es hierzu in einem kritischen Artikel des chirurgischen Verbandsblattes. Gegenbeispiele zu meinem hier dargestellten Weg zur Chirurgin sind mir leider nicht bekannt.

Bis zum Ende meiner Facharztausbildung hatten mir nicht nur einige ausbildende Chefärzte, sondern auch manche ärztliche Kollegen, die unter dem wachsenden Druck im Krankenhaus zu unangenehmen Dienern des Systems mutiert waren, derartig zugesetzt, dass ich kurz davor war, meine Laufbahn aufzugeben. Dass es nicht so kam, verdanke ich meinem Mann und einigen Freunden, besonders aber auch den Mitarbeitern der Notfallambulanz an einem Klinikum in Süddeutschland. An die dortige allgemeinchirurgische Abteilung und ihren damaligen Leiter erinnere ich mich jedoch nur mit Abscheu.

Die Idee zu diesem Buch kam mir, während ich bereits als Fachärztin an einem anderen Krankenhaus tätig war und weiterhin versuchte, endlich das Operieren zu lernen.

Who's who im deutschen Krankenhaus - von ganz unten

Medizinstudenten: Junge Lebewesen, die mindestens fünf Jahre am Schreibtisch verbringen, gelegentlich den Lernvorgang unterbrechen, um Zeit im Krankenhaus zu verbringen, sich dort unterwerfen und wieder an den Schreibtisch zurückkehren. Während dieser Zeit konkurrieren sie mit den Arbeitskräften im Niedriglohnsektor (z.B. als Kellner, Taxifahrer etc.).

Putzfrau/-mann: Lebewesen, die meist „outgesourct" für Billiglohn ohne Rechte arbeiten. Oft Ausländer und Ausländerinnen, die sich nicht wehren können. Die Vorarbeiterin spricht deutsch.

Pförtner/-in: Niedriglohnarbeiter, die an der Rezeption sitzen und die Telefonzentrale bedienen, Auskünfte an Patienten geben, Statistiken erstellen und die Patientenaufnahme verwalten, wenn die ausgebildeten Fachkräfte nach Hause gegangen sind. In vielen Krankenhäusern nur bis 23 Uhr anwesend, danach wird die Arbeit vom diensthabenden Arzt erledigt.

Krankenpflegeschüler/-in: Junge ungelernte Leute, die zunehmend das examinierte Personal in den Krankenhäusern ersetzen. Während ihrer Ausbildung bekommen sie wenig Gehalt und können wegen der Knappheit der Ausbildungsstellen ungehindert ausgebeutet werden. Vielseitig einsetzbar von Popo wischen bis zum sterilen Verbandswechsel. Leider haben die examinierten Kräfte keine Zeit ihnen etwas beizubringen.

Examinierte Krankenschwester/Krankenpfleger: Im Krankenhaus aussterbende, gut ausgebildete Facharbeiter, die leider dem genetischen Kloning bislang noch nicht zugänglich sind. Eine neue

Spezies mit mindestens 4 Augen, 6 Armen und 8 Händen wäre vorteilhaft. In Deutschland gibt es viele arbeitslose „Examinierte", während die angestellten Kollegen täglich dem Nervenzusammenbruch nahe sind.

MTA: Medizinisch-technische Assistenten, die abseits der Stationen leben, für professionelle Untersuchungsabläufe in Labor und Röntgen sorgen, aus Kostengründen zusehends ärztliche Tätigkeiten übernehmen und Überstunden schieben wie alle anderen.

PJ-ler: Medizinstudent, der im letzten Studienjahr, dem praktischen Jahr (PJ), angeblich zu Ausbildungszwecken unentgeltlich im Krankenhaus arbeitet; wird zu allen Arbeiten abkommandiert, von allen und zu jeder Zeit - oft gleichzeitig. Das PJ soll der Vorbereitung auf die ärztliche Aufgabe dienen...

AiP-ler: Der „Arzt in Praktikum" wurde eingeführt, weil die Zeit als PJ-ler für die ärztliche Ausbildung angeblich zu kurz war. Die Arbeitstätigkeit entsprach der eines „normalen" Assistenzarztes, wurde aber nur mit 50% des Arztgehalts vergütet. Wegen zunehmender Proteste und Abwanderung junger Ärzte ins Ausland wurde dieses Modell im Jahr 2004 abgeschafft.

Assistenzarzt: Die Bezeichnung wird meistens für den nichtfachärztlichen Weiterbildungsassistenten verwendet, also für junge Mediziner, die eine fünf- bis achtjährige Facharztausbildung durchlaufen. In der Chirurgie beschränkt sich die Ausbildung zunehmend auf Stationsarbeiten und Dokumentationstätigkeiten, im Operationssaal aufs Hakenhalten. Die praktische Ausbildung und das Erlernen von Operationstechniken treten in den Hintergrund; die Operationen werden vielerorts nur von den Chef- oder Oberärzten durchgeführt. Auf den Stationen erstellt der Assistenzarzt u.a. zahlreiche Arztbriefe zu Patienten, die er nie gesehen hat und an deren

Behandlung und Operation er nicht beteiligt war. Wer nach einem Jahr noch immer nicht operieren kann, wird schnell als ungeschickt abgestempelt.

Facharzt: Der Assistenzarzt absolviert am Ende seiner Ausbildung eine Prüfung zum Facharzt. Hierfür muss der Landesärztekammer ein Operationskatalog vorgelegt werden, den der Chefarzt unterzeichnet hat. Viele Eingriffe, die bescheinigt werden, hat der Assistenzarzt oft nicht selbst und auch nicht unter Supervision durchgeführt. Nach Erhalt der Facharztanerkennung sollte der Chirurg routiniert operieren können - er kann es nicht.

Notarzt: Ein Arzt mit Zusatzbezeichnung „Notfallmedizin", der für die akute Krankenversorgung außerhalb des Krankenhauses im Einsatz ist. Zum Erwerb der Zusatzbezeichnung müssen u.a. ein einwöchiger Kurs (Kosten ca. 600 Euro plus Reise- und Übernachtungskosten), sowie 50 Einsätze in Begleitung eines bereits zugelassenen Notarztes absolviert werden. Der Kurs wird von vielen Kollegen während der Urlaubszeit und auf eigene Kosten besucht. Viele Krankenhäuser erwarten von den Bewerbern, dass die Zusatzbezeichnung vorliegt. Nach zehn Stunden Tagesarbeit als Chirurg kann man vierzehn Stunden als Notarzt weiterarbeiten.

Oberarzt: Facharzt für Chirurgie in leicht gehobener Position, der ununterbrochen Tag und Nacht operiert; er verbraucht Assistenzärzte als Stationshiwis und Hakenhalter und lässt seine schlechte Laune an ihnen aus. Braucht keine Entlassungsbriefe mehr zu schreiben, sondern muss Märchengeschichten korrigieren und unterschreiben. Da jeder Satz mit Extraarbeit verbunden ist, ist er (und sehr selten auch sie) während dieser Zeit nicht ansprechbar.

Chefarzt: Meistverdienender Arzt; geschätztes Jahreseinkommen abhängig von Krankenhausgröße und -standort, Verhandlungsgeschick, Zeitpunkt des Vertragsabschlusses und anderem etwa zwischen 150.000 Euro und 850.000 Euro vor Steuer. Früher König, heutzutage Angestellter. Ein Professorentitel wird vielerorts verlangt. Operiert nur Privatpatienten oder organisiert, dass diese von Oberärzten gut operiert werden; er ist verantwortlich dafür, dass alles gut läuft und kommuniziert mit der Verwaltung je nach Bedarf bis 23.00 Uhr oder darüber hinaus. Eigentlich auch für die Ausbildung zuständig, aber zumindest in der Chirurgie immer im Zwiespalt: Operative Ausbildung und schnelles Geld stechen sich.

Verwaltung: Erlesener Personenkreis, der die Verwaltungsarbeit zwischen 8.00 Uhr und 16.30 Uhr erledigt, die regulären Mittagspausen streng einhält, keine Wochenend- und Nachtdienste hat, aber durch die neuen Vergütungsregeln für die Krankenhausleistungen zusehends gefordert ist. Die Verwaltung versteht das Getöse der Ärzte wegen zunehmender Arbeitsbelastung und schlechter Bezahlung grundsätzlich nicht und arbeitet an personalsparenden Lösungen.

Personalchef: Abteilungsleiter innerhalb der Verwaltung, der gern billige Arbeitskräfte einstellt, um eigene Zielvereinbarungen mit dem Verwaltungschef einzuhalten und sein Gehalt zu sichern. Seine größte Sorge sind „zu viel und zu teures Personal". Versteht die Klagen der Ärzte über hohe Dienstbelastungen nicht, weil sie während eines 24-Stunden-Dienstes doch ein bis zwei Stunden schlafen können und in dieser Zeit nur Telefonate beantworten müssen. Seiner Ansicht nach ist in den Nachtdiensten alles möglich, wenn der Arzt nur will. Achtet aus Gesundheitsgründen auf seine pünktlich eingenommenen Mahlzeiten.

Geschäftsführer: Sie sind die Gewinner unserer Zeit. Geschätztes Jahreseinkommen ist in der Regel höher als das des bestverdienenden neuen angestellten Chefarztes. Ihr Gehalt wird querfinanziert durch Personalabbau, unbezahlte Überstunden, Outsourcing, Einkommensreduktion bei Neueinstellungen etc. Mit Blick auf die Deutsche Bank sehen sie sich gerne als Ackermänner des Krankenhauses, halten als studierte Betriebswirtschaftler das Krankenhaus für einen unwirtschaftlich und schlecht organisierten „Laden", und leisten nur Gutes. Gelegentlich finden sich in diesen Positionen auch ehemalige Pflegekräfte und Selfmade-Männer, denen die Ärzte, besonders die Chefärzte, schon immer ein Dorn im Auge waren. Der Geschäftsführer zeigt allen, wie Arbeitsprozesse gestrafft werden, alberne Gespräche mit den Patienten durch Prospekte ersetzbar sind und die Häufigkeit des Pamperwechsels bei bettlägerigen Patienten auf drei pro Tag reduziert werden kann. Notfälle, die er nicht einkalkuliert hat, überraschen ihn. Er versteht solche Ärzte nicht, deren Humanismus angesichts hoher Arbeitsbelastung und schlechter Bezahlung schwindet, hat er deren Helfermentalität doch fest in seine Bilanzplanung einkalkuliert.

Krankenhausträger: Besitzer eines Krankenhauses oder einer Krankenhauskette; je nach Rechtsform des Krankenhauses handelt es sich um kommunale, kirchliche oder private Trägerschaften. In letzter Zeit geht der Trend zur Privatisierung von Krankenhäusern und Übereignung an Konzerne (Rhön-Kliniken, Helios, Asklepios etc.) in deren Folge Gewinne erwirtschaftet und Dividenden an die Anteilseigner ausgeschüttet werden müssen.

Progrebin: Die erstmals von J.K. Rowling beschriebene Erscheinung, ist mittlerweile auch in deutschen Krankenhäusern zu beobachten. Sie befällt Mitarbeiter und vermehrt sich rasch. Der Progrebin ist ursprünglich ein russischer Dämon, kaum dreißig Zentimeter groß, mit einem haarigen Leib, doch einem kahlen, übergroßen grauen Kopf. Progrebins fühlen sich von Menschen angezogen und heften sich an ihre Fersen. Sie bleiben stundenlang im Schatten des Verfolgten und kauern sich blitzschnell zusammen, wenn er sich umdreht. Wenn es dem Progrebin gelingt, einem Menschen stundenlang nachzulaufen, wird sein Opfer von einem drückenden Gefühl der Sinnlosigkeit überwältigt und ertrinkt schließlich in einem Zustand der Teilnahmslosigkeit und Verzweiflung. Wenn das Opfer dann stehen bleibt und auf die Knie sinkt, um über die Sinnlosigkeit von allem zu weinen, springt ihm der Progrebin auf den Rücken und versucht es zu verschlingen. Im Krankenhaus werden immer häufiger multiresistente Progrebins gesichtet, die die Mitarbeiter anfallen und nicht mehr loslassen.

Kapitel eins

Den Humanismus haben wir liegen gelassen. Das Leben der Autorin liegt in der Zukunft. Ihre Chance: Die Nacht bringt Geld!

1

Krankheit fällt nicht vom Himmel. Es ist oft unsere Gesellschaft, die krank macht. Krankenhäuser wurden nicht eingerichtet, um die Ursachen für Kranksein abzuschaffen, sondern um uns zusammenzuflicken, damit wir auch morgen wieder arbeiten gehen können. Bisher hat der Staat die Krankenhäuser ähnlich über Steuern finanziert wie das Bildungssystem. Agile Unternehmer, Gesellschafter und Aktionäre konnten daran nichts verdienen, und so hatten Krankenhäuser lange einen sozialen Charakter.

Inzwischen ist das Gesundheitssystem ein eigener großer Markt, der zunehmend fette Gewinne abwirft. Krankenhauskonzerne, Beratungsunternehmen, Pharmaindustrie, die Hersteller medizinischer Geräte, die privaten wie die gesetzlichen Krankenkassen, sie alle suchen und finden Möglichkeiten in diesem System zu profitieren. Ein Beispiel für den Wandel der kommunalen Krankenhäuser zum privatwirtschaftlich geführten Konzern ist ein hanseatischer „Landesbetrieb Krankenhäuser". In diesem waren die städtischen Kliniken zusammengeschlossen. Er wurde im Zuge der Privatisierung bereits zur Hälfte an einen privaten Träger verkauft.

Politisch begründet werden die Gesundheits- und Strukturreformen, die diesen Wandel in den vergangenen Jahren möglich gemacht haben, mit der angeblichen Kostenexplosion im Gesundheitswesen. Gab es diese denn wirklich? Der Anteil der Gesundheitsausgaben am Bruttosozialprodukt ist trotz der wechselnden Wachstumsraten in Deutschland seit mehr als 20

Jahren konstant geblieben. Und das, obwohl in der weißen Fabrik die Produktivität mit der zunehmenden Privatisierung gestiegen ist, mehr Patienten durchgeschleust werden, die Arbeitsprozesse gestrafft und zahlreiche Stellen abgebaut wurden. Mehr als 5% der Krankenhäuser wurden bereits geschlossen. Sieht das nicht eher nach einem lohnenden Geschäft aus, bei dem die Patienten und die Arbeitnehmer Federn lassen müssen, während die Gesellschafter und Aktionäre sich zufrieden zurücklehnen können? Was passiert in den Krankenhäusern, wenn dort die medizinische Behandlung als Akt der menschlichen Nächstenliebe immer mehr vom profitorientierten Handeln bestimmt wird und sich nicht nur die humorvollen, sondern auch die schrecklichen Seiten der „Modernen Zeiten" von Charlie Chaplin verwirklichen?

2

In Deutschland ist vieles im Vergleich zu anderen Ländern wunderbar. Schule ist Pflicht und kostet wenig. Wenn jemand studieren möchte, muss er nur das Abitur schaffen. Danach hat er verhältnismäßig gute Karten. Wenn einer aus wenig vermögenden Verhältnissen stammt, aber die Vorteile unseres Schulsystems nutzt und hart arbeitet, kann er den sozialen Aufstieg schaffen. Fast jeder in Deutschland hat die Möglichkeit dazu. So war es zumindest, als ich mit meinem Studium anfing. Natürlich ist ein Studium alles andere als kostenlos, denn man verdient 6-8 Jahre lang nichts, muss aber in Wohnung, Bücher und den Lebensunterhalt investieren und lässt sich auf eine beachtliche Lücke bei der Einzahlung in die Rentenversicherung ein. Dafür, so hofft man zumindest, verdient man später mehr und macht diese Nachteile wett. Das galt nicht nur für die Männer, sondern auch für Frauen, als ich Anfang der 1990er Jahre mein Medizinstudium aufnahm.

„Wenn eine Frau ein Kind will, wird sie alles tun, um es zu bekommen. Wenn sie es nicht will, dann wird sie alles tun, um es nicht zu bekommen. Woraus leitest Du das Recht ab zu bestimmen, ob eine Frau ein Kind bekommen soll oder nicht? Der Mann trägt doch nicht die Konsequenzen! Meiner Meinung nach hat nur die Frau das Recht darüber zu entscheiden."

Zu Beginn meines Studiums war dies eines der Themen, über das ich mich mit einem Blondschopf aus meiner Orientierungseinheit beim Mittagessen unterhielt. Er erwiderte mir darauf: „Ich will als Vater mitentscheiden, weil auch ich in der Verantwortung stehe, und meine Frau oder Freundin soll mich in ihre Entscheidung einbeziehen." Während die anderen schon gegangen waren, diskutierten wir immer noch über Themen wie künstliche Befruchtung und Abtreibung und merkten gar nicht, wie es immer später wurde. So begann mit dem Studium auch eine gute Freundschaft, die mich bis heute begleitet.

Die Orientierungseinheiten waren von der Universität für die Erstsemester eingerichtet worden und sollten ihnen noch vor Beginn der Vorlesungen den Einstieg ins Medizinstudium erleichtern. Unter der Anleitung eines Tutors wurden wir in die Grundzüge des Studiums eingeführt. Wir diskutierten über Ethik und andere Themen, und machten sogar kleinere Exkursionen, um industrielle und andere Einflüsse auf die Gesundheit des Menschen kennen zu lernen. Markus - der Blondschopf - und ich entdeckten immer wieder Gemeinsamkeiten in der Einstellung zu Politik und Gesellschaft, womit wir manchem arg zusetzten. So bei einer Betriebsbesichtigung dem Arbeitsmediziner, der aus unserer Sicht mit den zahlreichen Umweltbelastungen für die Mitarbeiter zu wenig konsequent umging und den wir mit unseren Fragen heftig ins Schwitzen brachten.

Unser Tutor versuchte ganz bewusst ein Gemeinschaftsgefühl unter uns Studienanfängern zu schaffen. Er betonte immer wieder, wie wichtig es sei, gleich zu Beginn des Studiums eine Arbeitsgruppe zu finden und gemeinsam zumindest die ersten Hürden zu bewältigen. „Das ist absolut lebensnotwendig", meinte er „und macht vieles einfacher; ihr könnt euch besser auf Prüfungen vorbereiten und verteilt manche der Belastungen auf mehrere Schultern." Er musste es wissen, denn die Tutoren waren allesamt engagierte Studenten der höheren Semester, die hier ihre eigenen Erfahrungen einbrachten.

Erst in der dritten Woche fing das eigentliche Studium an mit all den Praktika, Pflichtvorlesungen, schriftlichen und mündlichen Testaten. Für jeden Kurs und jede Prüfung musste man sich ab jetzt irgendwo eintragen bzw. anmelden und darauf achten, dass man auch einen Platz bekam. Unser Tutor hatte Recht gehabt, das sah ich schnell ein. Es war wahrhaft ein Segen, Markus und weitere Leute zu kennen, mit denen ich Unklarheiten besprechen konnte, und die besser mit den ganzen Formalitäten klar kamen. Ich mochte diesen Zettelkram von Anfang an nicht. Für alles gab es Bescheinigungen. Die Anwesenheit bei Praktika, die mündlichen Prüfungen, die bestandenen Testate, alles wurde schriftlich quittiert. Die Quittungen benötigte man um Scheine zu sammeln. Man brauchte immerhin acht Scheine, um sich nach zwei Jahren Studium zum ersten Hammerexamen des Medizinstudiums, dem Physikum, anmelden zu können.

Ich war nur mit einer Sporttasche nach Berlin gekommen, wo mir der Studienplatz durch die Zentrale Vergabestelle zugewiesen worden war. Als ich aus dem Hauptbahnhof trat, war ich praktisch mittellos. Das Geld, das ich bei mir hatte, reichte gerade, um für zwei Monate ein Zimmer zu bezahlen, und für den Rest blieben knapp 10 Euro pro Woche. Damit konnte ich nicht lange überleben.

„Hast Du eine Ahnung, wo ich arbeiten könnte?" fragte ich am zweiten Tag der Orientierungseinheit unseren Tutor. Er schaute mich nachdenklich durch seine dicke Brille mit stark vergrößerten dunkelbraunen Augen an und rieb sich bei meiner Frage das Kinn. „Hm, hm," sagte er, „vielleicht lässt sich da was machen. Ich frage mal meinen Oberguru im Krankenhaus

Lichterfelde. Dort mache ich Nachtwachen, und ich komme mit dem Pflegeleiter ganz gut klar. Mal sehen."

„Ich bin examinierte Krankenschwester, vielleicht hilft das ja", ergänzte ich schnell und sah, wie sich sein Gesicht glättete.

„Oh, das ist gut; dann ist es einfach, die nehmen dich bestimmt mit Handkuss."

Er hatte Recht. In der dritten Woche meines Studiums fing ich in seinem Krankenhaus als studentische Nachtwache an. Es gab Zwieback, Zucker und Tee auf der Station, und das wurde für die nächsten Wochen zu meinem Hauptnahrungsmittel, auch zu Hause.

3

So wie ich finanzierten sich auch viele andere Studenten durch Nachtwachen. Die studentischen Hilfskräfte verrichteten diese Jobs meistens mit einer examinierten Krankenschwester zusammen, sie richteten die Tabletten für den kommenden Tag, wuschen die Patienten, entleerten die Nachttöpfe, putzten, machten die Betten, und fütterten Hilfsbedürftige.

Als examinierte Krankenschwester arbeitete ich von vornherein allein auf den Stationen. Bei der Einstellung hatte die Oberin mir zu verstehen gegeben, dass meine Arbeit trotzdem nur wie die einer Hilfskraft bezahlt werden könne, aber ich natürlich vom Pensum und der Einteilung her wie eine „vollwertige" Krankenschwester angesehen würde. Mein Lohn betrug umgerechnet 4,- Euro pro Stunde, aber ich war froh, dass ich überhaupt eine Arbeit gefunden hatte. Da ich keinerlei Aussicht auf BaföG hatte, rechnete ich mir aus, wie viele Nachtdienste ich bräuchte, um meine Miete, meine Lehrbücher und meinen sonstigen Unterhalt bezahlen zu können. Es waren 16 Schichten pro Monat.

Von Lichterfelde zum Stadtteil, in dem ich damals wohnte, war es mit öffentlichen Verkehrsmitteln ein langer Weg, der viel Zeit in Anspruch nahm. Meine Ein-Zimmer-Wohnung lag inmitten eines Wohnsilos, in dem Sozialhilfeempfänger, Arbeitslose und Familien mit geringem Einkommen lebten. Bis zum Krankenhaus benötigte ich mit dem Bus eine Stunde, und der Bus fuhr nur selten – besonders sonntags. Nach meinem Nachtdienst kam ich am Sonntagmorgen manchmal zu spät zur Haltestelle und musste über eine Stunde warten, bis der nächste Bus kam. Einmal schlief ich dabei auf der Wartebank ein, so dass der Fahrer des herannahenden Busses ohne anzuhalten vorbeifuhr. An solchen Tagen lernte ich, was es bedeutete übermüdet zu sein. Die Augen brannten, mein Kopf fühlte sich an, als stände ich unter Alkohol, mein Körper sackte langsam zusammen. Zu Hause wollte ich dann nur noch schnell ins Bett; zum Essen und Trinken war ich zu müde.

Besonders die zeitraubenden Hin- und Rückfahrten zehrten so an mir, dass ich mich auf die Suche nach einer Alternative machte. Ich hatte schon bald Glück und meldete mich an einem Dienstag nachmittag im alten Verwaltungsgebäude eines anderen Krankenhauses, das ein Relikt des Pavillon-Systems aus dem frühen 20. Jahrhundert war. Die vielen alten Backsteingebäude standen in einer großartigen Parkanlage, die auf den ersten Blick das Einzige auf dem Gelände zu sein schien, das sich Jahr für Jahr erneuerte.

Die Pflegedienstleiterin war eine gepflegte, resolute Frau Mitte 40. „Zur Zeit bauen wir zwar aus Kostengründen unsere studentischen Hilfskräfte ab, aber mit Ihnen machen wir eine Ausnahme", sagte sie freundlich und ein wenig gönnerhaft, als sie mein Krankenschwesterndiplom sah. „Als examinierte Krankenschwester können sie ja anders als die meisten Studenten selbstständig arbeiten. Aber wir können Ihnen leider nur den Verdienst einer Studentin zahlen. Im Krankheitsfall gibt es auch keine Lohnfortzahlung, das werden Sie verstehen!?", fuhr sie fort. „Und natürlich erwarten wir eine gewisse Flexibilität!" Sie schaute mich über ihren goldenen Brillenrand prüfend an.

Ich nickte und fragte sie, ob ich denn mindestens 16 Nachtdienste pro Monat machen könne.

„Das kann ich natürlich nicht garantieren", antwortete sie zufrieden, „aber wir werden unser Bestes tun. Im Übrigen können Sie schon heute anfangen."

Die Station, der ich zugeteilt wurde, lag im Erdgeschoss eines einzeln stehenden Pavillons, der zu einem äußerlich sehr gepflegt wirkenden Jugendstilhaus gehörte. Die Schwester in der Spätschicht war erleichtert, als sie mich sah. Seit drei Tagen war wegen Krankheitsausfall keine Nachtwache mehr gekommen und die Kollegen von der Tagschicht hatten sich die Nachtdienste teilen müssen.

Nachdem wir uns kurz vorgestellt hatten, übergab sie mir 36 Patienten. Einige von ihnen waren heute tagsüber operiert worden und hingen am Tropf. Bei ihnen sollte ich zweistündlich den Puls und den Blutdruck kontrollieren.

Die Schwester zeigte mir noch die Räumlichkeiten der erschreckend verwinkelten Station. In der Mitte befand sich eine dreistufige Treppe zu einem tiefer gelegenen Flur mit weiteren Patientenzimmern. Es gab drei Zugänge zur Station, deren Glastüren ich um 22.00 Uhr abschließen sollte, damit die Obdachlosen, die oft im Garten übernachteten, nicht eindringen und sich ein Bett ergattern konnten.

„Die sind meistens besoffen oder drogenabhängig. Ach ja, falls du einen Doktor brauchst, der ist in einem anderen Pavillon und braucht eine gute Viertelstunde, bis er hier ist." Die Schwester gab mir eine dreiseitige, in Schönschrift abgefasste Liste, auf der die Aufgaben des Nachtdienstes zusammengefasst waren. „Wenn du das nicht alles schaffst, ist es nicht so schlimm, keine Sorge", beruhigte sie mich freundlich lächelnd. „Aber wenn du morgen früh ein paar Patienten waschen könntest, z. B. die in Zimmer 6, das wäre wirklich prima." Sie zog ab.

Die Nachtbeleuchtung hatte sich gerade automatisch eingeschaltet und tauchte die gesamte Station in ein schwaches

Licht, in dem ich anfangs einige Mühe hatte, mich zurecht zu finden. Nachdem ich die Zugänge zur Station verschlossen hatte, machte ich mich mit einer Taschenlampe bewaffnet auf den Weg durch die einzelnen Patientenzimmer und verteilte bei dieser Gelegenheit die vorbereiteten Medikamente und Antithrombose-Spritzen. Die Zimmer waren mit vier, teilweise sechs Betten belegt. Zwischen den Betten war in einigen Zimmern kaum Platz, um durchgehen zu können. Mir fiel auf, wie alt die Patienten waren. Die meisten schliefen schon. Weil die Nachtbeleuchtung nicht ausreichte, um die Patienten zu sehen, knipste ich immer wieder die Taschenlampe an, räumte hier und da noch Geschirr vom Abendessen weg und wechselte bei einem Patienten die Infusionsflasche. Dann ging ich zu Zimmer 6, in dem ich morgen die Patienten waschen sollte.

Ein relativ großer unbeleuchteter Raum öffnete sich. Alles war still. Ich zählte sieben Betten, als ich plötzlich eine Stimme hörte. „Alfred, bist du es?", tönte sie aus der Dunkelheit. „Du musst mit dem Hund raus!" Ich leuchtete mit meiner Taschenlampe vorsichtig in die Ecke, aus der die Stimme kam. Reglos und abgemagert saß dort eine kleine Oma mit wild zu Berge stehenden dünnen Haaren auf dem Bettrand. Ein Teil der Haare war zu einem Zopf geflochten und mit einer weißen Mullbinde zusammengebunden.

„Du musst mit dem Hund raus!", wiederholte sie hartnäckig, ohne mich zu beachten oder überhaupt wahrzunehmen. Plötzlich begann ein gleichmäßiges Klappern in der anderen Ecke des Zimmers, das von einem jammernden „Aua aua au au", begleitet wurde. Ich leuchtete hinüber und sah eine andere alte Frau, die sich mit beiden Händen an das Bettgitter klammerte und es ohne Pause langsam schüttelte. Dabei starrte sie mit leeren Augen an die Wand.

In einem weiteren Bett wurde es jetzt ebenfalls unruhig. Der Urinbeutel der Patientin hatte sich vom Blasenkatheter gelöst.

Neben dem Bett auf dem Fußboden war eine riesengroße Urinpfütze, das ganze Bett war nass. Mein Dienst fing gut an. Es gelang mir, die Frauen ein wenig zu beruhigen, dann begann ich nach frischer Wäsche zu suchen. Es dauerte fast eine halbe Stunde, denn ich kannte mich hier noch nicht aus. Bis Mitternacht hatte ich die eingenässte Patientin gewaschen und frisiert. Die anderen beiden waren allmählich wieder eingeschlafen. Anfangs hatte mich das Klappern des Bettgitters der einen Patientin ständig begleitet. Die Mitpatienten schien es kaum zu stören. Sie schliefen tief und fest. Später sah ich auf den Kurvenblättern, dass sie zur Nacht ein Beruhigungsmittel bekommen hatten.

Während ich noch Zimmer 6 aufräumte, gellte plötzlich ein ferner Schrei. Ich eilte auf den Flur und horchte. Dann ertönte ein alarmierendes Rufen: „Hilfe, Hilfe, helfen Sie doch!" Ich lief eilig in Richtung der Schreie und stürzte in das Zimmer, aus dem sie drangen. Eine der beiden frisch operierten Patientinnen lag in einer Blutlache auf dem Boden und rührte sich nicht. Überall war Blut, das Bettlaken war voll davon, an der Wand liefen Blutspuren entlang, und das Nachthemd der Patientin war großflächig blutverschmiert. Anscheinend war die Frau aus dem Bett gefallen, dabei war der am Hals angenähte zentrale Venenkatheter samt Naht herausgerissen. Die Blutlache wurde immer größer.

Glücklicherweise atmete die Frau und hatte einen tastbaren Puls. Sie war aber kaum ansprechbar und schien verwirrt. Gerufen hatte mich die Zimmernachbarin, die nach der Amputation eines Beines bettlägerig war und selbst nicht helfen konnte. Da die Patientin auf dem Fußboden einigermaßen stabil zu sein schien, entschloss ich mich, Hilfe zu holen, stürmte aus dem Zimmer und rannte zum Telefon im Stationszimmer. Doch bei der knappen Einführung zu Beginn meiner Nacht hatte die Schwester vergessen, mir die Nummer des diensthabenden Arztes zu nennen. Obendrein fand ich die Telefonliste nicht.

Langsam stieg Panik in mir auf, denn ich wusste nicht, was ich ohne Hilfe tun sollte. Ich begann ein Blutdruckmessgerät zu suchen und riss dafür jede Schublade im Stationszimmer auf. ‚Irgendwo muss ein Notfallkoffer sein', schoss es mir durch den Kopf. Aber ich fand auch diesen blöden Koffer nicht. Was sollte ich nur tun? Im ganzen Haus schien außer mir und den Patienten niemand zu sein. Zu Fuß in den nächsten Pavillon zu laufen hätte viel Zeit gekostet, und ich durfte die anderen Patienten nicht alleine lassen. Schweißgebadet rannte ich zurück. Mein Herz raste wie verrückt. Mit dem Verbandszeug, das ich gefunden hatte, hockte ich mich zu der Frau, nahm ihren Kopf in meinen Schoß und presste die Kompressen auf die immer noch blutende Wunde am Hals. „Wo bin ich?", fragte sie auf einmal, als ob sie aufgewacht sei.

„Sie sind im Krankenhaus wegen einer Gallenoperation", erklärte ich ihr und war unendlich froh, dass es wohl weniger der Blutverlust als die Beruhigungsmittel waren, die sie so leblos hatten wirken lassen. Ich drückte die Kompresse weiter auf den Hals, richtete sie ein wenig auf, und schaffte es, sie ins Bett zurück zu legen. Langsam klarer im Kopf, drückte sie die Kompresse selbst, während ich einen Lappen anfeuchtete und ihr das Blut aus dem Gesicht wusch. Dann half ich ihr, sich ein wenig frisch zu machen, zog ihr ein neues Nachthemd an und wechselte die gesamte Bettwäsche. Die Blutung am Hals hatte nachgelassen und ich machte abschließend einen frischen Verband, den ich in den folgenden Stunden mehrmals kontrollierte. Sie hatte eine Venenverweilkanüle am rechten Unterarm, an die ich eine Elektrolytlösung als Infusion anschloss. Viel konnte dabei nicht schief gehen. Aufgrund des Pulses, der nur leicht erhöhten Herzfrequenz sowie ihrer klaren Bewusstseinslage war ich einigermaßen beruhigt und konnte mich um die anderen Dinge kümmern. Erst später im Medizinstudium und als Arzt lernte ich, was alles hätte schief gehen können: Unbemerktes Weiterbluten in die Halsweichteile, Atemwegsverlegung, Kreislaufkollaps usw. Doch wir hatten beide Glück.

Auf meinem Hemd und meiner Hose trockneten langsam tellergroße Blutflecke. Weil studentische Hilfskräfte ihre eigene Arbeitskleidung mitbringen mussten und ich keine frische Wäsche als Reserve hatte, konnte ich mich leider nicht umziehen. Deshalb stülpte ich mir ein Patientennachthemd über und begann die Liste abzuarbeiten, die mir die Schwester aus dem Spätdienst überreicht hatte. Die Türen zu den beiden Patientenzimmern, in denen ich die letzten Stunden verbracht hatte, ließ ich offen. Der langsam wieder einsetzende Ruf nach „Alfred" und das erneute rhythmische Schütteln des Bettgitters begleiteten mich als Hintergrundmusik bei den weiteren Verrichtungen.

Mein Bericht zur morgendlichen Übergabe verwunderte niemanden und schien auch nicht sonderlich zu beeindrucken. Die Schwestern tranken ihren Kaffee aus und zeigten mir, wo die Blutdruckmessgeräte und der Notfallkoffer waren.

Ab dieser Nacht arbeitete ich mit System. Ich legte mir Karteikarten für jede der 13 Stationen an, auf denen ich in den folgenden Monaten eingesetzt wurde. Sobald ich eine neue Station bekam, ging ich bereits eine Stunde vor Dienstbeginn dorthin, um mich mit den wichtigsten Informationen und Eigenheiten einzudecken. Auf den Karten notierte ich, wo die Blutdruckmessgeräte lagen, wo der Erste-Hilfe-Koffer war, wo die Telefonliste lag, wer im Notfall zu verständigen und welche stationsspezifischen Arbeiten zu erledigen waren, machte mir kleine Randnotizen über die Schwestern und Pfleger. Die Stationsleitungen und die Pflegekräfte waren mit meiner Arbeit zufrieden.

Vorwiegend wurde ich auf den chirurgischen Stationen eingesetzt. Eine Nacht hier, eine Nacht dort; die Zentrale rief immer erst kurz vor Dienstbeginn abends bei mir zu Hause an und gab mir den neuen Einsatzort bekannt. Die Pflegedienstleitung hatte sich bald an mich gewöhnt und wusste, dass ich zuverlässig arbeitete und auf Anfrage fast immer verfügbar war. Da es für studentische Hilfskräfte keine gesetzlichen Auflagen zur Arbeitszeit gab, konnte ich ohne weiteres 25 Nächte hintereinander arbeiten. Ich schlug so gut wie nie Dienstanfragen aus, da ich ständig in der Angst lebte, den nächsten Monat nicht genügend Nächte zugeteilt zu bekommen und dann meine Miete nicht mehr bezahlen zu können. Manchmal war ich zwar am Rande der Erschöpfung, aber ein großer Vorteil neben dem Geldverdienst kristallisierte sich bald heraus: Es stand für mich nach wenigen Monaten fest, dass ich Chirurgin werden wollte.

4

An den Wochenenden war es nach den Nachtdiensten auch in diesem Krankenhaus nicht einfach, schnell ins Bett zu kommen. Wenn ich den Bus verpasst hatte, musste ich fast eine Stunde zu Fuß nach Hause gehen. Deshalb kaufte ich mir ein gebrauchtes Fahrrad für 10 Euro, das mir schon nach zwei Nächten auf dem Krankenhausgelände abhanden kam. Zwei weitere Fahrräder, die ich später erstand, wurden ebenfalls geklaut. Das vierte in der Reihe habe ich nicht mehr lange gesucht, als es morgens verschwunden war. „Wieder eins weg!", stellte ich fest und machte mich müde zu Fuß auf den Weg nach Hause.

Mein Studium litt merklich unter der dauerhaften Mehrbelastung durch die Nachtdienste. Ich musste in den ersten zwei Jahren einige Prüfungen wiederholen, schaffte es aber wenigstens immer im zweiten Anlauf. Ich kann mir heute kaum noch vorstellen, wie ich damals mit all dem überhaupt zurecht kam, aber irgendwie ging es. Als aber dann wenige Wochen vor dem Physikum, der ersten großen Zwischenprüfung im Medizinstudium, meine Mutter an Lungenkrebs starb, und wenige Monate später auch mein Vater, war ich kurz davor aufzugeben.

Ich hatte die beiden mir wichtigsten Menschen verloren, die immer bedingungslos zu mir gestanden hatten. Aber was hätten sie gesagt, wenn ich jetzt kapituliert und aufgehört hätte? Also machte ich weiter.

Das Physikum hat mit Physik wenig zu tun, sondern bezeichnet ein umfangreiches vorklinisches Examen des Medizinstudiums und ist gleichzeitig ein Filter und ein Flaschenhals auf dem Weg zur klinischen Ausbildung. Es erstreckt sich über zwei Tage, an denen jeweils über vier Stunden 300 Fragen das Wissen in der Physik, Physiologie, Chemie, Biochemie, Biologie, Anatomie, Psychologie und Soziologie schriftlich geprüft. Eine der Anstrengungen dieses Examens ist, dass die Fragen thematisch in gemischter Reihenfolge gestellt werden und der Kandidat gedanklich ständig zwischen den Gebieten hin und her springen muss. Bestehen kann man diese Irrsinnsprüfung nur, wenn man während der beiden vorklinischen Jahre konsequent gelernt hat. Dazu gehört, in den drei Monaten vor der Prüfung, an 10-14 Stunden pro Tag die alten Klausuren durchzugehen. Das nötige Quentchen Glück braucht man natürlich auch. Bis zum Abschluss des Physikums geben ca. 25% der Medizinstudenten das Studium bereits auf, manche schon vor dem ersten Durchgang, die meisten anderen aber erst dann, wenn sie einmal durchgefallen sind.

Die Vorbereitung auf das Physikum verlangt den Studenten sehr viel ab, doch wird ihnen ein wichtiger und umfangreicher naturwissenschaftlicher Fundus für die Schulmedizin vermittelt. Den Sinn dieser Prüfung stellte ich deshalb nicht in Frage, wohl aber die Bedingungen, unter denen wir auf sie zuarbeiten mussten. Denn bereits in den Vorjahren des Physikums werden etliche Fächer hart geprüft - geht es da nicht offensichtlich um Auslese? Und sind hier nicht wie so oft diejenigen im Vorteil, denen die Eltern das gesamte Studium finanzieren, die sich vielleicht sogar ein Auto leisten können und die abends in ihrer

Freizeit gerne auch mal zum Essen in ein Restaurant gehen. Ich beneidete sie manchmal wegen der vielen Zeit, die sie zur Verfügung hatten. Sie bedienten allerdings auch alle Klischees, die uns Ärzten anhängen: Wohlbetuchte, die einen sozial hochwertigen Beruf erlernen, nach der Facharztausbildung gut Geld verdienen, sich als Selbstständige niederlassen oder Chefarzt mit hohem Einkommen werden und den Pflegekräften und sonstigen Arbeitnehmern im Krankenhaus das Geld wegnehmen.

Insgesamt über drei Jahre hielt ich die ca. 20 - 25 monatlichen Nachtdienste durch. Nach der Arbeit schlief morgens ein paar Stunden, ging dann zu den Vorlesungen und Praktika, und lernte in der wenigen verbleibenden Zeit für die Testate in Anatomie, Physiologie, Biochemie und all den anderen Fächern. Im letzten Semester vor dem Physikum absolvierten wir 28 schriftliche und mündliche Testate, um unsere noch fehlenden Scheine zu bekommen. Zwar kam ich mit meinem Geld hin und hatte glücklicherweise dank Markus ein Minimum an sozialem Kontakt, doch musste ich den hohen Preis eines sogar zweimal nicht bestandenen Physikums bezahlen. So waren die ersten Studienjahre ein Gemisch aus Prüfungen, Arbeit, Niederlagen und Trauer und zunehmend eine physische und psychische Last, die ich nur auf mich nahm und schulterte, weil ich ein Ziel vor Augen hatte: Ich wollte Chirurgin werden, koste es was es wolle.

Kapitel zwei

Erweiterung des Horizonts, wobei eine blonde Heldin mit dem Regenschirm abstürzt. Ein selbstberühmter Virologe. Die erste gefallene Frau, dagegen gibt es keine Pille. Lebenslänglich als Professor.

1

Markus hatte mir in dem Haus, wo er zur Miete wohnte, eine kleine 2-Zimmer-Wohnung vermittelt. Es lag zentral, nahe dem Universitätsklinikum und ich hatte endlich das Physikum bestanden. Wenn ich nach den Nachtdiensten aufstand, las ich erst einmal die Tageszeitung, die Markus mir auf dem Weg zu den Vorlesungen immer vor die Haustür legte. Einmal hatte er mir eine Stellenanzeige angekreuzt.

„Suchen examinierte Krankenschwester, gerne auch Halbzeitkraft. Wir lernen Sie als OP-Schwester in der Orthopädie an. Interessierte melden sich bei Prof. Maier, Universitätsklinikum."

Ich hatte zwei Tage später einen Vorstellungstermin. Bei Wind und Wetter fuhr ich mit meinem mittlerweile fünften Fahrrad ins Uniklinikum. Völlig vom anhaltenden Nieselregen durchnässt saß ich im Vorraum und verbreitete eine Pfütze um mich herum. Über die nasse Unterwäsche breitete sich die Kälte nach innen aus. Trotzdem lächelte das Glück. Mein Bewerbungsgespräch bei Professor Maier dauerte nur zwei Minuten. Der Professor blätterte gelangweilt in meiner Bewerbung, als ich in sein Büro trat, und fragte mich dann, wie alt ich sei.

„Ich bin 32", antworte ich.

„Interessant, ich hätte Sie jünger geschätzt. Sie sind examinierte Krankenschwester und studieren Medizin?"

„Ja", antwortete ich kurz und bündig.
„Gut, Sie fangen nächste Woche bei mir an."
Das war alles! Ich bekam die halbe Stelle mit allen Vorteilen: Bezahlter Urlaub, Lohnfortzahlung bei Krankheitsausfall. Adé 25 Nachtdienste im Monat. Ich konnte nun die morgendlichen Vorlesungen besuchen wie alle anderen Studenten und schlief dabei nicht mehr ein.

Professor Maier, Chef der Orthopädischen Universitätsklinik, gehörte zur alten Schule. Geschätztes Jahreseinkommen mehr als 800.000 Euro. Drei Sekretärinnen huschten im Vorzimmer auf Zehenspitzen umher und organisierten die Tagesabläufe. Mit seinen weißen Franz-Josef-Koteletten, einer angenehmen Bass-Bariton-Stimme und seinem kräftigen Körperbau war er ein interessant aussehender Mann um die 60 Jahre. Wie ich später feststellte, hatte er operativ das Kaliber eines Alleskönners, liebte rituelle Abläufe und zelebrierte diese auch gerne. Seine 10 Oberärzte standen stramm, wenn nachmittags der Operationsplan für den nächsten Tag besprochen wurde, und beantworteten die meisten seiner Fragen mit einem festen „Jawohl, Herr Professor!"

Mit den Assistenzärzten ging er nicht zimperlich um. „Wieso haben Sie das immer noch nicht bei mir abgegeben? Was denken Sie, wie lange ich darauf warten soll?", fuhr er häufiger die jungen Kollegen an, wobei die Tonlage jedes Mal seine Verachtung gegenüber den vermeintlichen Nichtkönnern und unwichtigen Personen ausdrückte. „Entschuldigen Sie, Herr Professor, ich bin seit gestern….", war eine Antwort, die er gar nicht mochte, auch wenn der Assistenzarzt dann von der Fußsohle bis in die Haarspitzen rot anlief und dabei schwitzte. „Versteht der Herr nicht, dass ich keine Ausreden hören möchte? Heute Nachmittag bringen Sie die Unterlagen zu mir! Frau Müller, geben Sie dem Herrn einen Termin!" Er redete die Assistenzärzte immer nur mit „Herr" an und nie namentlich. Es hieß immer „Der Herr glaubt, dass … der Herr sollte einmal … der Herr kann jetzt …‚‚ Später wurde ich von einem der Oberärzte darüber aufgeklärt, dass der Chef es nicht für nötig hielt, seine Ärzte namentlich zu kennen.

„Die lieben ihn trotzdem über alles", flüsterte mir seine Sekretärin zu, als ich zufällig bei einer herben Zurechtweisung eines Assistenzarztes anwesend war. „Wenn es eine Komplikation gibt, ist er sofort zur Stelle. Er hilft und steht 100%ig hinter seinen Ärzten."

2

Seit meiner Einstellung arbeitete ich in der Orthopädie dienstags und mittwochs ab 07.00 Uhr. Ich wurde zunächst mit den Regeln eines Operationssaals vertraut gemacht und lernte die Unterschiede zwischen Hohl- und Osteosynthesemeißel kennen, zwischen Spongiosa- und Kortikalisschrauben und vielem mehr. Der leitende Pfleger und seine Vertreterin lehrten mich die Grundsätze der Sterilität, das Aufbereiten und die Pflege von chirurgischen Instrumenten und das Packen der Operationsbestecke. Arne, Nicole und Elvira, drei Pflegekräfte, mit denen ich mich auf Anhieb verstand, brachten mir das Instrumentieren bei, was mir später in der Facharztausbildung unschätzbar wertvoll war. Ich erlernte die pflegerische Assistenz bei Operationen, die bis zu 16 Stunden dauern konnten, begeisterte mich für das Instrumentieren bei endoprothetischen Gelenkoperationen und empfand bald vieles als Routine, was ich später in der Chirurgie würde gebrauchen können. In dieser Zeit begann ich mich speziell für die Unfallchirurgie und die orthopädische Chirurgie zu begeistern und nahm mit immer mehr Lust all das Wissen auf, das mir angetragen wurde. Es reichte von der Kenntnis banaler Tätigkeiten bis zum Verstehen hochkomplexer operativer Prozeduren und des dafür erforderlichen Umfeldes.

„Du musst den Operationsablauf kennen. Du musst mit den Augen immer auf dem Operationsfeld sein. Wenn man die Kunst richtig beherrscht, reicht man ohne Aufforderung das nächste Instrument an", brachte Elvira mir in einer Pause bei. Während der Operationen wurde jede Unterhaltung vermieden. Das war eine goldene Regel. Reden galt als Risiko für die Entstehung einer Knochenentzündung, die für den Patienten eine lebenslange Konsequenz haben konnte.

„Wenn du redest, machen kleine Speicheltropfen den Mundschutz feucht und Bakterien können hindurch treten. Eine richtige Fachkraft vermeidet deshalb auch unnötige Gespräche", erklärte mir Arne im Aufenthaltsraum, und seine blauen Augen lachten dabei. „Übrigens, das passt auch gut zur deutschen Mentalität, findest du nicht?"

Der OP war hervorragend organisiert. Vorschläge zur Verbesserung der Abläufe, zum Einsparen von Materialien, zur Vermeidung unnötiger Risiken und zur Steigerung der Pflegequalität wurden regelmäßig vom OP-Pflegepersonal diskutiert, obwohl ein Qualitätsmanagement-System unbekannt war und es keine Forderungen nach einer Zertifizierung gab. Alle im OP hatten den Anspruch und waren stolz darauf, es richtig und gut zu machen. Das Detailwissen zu allen wichtigen Themen wurde ständig wiederholt, bis es in Fleisch und Blut überging. Neue Erkenntnisse wurden auf ihren Nutzen überprüft, bevor sie übernommen wurden. Die Diskussionen konnten dabei an Hitze, Lautstärke und Witz mit jeder südländischen Auseinandersetzung mithalten. Man unterrichtete mich fleißig, weil alle davon überzeugt waren, dass ein gut ausgebildeter Mitarbeiter längerfristig allen die Arbeit erleichterte.

Meine normale Arbeitszeit betrug jeweils 10 Stunden an zwei Tagen in der Woche. Dazu kamen einige Überstunden und Bereitschaftsdienste vor allem an Wochenenden, die ich gerne übernahm. Innerhalb von nur wenigen Monaten wurden die neuen Kollegen aus der Pflege für mich wie eine Familie. Die schwächeren Mitglieder wurden von der Gruppe mitgezogen und mitgetragen. Nur gemeinsam sind wir stark, lautete die Devise. Nach der Arbeit gingen wir öffter in ein italienisches Restaurant und ab und zu gemeinsam ins Kino. Endlich hatte ich wieder so etwas wie ein Sozialleben. Ich blieb über vier Jahre lang bis zum Ende meines Studiums.

3

Nach dem Physikum wollte ich mich an eine Doktorarbeit machen. Für die ärztliche Tätigkeit benötigt der Mediziner den Doktortitel (lat. doctus, gelehrt; docere, lehren) zwar grundsätzlich nicht. Hierfür reicht die Approbation (lat. approbare, billigen), die von der Gesundheitsbehörde erteilt wird. Doch basiert vieles in der Medizin auf wissenschaftlichen Erkenntnissen, und ich hielt es für erforderlich, mir ein Bild davon zu machen, wie solche Erkenntnisse entstehen. Dabei lernte ich zunächst einiges über die Unterschiede zwischen einem Doktor, Privatdozenten und einem Professor.

Zur Erlangung des Dr. med. muss der Arzt eine wissenschaftliche Fragestellung bearbeiten und die Ergebnisse mit der Dissertation (lat. dissertatio, Erörterung) abschließen. Für diese Arbeit benötigt der Doktorand einen Doktorvater, der das Thema stellt, und einen Betreuer, der ihn anleitet. Wenn ein promovierter Arzt weiter forschen möchte, kann er sich einem Habilitationsprojekt zuwenden, und erlangt nach Abschluss einiger Forschungsarbeiten und einem speziellen Prüfungsverfahren zunächst die formale Feststellung seiner Lehrbefähigung (lat. facultas docendi). Die darauf meist folgende Erteilung der Lehrbefugnis (lat. venia legendi) an einer Hochschule bzw. Universität ist mit der Ernennung zum Privatdozenten (abgekürzt Priv.-Doz. oder PD) verbunden. Nach abgeschlossener Habilitation kann der Wissenschaftler sich durch weitere Forschungsaktivitäten für eine Professorentitel empfehlen, der ihm bei erfolgreicher Bewerbung vom Träger der Universität verliehen wird. So weit war ich aber noch nicht und machte mich zunächst auf die Suche nach einem Forschungsthema und einem Doktorvater.

In der Medizin ist der Doktorvater in aller Regel ein Professor, der einem Forschungsthema vorsteht und zu dessen Bearbeitung einige Mitarbeiter hat, die sich zu speziellen Unterthemen habilitieren wollen, um danach entweder weitere ärztliche oder wissenschaftliche Karriere zu machen. Diese Habilitanden suchen öfter Studenten, die ihnen als Doktoranden einige Arbeit abnehmen. Der Doktorvater oder einer seiner Habilitanden, spaltet seine Arbeit in mehrere kleine Segmente und übergibt diese an die Doktoranden. Dabei verfolgt jeder vor allem das Interesse, die Ergebnisse der wissenschaftlichen Arbeiten in renommierten Fachzeitschriften zu publizieren. Der Anreiz hierfür ist stark: Einerseits werden die Forschungsergebnisse in Form von Publikationen für die Habilitaion oder die Professur unbedingt erforderlich, andererseits erleichtern sie das Einwerben von Forschungsgeldern. In den privatwirtschaftlichen Krankenhausunternehmen, zu denen heute in mit Marburg und Gießen bereits zwei Universitätskliniken gehören, wird Geld künftig noch eine größere Rolle spielen. Wenn nämlich die Gehälter für medizin-wissenschaftliche Führungspositionen noch weiter sinken, dürfte Geld für die Veröffentlichung irgendwelcher Ergebnisse ein immer stärkerer Leistungsanreiz werden.

Der herkömmliche Doktorvater ist in vielen Fällen ein eitler Knopf. Wenn die Ergebnisse der Promotionsarbeit interessant waren und eine Publikation hergaben, erschien diese unter dem Namen des Doktorvaters. Nicht immer hatte er an der Arbeit teil gehabt, doch zumindest an den Universitätskliniken beanspruchten viele Klinikchefs gerne für sich, in der Autorenliste einer Publikation an letzter Stelle zu stehen. Das verlieh ihnen Rang und Namen und ließ ihre Publikationslisten in den Hunderterbereich schnellen, wenn sie viele eifrig forschende

Mitarbeiter hatten. In den Laudationes zum 60. Geburtstag oder anderen Events wurde ihnen dann gerne für diese hervorragende wissenschaftliche Tätigkeit auf die Schulter geklopft. So gibt es auch heute noch vielerorts im medizinischen Universitätsbetrieb ein reges Tauschgeschäft und manchen kleinen Deal, wenn man sich gegenseitig auf die Publikationslisten nimmt gemäß dem Prinzip „Wenn du mich bei deiner Veröffentlichung in die Autorenliste aufnimmst, kommst du auch auf meine."

Doktorarbeit ist nicht gleich Doktorarbeit. Diejenigen Doktoranden, die eine experimentelle Promotionsarbeit beginnen, müssen sich oft warm anziehen. Zuerst braucht man viel Zeit. Keiner der medizinisch technischen Assistenten im Labor ist von den Studenten begeistert. Diese Studenten sollen dasselbe tun wie die erfahrenen MTAs, müssen aber erst angelernt werden. Man lässt dich spüren, dass du neu bist, dass du ungeschickt bist und dass ein MTA mehr weiß als du. Es gibt Fälle, in denen deine Proben durch Sabotage konkurrierender Doktoranden oder unwilliger MTA verschwinden, deine Reagenzgläser durch „Putzfrauen" vernichtet werden, oder sonstige ungeahnte Hindernisse auftauchen. Im Labor hast du keine Rechte und wirst auch so behandelt. Wenn du dann angelernt bist, kannst du nachts oder an den Wochenenden ungestört vor dich hin werkeln, in den regulären Arbeitszeiten aber störst du.

Die viele Arbeit lohnt sich aber trotzdem, denn den Doktorvater oder Betreuer kannst du als treu „Ergebener" oft begleiten, wenn er sich beruflich verändert und beispielsweise an einer anderen Universitätsklinik zum Lehrstuhlinhaber aufsteigt.

Eine andere Art von Promotion basiert auf klinischer Forschung. Anstatt die Ergebnisse von Laborexperimenten zu erheben, werden die Ergebnsisse von Patientenuntersuchungen statistisch ausgewertet. Man braucht eine möglichst große Anzahl von Probanden und untersucht in dieser Gruppe bestimmte Merkmale wie das Alter, das Geschlecht, um eine möglichst gleichmäßig Verteilung zu erreichen. Dann schaut man, wie sich bestimmte Variablen in der Gruppe unterscheiden, wenn die eine Gruppe ein Placebo und die andere Patientengruppe einen Wirkstoff erhält. Weiß der klinisch betreuende Arzt genauso wenig wie der Patient, ob mit einem Placebo oder einem Wirkstoff behandelt wird, nennt man diese Studien doppelblind.

Da es mir an Zeit mangelte, kam für mich nur eine statistische Arbeit in Frage, die ich in meiner wenigen Freizeit erstellen konnte. Ich begann die Kliniken und Institute im Universitätsklinikum abzuklappern und fragte die Professoren und Dozenten nach einer Doktorarbeit, bekam aber nirgendwo ein geeignetes Thema. „Hätten Sie vielleicht eine Idee für eine Arbeit?", fragte ich auch die Ärzte in der Orthopädie. Das musste sich herumgesprochen haben. Denn eines Morgens kam der Sohn von Professor Maier, der seine gesamte Ausbildung unter seinem Vater absolviert hatte und selbst schon Facharzt für Orthopädie war, auf mich zu und sagte: „Ich habe gehört, dass du eine Doktorarbeit suchst. Na, dann komm mal um 19.00 Uhr in die Poliklinik. Wir beginnen mit einer retrospektiven Untersuchung über Wirbelsäulenbeschwerden nach Bandscheibenoperationen, da könntest du mitmachen."

Abends saß ich zur verabredeten Zeit im leeren Wartesaal der Poliklinik. Die Lichter standen auf Sparbeleuchtung und nachdem ich eine halbe Stunde gewartet hatte, stand plötzlich ein hoch gewachsener junger Mann mit blonden kurzen Haaren und einer über der Stirn gewellten Naturlocke vor mir. Er strahlte mit seiner runden dunkelroten Plastikbrille pure Intelligenz aus und zeigte sich gelassen.

„Hi," begrüßte er mich. „Ich heiße Arndt und bin Doktorand bei Georg Maier. Solange Georg noch nicht da ist, kann ich dir ja schon ein bisschen was über die Arbeit erzählen. Unsere Aufgabe besteht in der Befragung und einer orthopädischen Untersuchung von Patienten, die vor mehr als 10 Jahren an der Bandscheibe operiert worden sind. Wir wollen wissen, wie es ihnen heute geht, und um vernünftige Ergebnisse zu bekommen, brauchen wir große Patientenzahlen."

Während er das erzählte, war Georg aus dem OP-Bereich heraus gekommen und meinte: „Hallo, lasst uns doch erstmal in ein Büro gehen. Der Wartesaal hier ist ja nicht gerade einladend. Einer der Oberärzte ist noch im OP und kommt so schnell bestimmt nicht raus. Wir nehmen am besten sein Zimmer."

Er öffnete die Tür zu einem gut aufgeräumten Büro, auf dessen Schreibtisch in der Mitte eine Dose mit dänischen Butterkeksen von Aldi stand. Professor Metz, in dessen Zimmer wir gerade eintraten, leitete die kinderorthopädische Abteilung der Universitätsklinik, und ich arbeitete im Operationssaal sehr gern mit ihm zusammen. Er operierte sehr ruhig, war immer sehr freundlich und wirkte verbindlich. Wenn es sein musste, war er sogar witzig, doch allgemein wirkte er stets ernst und hatte trotz seines mittleren Alters bereits schlohweiße Haare.

„Kann sich ein Professor keine besseren Kekse leisten?", fragte ich Georg erstaunt, der mir die Dose hingehalten hatte nachdem ich gleich mehrere Kekse geschnorrt hatte.

„Lass solche Bemerkungen!", erwiderte er mit Stirnrunzeln im Gesicht. „Einige Leute denken genau wie du, aber kaum einer weiß, dass Unbekannte vor zwei Jahren seine sechsjährige Tochter entführt und 800.000 Euro Lösegeld verlangt haben. Er hat das Geld aufgetrieben und seine Tochter gesund wieder bekommen, aber die Täter wurden nie gefasst. Das Geld ist weg und Professor Metz ist lebenslang verschuldet. Wir haben ihm all die Gelder, die wir ein Jahr lang durch Dienst erworben haben, zur Tilgung seiner Schulden geschenkt, und mein Vater hat auch noch was drauf gelegt. Das Mädchen wird noch heute von einem Psychologen behandelt."

Ich schluckte. Die Kekse in meinem Mund klebten an meinem Gaumen, und ich bereute meine arrogante Bemerkung. Ab diesem Abend fand der Professor immer eine gefüllte Dose in seinem Zimmer vor und gesellte sich später manchmal zu uns, um uns in der einen oder anderen Frage zu beraten. Als ich ihn zwei Jahre später darum bat, organisierte er ohne großes Aufheben einen Ausbildungsplatz für mich während des Praktischen Jahrs bei einem weltweit bekannten Kinderorthopäden am Paramount Memorial Hospital in Chicago.

Georg erläuterte das Projekt für meine Doktorarbeit. „Ihr müsst alle Patienten aussuchen, die wegen einer Bandscheibenoperation vor über 10 Jahren bei uns waren. Dazu müsst ihr diese alten Patientenkarteien durchsuchen. Gleichzeitig könnt ihr euch in die Befundung von Röntgenaufnahmen der Lendenwirbelsäule einarbeiten. Die Befragung der Patienten kann per Post erfolgen. Von einem repräsentativen Querschnitt braucht ihr dann noch eine klinische Untersuchung. Dazu müssen mindestens 100 Patienten einbestellt und untersucht und geröntgt werden. Die Bilder werden wir mit den präoperativen Bildern vergleichen und auswerten. Außerdem müsst ihr euch Gedanken darüber machen, wie man diese Patienten befragt und untersucht. Wir treffen uns in drei Wochen wieder hier."

Arndt und ich suchten nun täglich 3-4 Stunden lang Namen aus alten Operationsbüchern heraus. Die handschriftlichen Eintragungen waren zum Teil verblasst und die Operationsprotokolle nicht immer zu entziffern. Wir suchten die zu den Patienten passenden Karteikarten und fanden schließlich 589 Patienten, von denen wir in mühsamer Arbeit die Adressen und Telefonnummern ermittelten. Anschließend entwarfen wir einen Fragebogen, mit dem wir Informationen zum Operationserfolg, zur langfristigen Schmerzproblematik, zum sozialen Umfeld, zu körperlichen Aktivitäten und vielen anderen Dingen mehr einholen wollten. Wir ergänzten diese durch einige psychologische Tests, die die Patienten durchführen sollten. Dazu wälzten wir große Testbücher durch und ließen uns beraten. Am Ende bestand unser Fragebogenkomplex aus zwölf Seiten. Wir verschickten ihn an alle 589 Patienten. „Papier ist schon wieder alle", sagte Arndt, als ich gerade damit beschäftigt war, den 227. Fragebogen mit einem entsprechenden Begleitschreiben in einen Umschlag zu stecken und diesen mit einer Adresse zu versehen. Die Antworten ließen nicht lange auf sich warten. „Ihr müsst eure Briefe vom Sekretariat abholen. Die Sekretärinnen drehen langsam durch", rief mir Georg im OP zu. Von den 589 abgeschickten Fragebögen waren in den kommenden Tagen immerhin 260 beantwortet zurückgekommen, und ich holte Bananenkisten voller DIN A4-Briefe ab und transportierte sie mit meinem Fahrrad nach Hause. Wir nahmen mit 100 Patienten telefonisch Kontakt auf und bestellten sie für abends, um den normalen Klinikbetrieb nicht zu stören. Nach 4-8 Untersuchungen tippten wir in der Nacht die Daten in den Computer.

Nebenbei besuchten wir natürlich weiterhin unsere Pflichtvorlesungen, unsere Praktika, Seminare und Kurse, absolvierten mündliche Prüfungen und legten schriftliche Testate ab. Ich ging natürlich weiter arbeiten. So vergingen schnell drei Semester, bis wir alle Daten zusammengetragen hatten. Ich hob mir das Ausarbeiten der Ergebnisse und das Zusammenschreiben der Arbeit für später auf und konzentrierte alle meine Kräfte auf die nächste große Hürde, das zweite Staatsexamen.

4

Meine besten Freunde zu jener Zeit waren Markus und später noch Imke. Mit Markus ging ich zum Sport und ab und zu auch gemeinsam aus. Er half mir in manchen schwierigen Situationen mit Rat und Tat, während ich seine erste große Liebe, deren Scheitern und seine weiteren Experimente in Sachen „Frau" miterlebte. Es war schade, dass wir nicht mehr zusammen studieren konnten, denn wegen meiner Verzögerungen war er mir jetzt fast zwei Jahre voraus. Als ich das zweite Staatsexamen vorbereitete, absolvierte er bereits den chirurgischen Teil des Praktischen Jahres in Cornwall, England.

Imke hatte ich erst nach dem Physikum kennen gelernt, als ich mich für Praktika im Ausland zu interessieren begann. Ich hatte das Physikum gerade bestanden und war so erleichtert, dass ich eine enorme Kraft in mir verspürte und die ganze Welt erobern wollte. Durch meinen OP-Job stand ich finanziell so gut da, wie lange nicht mehr zuvor. Tagsüber ging ich jetzt häufiger in das Fachschaftsgebäude, wo die Famulaturberatung stattfand. Famulaturen sind mehrwöchige Praktika im Krankenhaus, die man bis zum zweiten Staatsexamen vorweisen muss.

Das Fachschaftsgebäude war im Jugendstil gebaut und stand damals in einem kleinen Park, beschattet durch alte Eichenbäume und umgeben von frischem Gras. Im Sommer lagen mittags Dutzende von Studenten auf der Wiese, lasen, diskutierten, aßen zu Mittag, sonnten sich oder schliefen.

Ich hatte beschlossen, einen Teil meiner Ausbildung im Ausland zu absolvieren, um meinen Horizont zu erweitern. „Wer kann mir Auskunft über Auslandsfamulaturen geben?", fragte ich in die Runde, als ich die Räume der Famulaturberatung betrat. Hier herrschte gerade Hochbetrieb, und zahlreiche Studenten drängelten sich in einem kleinen unübersichtlichen Raum, suchten Skripte zu verschiedenen Prüfungen, fertigten Flugblätter an, kopierten Unterlagen, diskutierten, politisierten, machten sich wichtig - der Lärmpegel war wie in einer Diskothek. Vor dem Fenster in einer Ecke stand eine sportliche blonde Frau, die sich wohl angesprochen fühlte und mir freundlich zulächelte. „Hallo, ich bin dafür zuständig, komm' doch hier rüber", rief sie mir zu. „Ich heiße Imke."

Wir suchten uns eine etwas ruhigere Ecke und sie drückte mir nach einigen einleitenden Worten fünf dicke Aktenordner in die Arme. „Du kannst die hier mal durchsehen und die Berichte anderer Studenten lesen. Die Berichte sind nach Kontinenten sortiert. Wenn du willst, kannst du die Leute auch direkt anschreiben, überall stehen Adressen und Telefonnummern. Wenn du weitere Fragen hast, wende dich ruhig an mich."

In der darauf folgenden Woche ging ich erneut ins Fachschaftsgebäude und sagte ihr, dass ich künftig gerne in der Beratung mitarbeiten wolle, denn ich fand diese Einrichtung wichtig und wollte mich engagieren. Imke war darüber sehr froh, denn ihr stand gerade ein Physiologie-Testat bevor, und sie hatte kaum Zeit, sich um die Famulaturberatung zu kümmern. Wir verabredeten uns für den Abend, damit sie mir mehr über diese Arbeit erzählen konnte. Sie kümmerte sich nicht nur um diejenigen Kommilitonen, die ins Ausland wollten, sondern auch um die ausländischen Studenten, die ihre Famulatur in Berlin machen wollten. Sie hatte in diesen Tagen etliches vorzubereiten, weil in zwei Wochen mehrere Kommilitonen aus Jugoslawien, Italien, Polen, Japan und Russland erwartet wurden, und ich nahm ihr gleich einiges davon ab. Aus dem anfänglich losen Kontakt mit ihr entwickelte sich erst eine gute Zusammenarbeit und später eine echte Freundschaft, die uns unter anderem später dazu veranlasste, gemeinsam zu einer Famulatur ins Ausland zu gehen.

Diese erste Begegnung mit Imke lag nun schon fast drei Jahre zurück, als das zweite Staatsexamen für uns beide anstand. Teilweise lernten wir zusammen, teilweise studierte jede für sich. Wenn einer von uns die Decke auf den Kopf fiel, rief sie die andere an, immer öfter auch mitten in der Nacht, denn beim Lernen verschob sich der Tagesrhythmus regelmäßig. Ich liebte diese Stunden, wenn draußen alles ruhig war. Nur ab und zu fuhr ein einsames Auto vorbei, die Großstadt schlief. Wenn ich schläfrig wurde, weckten ein Espresso und Süßigkeiten mich gleich wieder auf, so dass ich hellwach weiter lernen konnte. Arbeiten musste ich zurzeit nicht, denn ich hatte meine gesamten Überstunden und den Urlaub auf einmal genommen, um mich ruhig auf dieses Examen vorbereiten zu können. Trotz der Lernarbeit war das für mich ein königlicher Zustand, denn ich lebte mit einem regelmäßigen Gehalt in einer mir bis dahin unbekannten Sicherheit und konnte mich ganz auf die Prüfung konzentrieren. Aber manchmal überkamen mich auch große Zweifel. Was wäre, wenn ich wie beim Physikum wieder einmal scheitern würde? Ich erinnere mich sehr gut an die letzte Nacht vor der ersten mündlichen Prüfung, als ich mit einem ausgelatschten Pulli und in zerrissenen Jeans an meinem Schreibtisch saß und die schweren Lehrbücher von einer Ecke in die andere schob …

Der Pulli ist warm und gibt mir mit seiner Weichheit eine gewisse Geborgenheit. Ich konzentriere mich auf die morgige erste mündliche Prüfung des Staatsexamens, spreche medizinische Texte vor mir her und versuche nicht zu stottern. Deutsch ist nicht meine Muttersprache, und der Albtraum der letzten Nacht war, dass ich kein Wort Deutsch mehr sprechen könnte und bei der Prüfung keinen verständlichen Satz heraus brächte. Die letzten Tage sagte ich zahlreiche Lernsätze laut vor mich hin und kann jetzt kaum noch sprechen.

Meine ganze Kehle fühlt sich geschwollen und wund an. Bloß nicht stottern. Ich wiederhole die Sätze immer wieder und immer wieder. Wenn ich stecken bleibe, dann noch einmal und noch einmal und noch einmal. „Die Symptome des Cholesteatoms sind Eiterung mit wandständiger Perforation, die rezidivierende Sekretion von fötidem, stinkendem Eiter, der epitympanale Defekt …"

Am epitympanalen Defekt bleibe ich hängen und fange von vorne an … Aufgeregt wiederhole ich die Texte und probiere die Sätze ohne zu stottern hervorzubringen. Es muss überzeugend klingen, aber immer wieder bleibe ich einen Moment lang stecken und gerate ins Stocken, wenn ich an eine kürzlich abgelegte Prüfung in der Mikrobiologie denke. Dann beschleicht mich wieder diese unbestimmte Angst. Was mache ich nur, wenn ich wieder einen solchen Prüfer bekomme wie Professor Ramert?

5

Wer war Professor Ramert? Viele – nicht nur die Studenten – kannten ihn. Damals, als ich studierte, leitete er das Mikrobiologische Institut am Universitätsklinikum; er war eine wissenschaftlich anerkannte und gesellschaftlich beachtete Persönlichkeit, die viele Arbeiten zur Hepatitis veröffentlicht hatte; er galt als international renommierter Forscher und erzählte uns in der ersten Vorlesung des Semesters gleich, dass er ein Humanist sei. Ich glaube, er hielt sich gerne für einen Geistesverwandten der von-Humboldt-Brüder. Einer, der etwas von Alexander, dem Forscher, in sich hatte, und gleichzeitig in sich Wilhelm, den Bildungspolitiker und Kulturmenschen, entdeckte. Im Jahr nach dem Physikum galt die Prüfung in „seiner" Mikrobiologie als die anspruchsvollste.

Das vorbereitende Praktikum erstreckte sich über mehrere Nachmittage und dauerte jeweils 4 – 5 Stunden. Die Teilnahme am Praktikum war Pflicht, glücklicherweise nicht aber der Besuch der von ihm gehaltenen Vorlesung, denn sie ließ sich beim besten Willen nicht dauerhaft in meinem Tages- und Arbeitsablauf integrieren. Aber, selbst wenn ich gekonnt hätte, wäre ich nach den ersten drei Vorlesungen nicht mehr hingegangen. Gegen Ende der 80er Jahre hatte man auch in Deutschland erkannt, dass der übliche Frontalunterricht in der Schule effektiv lediglich 10 % der Schüler erreichte. Für eine Vorlesung in einem randvollen Hörsaal traf das aus meiner Sicht genauso zu. Zudem fehlte vielen Dozenten die didaktische Ausbildung. So lernte ich ebenso wie viele andere Studenten lieber aus den Büchern, und diese Art des Lernens konnte ich mir obendrein selbst einteilen.

Trotz der offensichtlichen Nachteile wurde der Frontalunterricht in Form der herkömmlichen Vorlesungen in den meisten Universitäten beibehalten, teilweise aus Tradition, teilweise auch um Studenten die Möglichkeit zu geben, die Professoren zu treffen. Diesen sozialen Akt schätzte ich durchaus, vor allem deshalb, weil es wirklich einige begnadete Dozenten gab, denen zuzuhören ein Vergnügen war. Es gab allerdings auch Professoren, die an ihren überalterten Diavorträgen festhielten, die es leider aber auch als persönliche Beleidigung empfanden, wenn jemand an ihren schlecht strukturierten, seit Jahren unveränderten Vorlesungen keinen Gefallen fand und diese mied. In diese Kategorie reihte sich Professor Ramert ein. Er war zwar kein hervorragender Dozent, aber er wollte von allen gehört werden; er war der Ansicht, dass kein Student jemals Arzt werden dürfte, ohne seinen Worten in den Vorlesungen zur Mikrobiologie stundenlang gelauscht zu haben.

Mikrobiologie war ein aufregendes und interessantes Fach. Am Anfang des Semesters wurden Skripte ausgegeben, die wir zu Hause aufbereiteten und nach denen wir lernten. Am Ende jedes Praktikumstages stand ein mündliches Testat und am Ende des Kurses eine mündliche Prüfung an, ohne die man den Schein nicht erhielt. Die Vorlesung von Professor Ramert war dienstags um 10.00 Uhr, also während meiner Arbeitszeit. Vor der ersten Vorlesung zu Beginn des Semesters fragte ich Moni, die die Leitung hatte: „Sag` mal, könnte ich morgen vielleicht etwas später anfangen? Ich muss die erste Vorlesung von Professor Ramert besuchen, er legt sehr viel Wert darauf." Sie nickte zustimmend und meinte gleich: „Kein Problem, du kannst hingegen, du hast morgen sowieso Bereitschaftsdienst und kannst deine Arbeitsstunden abends nachholen."

Als ich am folgenden Tag in den Hörsaal kam, war er bereits brechend voll. Die Kommilitonen standen auf den Treppen, lehnten an den Wänden und saßen auf dem Fußboden. Professor Ramert hatte gerade mit der Einführung zu seiner Vorlesungsreihe begonnen und war ganz in seinem Element. Er war ein stattlicher, untersetzter Herr um die 60 Jahre, hatte graue Schläfen, ein leicht gerötetes Gesicht, das den Choleriker vermuten ließ, und tänzelte vor dem Auditorium auf und ab, während seine kräftige und klare Stimme den Hörsaal durchdrang.

„... ich bin Humanist und nehme mir ein Beispiel an meinen Vorbildern. Haben Sie Vorbilder? Jeder Mensch sollte Vorbilder haben, z. B. Robert Koch, den großen Infektiologen. Sein Bild trage ich immer bei mir. Glauben Sie das etwa nicht?", fragte er in das Auditorium, zog dann theatralisch seine Geldbörse aus der Gesäßtasche und entfaltete ein Foto von Robert Koch, worauf er ein leicht nervöses Gelächter aus dem überfüllten Hörsaal erntete. Von solchen Tricks und einigen provokativen Aussagen lebte seine Einführungsvorlesung. Das war eigentlich kein schlechtes Stilmittel, aber während der folgenden eineinhalb Stunden verhob er sich zusehends und steigerte sich in seine offenkundige Selbstverliebtheit und seine antiquierten und konservativen Vorstellungen. Gesellschaftliche Randgruppen wie Homosexuelle, Drogenabhängige und Ausländer kamen nicht gut weg, aber sobald er eine Attacke geritten hatte, versicherte er im selben Atemzug, dass er die Menschen alle gleich gut behandeln würde, hielt ab und zu einen Moment inne, und sagte einmal tatsächlich: „Mein Problem ist, dass ich zu gutherzig bin, sagt meine Frau."

Die Vorlesung dieses eitlen Pfaus musste und wollte ich mir nicht weiter anhören und strich sie aus meinem Stundenplan. Die Praktika dagegen besuchte ich mit viel Begeisterung. Das Mikroskopieren war faszinierend und ich bekam eine Gänsehaut, wenn ich den Objektträger unter der Vergrößerung ansah.

Tausende von Mikroben in Bewegung. Ich justierte, suchte die Ebene, färbte und sortierte mit voller Begeisterung. Ich hatte fast das Gefühl, dass ein Funke des Pioniergeistes auf mich übersprang.

Eine hochgewachsene Kommilitonin mit dichtem braunen Haar, das ihr bis zu den Schultern reichte, und makellosen Zähnen, die wie Perlen glänzten, wenn sie lachte, war meine Praktikumspartnerin. Corinna teilte meine große Begeisterung, so dass wir beide oft kleine Extraschichten einlegten und nach dem Kurs noch ein paar Präparate mehr ansahen. Wir wurden von zwei Assistentinnen betreut, die beide mit uns überaus zufrieden waren, so dass die Zeit im Mikrobiologiepraktikum wie im Fluge verging. Am Ende des Kurses hatten wir alle Testate mit „sehr gut" absolviert.

Eines Nachmittags erzählte Corinna mir lächelnd, dass sie ein Mikroskop gekauft hätte und sich um eine Doktorarbeit in der Mikrobiologie bemühen wollte. Doch Professor Ramert wollte sie nicht haben. Dafür hatte sein Sohn, der ebenfalls Medizin studierte, bei ihm sofort eine Promotionsarbeit bekommen und wurde später für die Dissertation nicht nur öffentlich ausgezeichnet, sondern vom Papa auch als leuchtendes Beispiel des noch nicht ausgestorbenen Forschergeistes präsentiert!

Zur mündlichen Abschlussprüfung in der Mikrobiologie waren wir in alphabetischer Reihenfolge in Kleingruppen eingeteilt worden. Wir saßen in einem kleinen Besprechungsraum an einem U-förmigen Tisch auf fünf Laborhockern. Der Prüfer war ein schmächtiger Mann mit wenigen dünnen Haaren, die nichts desto trotz eine Dauerwelle hatten und offensichtlich nachts mit einem Haarnetz geschützt waren. Seine kleinen wässrigen Augen huschten unruhig hin und her. „Setzen Sie sich bitte hin, wir fangen sofort an." Er rieb sich dabei die Hände, schaute uns aber nicht an. Jeder von uns bekam der Reihe nach fünfmal eine Frage gestellt. Vier Fragen beantwortete ich tadellos. Während der Prüfung kam Professor Ramert vorbei und alle sprangen auf. Er schüttelte jedem Studenten persönlich die Hand und strahlte selbstgefällige Zufriedenheit aus. Die fünfte Frage konnte ich nur halb beantworten, was mich am Anfang nicht beunruhigte. Auch andere hatten nicht immer 100%ige Antworten gegeben. Das böse Erwachen kam aber nach der Prüfung. Als einzige war ich durchgefallen.

„Was hat dieser Dozent denn gegen dich?", fragte ein Kommilitone aus der Prüfungsgruppe. „Ich habe viel mehr Fehler gemacht als du und bin durchgekommen." Fassungslos standen meine vier Kommilitonen da. Meine Hände wurden schweißnass, mir wurde warm und ich spürte, wie mir die Tränen über die Wange liefen. Die Jungs aus meiner Gruppe gingen noch einmal zum Dozenten und versuchten der Beurteilung zu widersprechen. Der Dozent hörte mit unbeweglicher Mine zu, änderte aber seine Meinung nicht und sagte nur: „Tut mir leid, ich kann es nicht ändern. Sie muss bei Professor Ramert nachgeprüft werden."

Zu meiner größten Überraschung war Corinna in ihrer Gruppe ebenfalls durchgefallen. Wir bereiteten uns deshalb gemeinsam auf die Wiederholung der Prüfung vor, die einige Tage später stattfinden sollte. Hier noch einmal durchzufallen, bedeutete erst ein Jahr später wieder dran zu kommen. Bestand man auch diese nicht, müssten sämtliche Praktika wiederholt werden und das weitere Studium hätte sich um ein Jahr verschoben. In unserer Angst lernten wir so viel, wie es nur irgendwie ging. Wir konnten die Skripte auswendig aufsagen und lernten parallel dazu aus einem dicken Mikrobiologiebuch. „Wir sind sehr gut vorbereitet und können beruhigt in die Prüfung gehen", sagte Corinna zu mir am Abend vor meiner Prüfung.

Am Prüfungstag versammelten sich die Kandidaten vor dem mikrobiologischen Institut. Es waren 21 Prüflinge, aber nur drei von ihnen waren Deutsche, der Rest bestand aus ausländischen Studenten. Schon wieder so ein Zufall. „Wir treffen uns nach der Prüfung in der Mensa", flüsterte Corinna mir vor dem Prüfungsraum zu. Dann gingen wir hinein. Ich war die Erste. Außer den Prüflingen und dem Professor war niemand sonst im Zimmer anwesend. Die erste Frage an mich lautete: „Waren Sie in meiner Vorlesung?" Ich zögerte ein bisschen, dann antwortete ich wahrheitsgemäß, dass es keine Pflichtvorlesung gewesen sei und dass ich wegen meiner Arbeit im OP nicht dort gewesen wäre. Er reagierte kaum, sondern stellte die zweite Frage, die lautete: „Was habe ich in meiner Vorlesung auf der Tafel über das Hepatitis-Virus aufgezeichnet?"

„Herr Professor, ich weiß nicht, was Sie gezeichnet haben, aber im Skript und in meinen Lehrbüchern steht folgende Zeichnung", erwiderte ich und zeichnete das Virus auf. Erneut reagierte er kaum, sondern sagte jetzt: „Tja, Sie müssen das Semester wiederholen und ich verlange, dass Sie regelmäßig meine Vorlesung besuchen." Das war's. Ich war sprachlos. Die ganze Prüfung hatte weniger als eine Minute gedauert. Ich konnte nicht einmal mehr weinen, sondern ging wie betäubt aus dem Prüfungsraum und machte mich fassungslos auf in die 50 Meter entfernte Mensa. Auf der Hälfte der Strecke holte Corinna mich ein. Auch sie war durchgefallen, nachdem sie dieselbe Fragen gestellt bekommen hatte. Die anderen 19 Prüflinge kamen innerhalb von 20 Minuten hinterher. Keiner hatte bestanden.

In der Schlange vor der Mensa warteten unsere beiden Mikrobiologieassistentinnen, die gerade auf dem Weg zum Essen waren und sich lachend unterhielten. Als wir ihnen erzählten, was uns gerade widerfahren war, erstarb ihre Unterhaltung. „Das kann nicht sein", sagten sie wie aus einem Mund. „Was ist passiert?" Wir erzählten von der absurden Prüfung und dem Ergebnis für alle 21 Kandidaten. Ihre ungläubigen Augenpaare schauten uns an, und dann sagte die eine von ihnen: „Ich will mal versuchen, die Prüfungsprotokolle einzusehen." Sie ver-

ließen ohne Essen die Mensa und trafen uns am Nachmittag wieder. Verblüfft berichteten sie, dass laut den Protokollen jeder Student fünf Fragen bekommen hätte und der protokollierte Prüfungsablauf pro Student fast zwei DIN A4-Seiten betragen hätte.
„Wie soll das möglich gewesen sein bei 21 Prüfungen in 20 Minuten?", fragte ich und bat einen ebenfalls durchgefallenen Kommilitonen, der gerade in die Mensa kam, an unseren Tisch. Er bestätigte gegenüber den Assistentinnen die Frage nach den Tafelzeichnungen des Professors und die Prüfungszeit von weniger als einer halben Stunde für alle 21 Kandidaten. Die Assistentinnen schauten uns nur sprachlos an und gingen dann zurück an ihren Arbeitsplatz im Institut von Professor Ramert.

Das neue Semester begann. Corinna und ich nahmen uns vor, in Vorbereitung auf die erneute Prüfung bei Professor Ramert dessen Vorlesungen diesmal regelmäßig zu besuchen. Am Morgen der ersten Vorlesung saß mir die Zeit im Nacken. Der Chef operierte mit größter Sorgfalt einen Klumpfuß, und ich malte mir aus, was passieren würde, wenn ich mich zur Vorlesung von Professor Ramert verspätete. Als die Operation dann doch noch rechtzeitig zum Ende kam, hetzte ich übers Klinikgelände und quetschte mich in durchschwitzten Kleidern in letzter Minute durch die Hörsaaltür in die letzte Reihe. Ein alter Bekannter saß dort und bediente den Diaprojektor. Es war der Dozent, der mich hatte durchfallen lassen. Er erkannte mich und schaute zu Boden. Wie immer bei der ersten Mikrobiologievorlesung des Semesters drohte der Hörsaal zu platzen. Die Worte des Dozenten kamen mir bekannt vor … „Jeder, meine Damen und Herren, sollte Vorbilder haben, nicht wahr, und meines ist Robert Koch. Ich trage immer ein Foto von Robert Koch bei mir. Glauben Sie das etwa nicht?", und dann fischte er wieder mit gut platzierter Spontanität das Foto aus der Brieftasche. Alles war wie im vorangegangenen Semester.

Erneut kamen die Bemerkungen über die Randgruppen und mich überkam der Ekel. Dann passierte es.

Mit dem rechten Bein stieß ich gegen meine Thermoskanne. Ich saß ganz oben im engen Hörsaal, und meine Metallkanne machte sich auf den Weg nach unten, schepperte 30 Treppenstufen hinunter vor die Füße des Professors, während der Tee sich aus der leckenden Kanne ergoss.

„Die Kollegin kenne ich doch", sagte der Professor, als ich verzweifelt hinter meiner Thermoskanne hergelaufen war und vor ihm stand. Plötzlich wurde es ganz still. Hunderte von Augenpaaren verfolgten, wie ich die Scherben und den Tee beseitigte. Ab diesem Tag verzichtete ich auf weitere Vorlesungen, aber Corinna schrieb alles auf für mich, damit ich es mir später ansehen konnte.

In der Woche vor der Prüfung fragten wir uns gegenseitig ab. „Wir sind richtige Expertinnen geworden", versuchte ich Corinna aufzuheitern. Sie hatte in den letzten drei Wochen fast 10 kg abgenommen, schaute mich mit blassem Gesicht an und konnte nicht mehr lachen. Am Tag vor der Prüfung, als wir das letzte Mal zusammen saßen und uns abfragten, sagte sie dann plötzlich: „Ich trete morgen nicht mehr an."

„Unsinn, du hast so viel gelernt, du bist so gut. Wenn wir das hier hinter uns haben, dann ist das Schwierigste vorbei."

„Ich glaube nicht, dass es vorbei ist. Es wird weiter solche Menschen geben wie Professor Ramert. Das liegt an dem verkrusteten System. Ich habe mich heute Morgen exmatrikuliert. Ich wollte es dir eigentlich erst später sagen, aber jetzt weißt du es." Sie ließ sich nicht mehr dazu bewegen, noch mehr zu ihrer Entscheidung zu erzählen, und so verabschiedeten wir uns. Völlig fassungslos und zutiefst bestürzt ging ich nach Hause.

Am nächsten Tag trafen sich vor dem mikrobiologischen Institut 20 blasse, nervöse Kandidaten. Corinna war wirklich nicht mehr dabei. Ich habe sie auch später nie wieder gesehen. Ihre

Entscheidung hatte mich bis ins Mark erschüttert, und ich konnte mich kaum sammeln, als wir auf den Prüfungsbeginn warteten. Die blonde Mikrobiologieassistentin ging schon zum dritten Mal an mir vorbei und zwinkerte leicht mit den Augen, als sie mich erkannte. Wir warteten bereits seit 60 Minuten, aber Professor Ramert kam nicht. Dann kam die Assistentin mit einem Mal in Begleitung eines anderen Professors zurück. „Sie sollen alle in Mikrobiologie nachgeprüft werden?", fragte er. „Folgen Sie mir, bitte! „In den anschließenden zwei Stunden ging der Professor dann im Rahmen sehr gerechter Einzelprüfungen nahezu den gesamten Mikrobiologiestoff mit uns durch. Es interessierte ihn, was wir konnten und wie weit wir den Prüfungsstoff beherrschten. Es interessierte ihn nicht, ob wir in irgendeiner Vorlesung gewesen waren oder nicht. Alle waren wir sehr gut vorbereitet. Keiner patzte, alle bestanden die Prüfung.

Einige Tage später berichtete eine Assistentin der Mikrobiologie, dass Professor Ramert, der feine Herr, mit dreistündiger Verspätung bei ihr nach seinen Prüfungskandidaten gesucht hätte. Als sie ihm erzählte, dass sein Kollege die Prüfungen bereits abgenommen hatte, war er ausgerastet, wutentbrannt zu unserem Prüfer gelaufen und hatte ihn angeschrien, wie er es hätte wagen können, „seine Prüflinge" zu prüfen. Ich mochte mir nicht ausmalen, was passiert wäre, wenn ich noch mal auf diesen Mann getroffen wäre. Unseren Prüfer und die Mikrobiologieassistentin, eine Habilitantin, bewunderte ich für ihren Mut. Wie verkommen wäre die Hochschulmedizin, wenn es nicht Professoren und Dozenten mit solcher Courage geben würde.

6

In Gedanken war ich abgeschweift und musste mich jetzt wieder auf den kommenden Tag konzentrieren, an dem im Rahmen des zweiten Staatsexamens die Fächer Kinderheilkunde und Hals-Nasen-Ohren-Heilkunde geprüft werden sollten. Das zweite

Staatsexamen war in mündliche und schriftliche Prüfungen unterteilt und toppte das Physikum erheblich. Im schriftlichen Abschnitt wurden damals verteilt über vier Tage insgesamt 580 Fragen gestellt, die innerhalb von 19 Stunden zu beantworten waren. Mindestens 360 Fragen mussten richtig beantwortet werden. Die Prüfungen wurden bundeseinheitlich nach dem Multiple-Choice-Frageverfahren durchgeführt, pro Frage standen durchschnittlich 90 Sekunden Zeit zur Verfügung. Mit diesem Verfahren wurden 24 Fächer abgeprüft: Innere Medizin, Pädiatrie, Dermatologie, Urologie, Chirurgie, Gynäkologie, Orthopädie, Ophthalmologie, HNO, Zahn-, Mund- und Kieferheilkunde, Nervenheilkunde, Hygiene, Sozialmedizin, Arbeitsmedizin, Rechtsmedizin, spezielle Pathologie, klinische Radiologie, Schmerztherapie, Anästhesie, klinische Pharmakologie, Notfallmedizin, medizinische Statistik, Humangenetik und Laboratoriumsmedizin. Wie schon im ersten Staatsexamen wurden die Fragen aus allen Prüfungsgebieten bunt zusammengewürfelt. Die Durchfallquote im schriftlichen Teil dieses Examen betrug immer um die 10 %.

Für den mündlichen Teil des zweiten Staatsexamens musste man sich gruppenweise mit vier Teilnehmern anmelden. Hier wurden vier Fächer geprüft: Chirurgie, Innere Medizin und zwei weitere Prüfungsfächer, die zugelost, aber erst eine Woche vor dem Prüfungstermin bekannt gegeben wurden. So musste man sich bis zur letzten Woche vor der mündlichen Prüfung praktisch auf alle Fächer vorbereiten. Jeder sortierte angesichts der schieren Unmenge an Lehrstoff das, was er lernte, nach Vorlieben, Chancen und Wahrscheinlichkeit. Es erinnerte an Russisch Roulette.

Das Schicksal wollte es, dass der Termin der mündlichen nur zwei Tage vor der schriftlichen Prüfung lag. Dabei war das Lernen für eine mündliche Prüfung etwas ganz anderes als für eine schriftliche. Bei den mündlichen Prüfungen beantwortete man die Fragen mit einer kleinen mündlichen Zusammenfassung. Durch ständige Zwischenfragen war das ein sehr dynamischer Prozess. Bei der Multiple-Choice-Prüfung dagegen war Detailwissen gefragt. Das ständige Wiederholen von Fakten auf Karteikarten gehörte in den letzten Monaten der Vorbereitung zum Alltag.

In den letzten Wochen arbeitete man die Schwarze und die Gelbe Reihe durch, eine Fragensammlung aus den bisherigen Examina. So konnten realistische Prüfungsfragen und Prüfungsbedingungen simuliert werden. Ich profitierte besonders von der Zusammenarbeit mit Imke und musste bei den kniffligen Verknüpfungsfragen meine grammatisch nicht gerade ausgefeilten Deutschkenntnisse durch Detailwissen ausgleichen. Oft stolperte ich über eine Frage weil ich ein Komma, ein „Weil" oder andere versteckte Fallen übersah.

Am Vorabend der mündlichen Prüfung zerbrachen wir uns die Köpfe über unsere Bekleidung. Wir wussten, dass ein adrettes Aussehen die Prüfer positiv beeinflussen konnte. Deshalb zog ich ein weißes Hemd an, hatte aber nur eine Jeans und keine Stoffhose. Ich versuchte, mein Aussehen durch einen Blazer seriöser wirken zu lassen. Imke trug das „Heldenhemd", ein verwaschenes Hemd, bei dem über dem Herzen ein Bild von einem Mädchen prangte, das sich mit einem Regenschirm in die Tiefe stürzte. Zuletzt hatte mir Imke dieses Hemd für die Wiederholungsprüfung in der Mikrobiologie geliehen, und es hatte mir tatsächlich sagenhaftes Glück gebracht.

„Wir könnten das Heldenhemd in zwei Teile zerreißen und jede von uns trägt eine Hälfte unter ihrem Blazer", schlug Imke vor.

„Nein", antwortete ich. „Trag nur Du es, denn wenn Du dabei bist, werde ich auch Glück haben."

Der Termin war auf 16.00 Uhr angesetzt. Eine Viertelstunde vorher trafen wir uns vor der Kinderklinik mit den anderen beiden Kandidaten. Wir unterhielten uns über die Aussichten für die schriftliche Prüfung, um uns abzulenken. Fünf Minuten vor vier gingen wir geschlossen in die Bibliothek der Kinderklinik, wo die Prüfung stattfinden sollte, und warteten dort 20 Minuten. Niemand kam. Nach einer weiteren Stunde Wartezeit war die Luft raus und wir machten uns auf die Suche. Schließlich erfuhren wir, dass die Prüfung heute ausfiele. Man hatte uns schlicht vergessen. Wir konnten uns entscheiden, am folgenden Tag geprüft zu werden, oder aber nach den schriftlichen Prüfungen. Wir vereinbarten einvernehmlich den nächsten Tag.

Die Prüfung fand in einer ausgesprochen netten Atmosphäre in der HNO-Klinik statt. Auf dem Tisch war Tee für uns vorbereitet. Der Professor für Kinderheilkunde hatte vor kurzem in England gearbeitet und erzählte zur Auflockerung zunächst ein wenig davon. Bei der Prüfung in seinem Fach merkte man, dass es ihm auf das Wesentliche ankam, denn er fragte nicht nach irgendwelchen exotischen Krankheitsbildern, sondern war sehr praxis- und alltagsbezogen. Während seiner Fragen sprach er uns Mut zu und versuchte uns Sicherheit zu geben.

Der zweite Prüfer, ein HNO-Professor kurz vor der Pensionierung, begann: „Das ist meine letzte Prüfung". Er behandelte uns wie gleichberechtigte Kollegen und hatte sichtlich Spaß daran, aus uns herauszuholen, was wir wussten und den Lernstoff vor unseren Augen neu zu ordnen. Nach vier Stunden, jeweils einer halben Stunde Kinderheilkunde und einer halben Stunde HNO bekamen drei der Kandidaten eine 2 und eine Kandidatin eine 1. Den Tee hatte niemand angerührt. Wir belohnten uns mit einem Restaurantbesuch und sahen den Beginn der schriftlichen Prüfung schon entspannter.

Die folgenden vier Tage vergingen wie in Trance. Morgens nach dem Frühstück die Hinfahrt, die täglichen Belehrungen „Wenn jemand Hilfsmittel benutzt, wird er sofort ausgeschlossen, und wenn jemand krank ist oder Medikamente eingenommen hat, kann er von der Prüfung zurücktreten ...", und so weiter.

Ich arbeitete mich mit dem in den letzten Wochen antrainierten Tempo durch die Fragen. Was ich nicht sofort beantworten konnte oder wo ich unsicher wurde, übersprang ich und ging zur nächsten Aufgabe. Am Schluss holte ich diese Fragen nach. Wenn ich gar nicht weiter wusste, riet ich einfach. Ich kam gut in der Zeit durch, gab das Lösungsblatt ab und fuhr sofort nach Hause.

Zu Hause wiederholte ich meine Karteikarten für den nächsten Tag und arbeitete mich so durch. Am Ende wusste ich, dass ich bestehen würde. „Wir werden Ärzte", sagten wir fast gleichzeitig. Imke und ich umarmten uns. In meinem Kopf war nur ein Gedanke. Ich würde so gern nach Hause telefonieren und meinen Eltern eine Nachricht geben.

Am Abend fuhren Imke und ich auf dem Fahrrad durch die Stadt, um ins Kino zu gehen. Es war windig und kalt. Der Nieselregen benetzte unsere Gesichter. Trotz der äußeren Kälte fühlte sich innen alles wunderbar warm und lebendig an. Wir waren unendlich stolz auf uns.

Vier Wochen später begann meine praktische Ausbildung als Ärztin mit dem Praktischen Jahr, das in einem kleinen Krankenhaus in Neukölln startete.

Kapitel drei

Einsamkeit hat Vorteile, wenn man nicht vergisst einzukaufen; erstes Chaos, das Krankenhaus wird geschlossen und alle gehen heim oder nach Norwegen; die Autorin besteigt ein Flugzeug und der Horizont wird für vier Monate sichtbar.

1

Unsere Erwartungen an das Praktische Jahr waren hoch. Wir wollten unser Wissen sortieren und Wesentliches von Unwesentlichem unterscheiden lernen. Wir hatten die Vorstellung, schrittweise in die „echte" Medizin eingeführt zu werden. Erfahrene Kollegen, die gierig waren, ihr Wissen weiterzugeben, würden mit uns über die ganzen Facetten der Diagnostik und Therapie von Krankheiten diskutieren. Die Examensnoten sagten nichts über die Fähigkeit, als Arzt auf einer Station zu arbeiten. Fast 90 % der Krankheiten konnten wir wahrscheinlich mit 10 % des medizinischen Wissens behandeln, das wir uns eingetrichtert hatten; für den Rest gab es Bücher oder einen Oberarzt, und im schlimmsten Fall den Chef. Das war die Devise. Im Krankenhaus waren von einem Arzt ganz andere Eigenschaften gefragt, wie Organisationstalent, soziale Kompetenz, Nervenstärke und eine krisenfeste Beziehung, die durch viele Nachtdienste nicht erschüttert wurde.

Acht Anfänger, davon sieben Männer und ich als einzige Frau, traten das PJ in Neukölln an, und dieses Mann-Frau-Verhältnis sollte mich durch die kommenden Jahre begleiten.

Wir warteten am ersten Tag auf den leitenden Oberarzt und waren merkwürdig still. Keiner sagte etwas. Vielleicht, weil wir es im Studium verlernt hatten. Vielleicht aber auch ging jeder in diesem historischen Moment in sich, um die Situation mit

Andacht zu würdigen. Mit einem Mal stellte ich mich vor die Gruppe und fragte die Jungs laut: „Was ist denn los? Reden wir heute nicht miteinander?" Alle schauten mich an. Ein schlanker Typ mit einer Narbe unterhalb des Kehlkopfes, die von einem Luftröhrenschnitt herrührte, fing an zu grinsen und sagte dann: „D!" Es war ein alter Witz unter Medizinstudenten, statt einer ausgesprochenen Antwort auf eine Frage gemäß dem Multiple-Choice-Verfahren nur noch mit einem Buchstaben zu antworten. Alle fingen an zu lachen, das Eis war gebrochen. Der Schlanke kam zu mir und stellte sich vor: „Hi, ich bin Gunnar; Imke hat mich vorgewarnt, dass du auch hier anfängst. Ich bin sehr gespannt."

Fast unbemerkt hatte sich plötzlich der Leitende Oberarzt der Chirurgie unserer Gruppe genähert. Er war Mitte 40 mit einem stämmigen Körper, rötlichem Gesicht, blonden Haaren und schmalen Lippen, die die spärlichen Worte gepresst ausstießen. Man sah, dass er unter ständigem Zeitdruck stand.

„Ich gratuliere Ihnen zum bestandenen Staatsexamen und begrüße Sie hiermit offiziell in unserem Haus. Bitte bilden Sie vier Zweiergruppen, damit ich Sie auf Ihre Arbeitsstellen einweisen kann."

Gunnar stellte sich neben mich. „Ich komme mit dir", sagte er.

„Welche Paarung übernimmt den schwierigsten Teil, nämlich die Notfallambulanz?" Gunnar und ich schauten uns kurz an und hoben sofort unsere Hände. Super, wir verstehen uns auf Anhieb, dachte ich mir und lächelte in mich hinein.

In den folgenden Wochen rotierten wir in zweiwöchigem Abstand in die Notfallambulanz und die Chirurgie. Ärzte und Pflegekräfte kümmerten sich intensiv um uns und nahmen uns auf wie in eine große Familie. Nur den Chefarzt der Chirurgie lernten wir kaum kennen. Er schritt ab und zu mit strengem Blick und geschlossenem Kittel über die Flure. Eine Vorstellung, ein Gespräch mit ihm oder gar Unterricht fanden nicht statt. Er ignorierte uns mehr oder weniger.

Nach der Begrüßung durch den Leitenden Oberarzt folgte das Einkleiden. Ärztehosen mit Taschen, gebügelte Hemden, auch mit Brusttasche, Kittel mit vielen Seitentaschen. Wir sahen am Anfang unserer Laufbahn noch richtig schick aus.

„Was man nicht im Kopf hat, muss man in den Taschen tragen", pflegte ein Oberarzt der Anästhesie zu sagen. „Wissen Sie, Frau Kollegin, woran man erkennt, welchen Rang ein Arzt im Krankenhaus hat? Daran, wie sehr seine Taschen vollgestopft sind. Je voller die Taschen sind, desto weiter unten steht er in der Hierarchie. Sie werden sehen."

Demnach waren wir konform. In meinen fanden sich: Handbücher, Stauschlauch, Stethoskop, Reflexhammer, Maßband, Lämpchen, ein paar Kulis und Notizblöcke.

Später setzte sich in den Krankenhausverwaltungen immer mehr die Idee durch, dass Ärzte nicht anders gekleidet sein sollten als Schwestern und Pfleger. Ärztehosen und -hemden wurden abgeschafft, wir bekamen Überstülphemden, so genannte Kasaken, sowie taschenlose Frauenhosen mit einem Bempel an der Hüfte. Wir fühlten uns wie Schlafwandler im Pyjama. Das Material bestand zu 80 % aus Kunststoff, war im Sommer zu heiß und im Winter zu kalt. Kugelschreiber-, Blut- und Exkrementenreste gingen erst nach mehreren Waschgängen heraus. Für das gesamte Instrumentarium einschließlich der Funkrufgeräte hatten wir nun nur noch die Kitteltaschen; der Arztkittel wog damit jetzt glatt 2,5 kg. Beim Ein- und Ausschleusen in den OP und beim Ausziehen der Kleidung leerten wir den gesamten Kitteltascheninhalt mehrmals auf den Fußboden aus. Portable Telefone und Funker gingen kaputt, und wir empfanden eine gewisse Schadenfreude dabei, wenn wir die Einzelteile vom Fußboden aufsammelten und dabei kostbare Zeit verloren. Die Uniformität der Arzt- und Pflegerbekleidung führte dazu, dass Patienten manchmal nach drei Tagen Aufenthalt auf einer Station fragten, wann denn endlich ein Arzt käme.

Während des PJ arbeitete ich die Woche über von Montag bis Freitag im Krankenhaus. Abends saß ich über meinen Büchern oder meiner Doktorarbeit, machte Sport, kaufte am Freitagabend schnell für das Wochenende ein und trat um 20.00 Uhr meine Nachtwache an, die bis 06.00 Uhr morgens dauerte. Ein Gehalt während des PJ gab es nicht. Glücklicherweise konnte ich meinen zusätzlichen Job als Schwester in der Orthopädischen Klinik behalten. ‚Nur noch ein Jahr ohne freie Tage!', motivierte ich mich täglich. Ich stand kurz vor dem Ziel. Wie ich zeitlich und finanziell die Vorbereitung für das dritte und letzte Staatsexamen bewerkstelligen sollte, blieb noch offen.

Auch meine Freunde jobbten. Imke hatte es eigentlich wegen der Unterstützung durch ihre Eltern nicht nötig. Um unabhängig zu sein, arbeitete sie auch während des PJ als Verkäuferin in einer Mode-Boutique. Markus, der mittlerweile schon als Assistenzarzt arbeitete, hatte während des Studiums an den Wochenenden bis zum Morgengrauen in einem zwielichtigen Restaurant gekellnert.

Als Arzt würde ich später ein paar Tage mehr frei haben, tröstete ich mich. Ich könnte mit Freunden ins Kino oder essen gehen, aber mit welchen Freunden hatte ich eigentlich noch engen Kontakt? Die Begegnungen hatten sich wegen der monatelangen Prüfungsvorbereitungen dramatisch reduziert und fanden hauptsächlich am Telefon statt. Meine Telefonrechnung konnte ich aber kaum noch begleichen, also telefonierte ich weniger. Das bereitete mir Sorgen.

2

Das Krankenhaus, in dem ich den chirurgischen Teil meines PJ machte, lag mitten in einem Vergnügungsviertel und war für sein buntes Patientenklientel bekannt. Bei der Verteilung der PJ-Stellen hatte ich mich extra für dieses Krankenhaus angemeldet, denn ich interessierte mich für eine spätere Anstellung.

Das Arbeitsklima sollte gut sein und die Patienten schienen mir in jeder Beziehung hilfebedürftig. Jeder Medizinstudent versuchte schon durch das PJ sich für eine spätere Bewerbung mit viel Fleiß und einer engagierten Mitarbeit zu empfehlen.

Als ich das erste Mal die Notfallaufnahme betrat, staunte ich, denn der Eingang war mit einer doppelten Schleuse gesichert. Zur Straße hin befand sich ein schweres Eisengitter, „Orgel" genannt, das in Sekundenschnelle herunter gefahren werden konnte. Zu den Ambulanzräumen hin musste man eine schwere abschließbare Eisentür öffnen. Ab 18.00 Uhr wurden die Patienten nur noch einzeln durch die Schleuse eingelassen. Am ärztlichen Schreibpult war ein Alarmknopf versenkt, der eine direkte Verbindung zur nahe gelegenen Polizeiwache hatte. Nach einem Druck auf diesen Panikknopf würde es nur ca. drei Minuten dauern, bis eine uniformierte Kampftruppe in die Notaufnahme stürmte.

Einmal, als es notwendig wurde, war ich zufällig dabei. Der diensthabende Arzt hatte einen russischen Mitbürger nicht krankschreiben wollen, so dass dieser wild fluchend wieder abgezogen war. Er kam mit 20 mit Baseballschlägern bewaffneten Männern zurück, aber drei Minuten später war auch die Kampftruppe der Polizei vor Ort.

War einer der Unterweltprominenten bei uns zur Behandlung, wusste es das ganze Team. Bei größeren Schlägereien wurden die beiden Parteien immer getrennt behandelt und eine Gang in ein anderes Krankenhaus gebracht. Ansonsten war die Klinik neutrales Gebiet und von Bandenkriegen ausgespart. Zur Klientel gehörten außerdem Fabrikarbeiter, alte Frauen und Männer, meistens allein stehend und finanziell benachteiligt, Arbeiter, in deren Gesichtern die Witterung tiefe Furchen hinterlassen hatte, leichte Mädchen, Zuhälter in rosa Hemden, Dealer, Transvestiten, Drogensüchtige, saubere und bescheidene Türkenfamilien, großmäulige Russen und untergetauchte Asylbewerber. Sie alle wussten, dass sie in der Notfallambulanz ohne großes Nachfragen versorgt würden. Hier trafen sich die Randgruppen meines Mikrobiologieprofessors.

Die Drogensüchtigen kamen mit eiternden Wunden am ganzen Körper; nicht wenige hatten HIV. Viele kamen erst, als sich die Infektion bereits auf den gesamten Körper ausgebreitet hatte und sie an einer Blutvergiftung starben. Jeder Patient bekam ein sauberes Bett und Essen. Das Personal ging höflich mit den Patienten um, und nie fiel ein böses Wort hinter deren Rücken. Alle taten ihr möglichstes, um die traurigen Schicksale zu erleichtern. Immer wieder wurden kleine, saubere und unterernährte Rentnerinnen mit gebrochenen Hüftknochen eingeliefert, die bei einer Monatsrente von 200 Euro in einer Ein-Zimmer-Wohnung ohne Bad und mit Etagentoilette lebten und sich von Hunde- oder Katzenfutter als letzte Eiweißquelle ernährten.

Bevor die praktische Arbeit richtig losging, hatte ich das englischsprachige Untersuchungsbuch von Markus noch einmal durchgelesen, in dem - wie übrigens in fast allen englischen Lehrbüchern - in genialer Einfachheit die körperliche Untersuchung systematisch abgehandelt wurde. Der Untersuchungskurs an der Universität über 5 mal 2 Stunden hatte uns nur unzureichend auf das vorbereitet, was uns in der Realität erwartete. Wir erfragten die überflüssigsten Informationen und fanden bei der alten Dame mit Osteoporose zwar die Skoliose, übersahen aber die Schenkelhalsfraktur. Bei Patienten mit einem akuten Hämorrhoidalleiden diagnostizierten wir zuerst die Überbleibsel eines früher abgelaufenen Schlaganfalls, und stellten tausend Fragen, die unsere Patienten geduldig beantworteten, obwohl sie lieber erst mal ein Schmerzmittel bekommen hätten. Am Anfang fehlte uns Anfängern jegliches problemorientierte Denken und Vorgehen.

Ich zog meine weiße, gebügelte Bluse an, die so angenehm frisch gewaschen duftete, und dann gingen Gunnar und ich zu unserem ersten Einsatz in die Notaufnahme. Hier unten war die Hölle los; eine blonde burschikose Ärztin mit modischer viereckiger Brille saß vor dem Computer und fluchte. „Das ist wieder ein Scheiß. So kann man nicht arbeiten. Der eine ist wieder ausgefallen", beschwerte sie sich gerade lauthals, sprang auf und schlug mit den Fäusten auf den Tisch. Fluchend machte sie eine Runde und setzte sich dann an eine alte elektrische Schreibmaschine, um den Befund mit zwei Fingern einzutippen. Draußen warteten ungefähr 14 Patienten darauf, versorgt zu werden. Sie schrieb den Brief zu Ende, machte eine kleine Pause, bemerkte uns und blieb einen Moment vor uns stehen.

„So, so, ihr seid die Neuen. Das hier ist der Schockraum", sagte sie und machte mit beiden Händen einen Kreis um sich herum. „Hier darf man fluchen und toben, aber die Patienten sollen nichts mitbekommen. Einer von euch kommt gleich mit mir. Ich muss ein Handgelenk einrenken. Nach der Reposition müssen wir sofort gipsen. Zurzeit ist kein Pfleger da, deshalb muss einer von euch helfen. Ich werde schon sagen, wie es geht."

„Ich komme mit", bot ich mich an, denn Gipsen war für mich nichts Neues. Als sie das Handgelenk des Patienten eingerenkt und ich es anschließend eingegipst hatte, schaute sie mich mit zusammengekniffenen Augen an und sagte: „Das hast du aber erstaunlich gut gemacht. Wohl ein bisschen Können dahinter? Bist ehrgeizig, wie?" „Hmmh, ja", antwortete ich, verstand aber eigentlich nicht, was sie sagen wollte.

Als wir zurück in den „Schockraum" kamen, wurde gerade eine weit über 80-jährige Frau vom Notarzt eingeliefert. „Hier ist der Fragebogen", sagte Gabi – so hieß meine ärztliche Anleiterin – und drückte mir ein gefaltetes Papier in die Hand. „Untersuche die Frau und finde heraus, was sie hat. Sag` Bescheid, wenn du fertig bist." Der Aufnahmebogen war 4-seitig und bestand zu 2 Seiten aus Fragen, die sich kaum beantworten ließen, weil die Patientin sehr einsilbig war. Ich untersuchte sie von Kopf bis Fuß gemäß meinem englischen Buch, protokollierte alles mit lesbarer Schrift und brauchte ca. eine Stunde, bis ich fertig war.

„So geht es aber nicht", schimpfte meine blonde Betreuerin, als sie zurückkam und ich immer noch nicht fertig war. „Du blockierst den Untersuchungsraum, du musst schneller arbeiten." Im Röntgenbild sahen wir die Schenkelhalsfraktur, die die alte Frau sich bei einem Sturz zugezogen hatte. „Heute können wir sie nicht mehr versorgen. Sie muss eine Extension bekommen." Wir bereiteten alles vor, um den kräftigen Draht durch den Oberschenkelknochen im Kniebereich bohren zu können. Für diese schmerzhafte Prozedur benötigte die alte Frau eine Kurznarkose. Nach meinem Intermezzo als Gips-Schwester spielte ich jetzt unter ihrer Anleitung Anästhesist. Ich war sehr beeindruckt.

Jeden Nachmittag trafen sich die Ärzte der Chirurgie im Konferenzraum. Drei Oberärzte bildeten an einem langen Tisch den Vorsitz. Die restliche Mannschaft bestand aus meiner Betreuerin Gabi, aus Tonner, Angelika Förster und einigen anderen Assistenzärzten sowie uns PJ-Studenten. Die Aufgabe des PJ-Studenten, der in der Notaufnahme eingeteilt war, bestand bei dieser Besprechung darin, alle Patienten, die heute aufgenommen worden waren, vorzustellen. Ängstlich schaute ich in die Runde und wartete auf meinen Auftritt.

Dann war es soweit. Die Oberärztin Jansen, eine mittelgroße, blonde, kurzhaarige Frau mit dezentem Make-up und angenehmen Umgangsformen, bat um die Patientenvorstellung. Ich stand auf und bat den ersten Patienten aus dem Warteraum herein.

„Herr Meier", sagte ich, „erschrecken Sie nicht, dass hier so viele Leute im Raum sind, ich habe Ihnen schon gesagt, dass wir Ihre Krankengeschichte besprechen und herauszufinden möchten, wie wir Ihnen helfen können."

„Herr Meier ist 62 Jahre alt", fuhr ich fort und fühlte, wie meine Wangen heiß und mein Mund trocken wurde. Alle Augenpaare waren auf mich gerichtet. Seit fünf Jahren war dem Patienten eine langsam zunehmende Schwellung seiner Hoden aufgefallen; er hatte sich nicht viel dabei gedacht, aber jetzt störte sie ihn. Er konnte mittlerweile keine normale Hose mehr tragen, weil der Hoden zu stark gedrückt wurde und schmerzhaft war. Ich berichtete von seinen gesamten internistischen Vorerkrankungen, den Operationen und den Medikamenten, die der Patient regelmäßig nahm. Die Oberärztin beugte sich leicht vor, hörte aufmerksam zu und nickte oft zustimmend und sehr beruhigend bei meiner Schilderung. Dann stellte ich den Untersuchungsbefund vor, eine kindskopfgroße Skrotalhernie auf der rechten Seite. Das bedeutete, dass der Darm sich durch eine Bruchpforte in der Leistengegend in den Hodensack vorgeschoben hatte.

„Wie bestimmen Sie den Hernieninhalt?" fragte Oberarzt Bogislaw. Ich konnte nicht sofort antworten, legte aber wie ein Pantomime ein imaginäres Stethoskop an die Herniation und fragte: „Darmgeräusche?" Alle lachten. Meine innere Anspannung löste sich.

Es brachte Spaß, in diesem Team zu lernen; das zeigten auch die folgenden Wochen. Es gab 120 chirurgische Betten, und jeder Arzt der Abteilung kannte die neu aufgenommenen Patienten durch die gemeinsamen Besprechungen und Vorstellungen. Bis zum frühen Nachmittag wurde operiert. Die Kollegen nahmen sich damals für unseren Unterricht und unsere Ausbildung einige Zeit und machten sich viel Mühe.

Unter ihrer Anleitung lernte ich gleich in den ersten Tagen auch die Anlage von Venenverweilkanülen, wobei man mit einer scharfen Hohlnadel in eine Vene sticht, dann den starren Teil herauszieht und den flexiblen Plastikschlauch in die Vene vorschiebt. Über diese Kanülen konnte man Blut abnehmen und Medikamente verabreichen. Es war eine der Hauptaufgaben, täglich fast ein Dutzend der Patienten des Krankenhauses mit solchen Nadeln zu versorgen. Dr. Förster zeigte mir zuerst, wie man es macht und schickte mich dann zu meinem ersten Patienten. Ich nahm den grünen Stauschlauch und ging in die Untersuchungskabine.

„Ich würde gern bei Ihnen Blut abnehmen", sagte ich der molligen Mittvierzigerin. „Dann mal los, Frau Doktor", erwiderte sie. Ich saß ihr gegenüber und legte meinen Stauschlauch an. Gott sei Dank zeigten sich sofort gut gefüllte Venen und ich stach zu wie gelernt, nahm das Blut ab und verband die Kanüle mit einer Infusion. Alles war glatt gelaufen, aber als ich auf die Infusion schaute, stellte ich fest, dass diese nicht tropfte, sondern zu meinem Erschrecken das Blut aus der Vene in den Infusionsschlauch zurücklief.

„Angelika, bitte komm schnell, hier stimmt was nicht", sagte ich zu einer Schwester, die gerade in der Nähe war. Während der nächsten Sekunden schossen mir Vorstellungen von den seltensten Krankheiten als Ursache für dieses ungewöhnliche Phänomen durch meinen Kopf. Angelika aber erkannte die Situation mit einem Blick, öffnete den Stauschlauch, lächelte mich freundlich an, die Infusion konnte ungehindert einlaufen. Also doch keine exotische Erkrankung.

Nach einem guten Dutzend weiterer Branülen fühlte ich mich sicherer in der Handhabung. Doch gab es auch immer wieder Zwischenfälle.

Da wurde beispielsweise einmal ein 22-jähriger Patient mit kreidebleichem Gesicht und wirren Äußerungen in die Aufnahme gebracht. Während ich mit ungutem Gefühl begann, die Nadel zu legen, wurde der Patient ganz schweißig. Venen sah ich keine, aber ich stach nach Gefühl zu und hatte einen Zugang. In diesem Moment fing der Patient an, die Augen zu verdrehen und zu krampfen. Der ganze Körper schüttelte, die noch nicht fixierte Nadel rutschte heraus und es kam zu einem kleinen Blutbad. Zwei Pflegekräfte waren glücklicherweise sofort zur Stelle; sie hielten den Patienten fest und legten mit sicherer

Hand die nächste Nadel. Sofort wurde ein krampflösendes Medikament verabreicht, das augenblicklich wirkte, und der Spuk war vorbei. „Wahrscheinlich ein Entzugssyndrom", sagte Angelika, die wie immer routiniert und ruhig arbeitende Schwester. „Mach' beim nächsten Mal die Nadel möglichst schnell fest."

An einem der Tage in der Notfallaufnahme sahen Gunnar und ich zum ersten Mal die Ausnüchterungszelle, die es hier gab. Die Zelle war heute ausnahmsweise leer und gesäubert. Wir legten uns auf den weich gepolsterten Fußboden, starrten an die Decke und stellten uns vor, wie das, was wir sahen, auf einen Betrunkenen wirkte. Denn dort an der Decke stand in großen fluoreszierenden Buchstaben:

Sie sind hier in einem Krankenhaus.
Verhalten Sie sich ruhig.
Für Hilfe klopfen Sie an die Tür.

„Sie klopfen selten, meistens schreien und schimpfen sie lauthals, wenn sie aus dem Rausch erwachen", meinte der Pfleger lakonisch.

Nachdem unsere Zeit in der Notaufnahme abgelaufen war, kamen Gunnar und ich auf die Station von Dr. Tonner. Er war ein hochgewachsener, drahtiger Berliner, der grinste, als er uns sah. „Hallo, ihr beiden, ich bin froh, dass ihr bei mir anfangt. Wie ich gehört habe, seid ihr die Asse. Auf die Visite könnt ihr auf dieser Station leider nicht mitkommen, denn ihr müsst eurer Bestimmung nachgehen. Das ist hier die septische Station, auf der ihr alle Verbandswechsel übernehmen und die Antibiotika-Infusionen anhängen müsst. Die Schwestern machen das heutzutage ja leider nicht mehr."

Dann fragte er uns, ob wir im Moment noch Fragen hätten. „Ja", sagte ich, „wie können wir die postoperative Versorgung der Patienten kennen lernen, wenn wir nie zur Visite mitkommen können?" Darauf meinte er nur, dass sei eben so. Wir hatten leider keine Alternative. Nun lernten wir also, wo die PJ-Studenten in der medizinischen Hierarchie stehen: ganz unten! Die unterste Stufe befindet sich nicht nur unterhalb des Chefs, der Oberärzte, der Fach- und der Assistenzärzte, sondern auch unterhalb der Schwestern, der Verwaltung und in einigen Situationen sogar des Pförtners, der einem einen Schlüssel verweigern konnte, weil wir ja „noch keine Ärzte" waren.

Auf die Station kamen Gunnar und ich morgens immer eine Stunde früher als die anderen. Wenn wir mit den vielen Blutentnahmen fertig waren, hatte eine der Schwestern immer irgendeine weitere Aufgabe für uns – dafür gab es wenigstens einen Kaffee. Für die Patientenvisite mit dem Stationsarzt waren wir nicht eingeplant, weil wir eben die ganzen Verbände wechseln mussten, aber wenigstens konnten wir öfter an der Kurvenvisite teilnehmen, die von den Schwestern mal mit, mal ohne Dr. Tonner erfolgte. Hinterher besprachen Gunnar und ich die Fälle noch einmal anhand der Aktenlage. Deswegen gab es immer wieder kleine Auseinandersetzungen mit den Schwestern, die die Akten für die Dokumentation brauchten. „Macht euch nicht so wichtig!", kam der Standardsatz herüber.

An einem Freitag spät nachmittags, nachdem gerade die Patienten aus der Notfallaufnahme vorgestellt worden waren, sagte Tonner zu uns: „Auf Station ist vorhin noch eine Patientin aufgenommen worden. Sie hat eine alte Kopfplatzwunde, die vor mehreren Wochen genäht worden ist. Die Frau kann nicht genau sagen wann. Die Schwestern weigern sich, die Fäden zu ziehen. Kann einer von euch bitte hingehen und die Fäden ziehen?"

Ich nahm mir schnell eine Schere, eine Pinzette, Kompressen und Desinfektionslösung vom Verbandswagen und beeilte mich, ins Zimmer zu kommen. Wegen meiner bevorstehenden Nachtarbeit im Universitätsklinikum war ich wie immer am Freitagabend in Eile. Gunnar wollte warten, bis ich fertig war.

Die Frau lag in einem Dreibettzimmer. Sie war jung und ziemlich unterernährt, hatte auffällig kurz geschorene Haare, saß auf der Bettkante und starrte apathisch zum Fenster hinaus. Ich stellte mich kurz vor und sagte ihr, dass ich die Fäden am Kopf ziehen wolle. Sie reagierte nicht und drehte sich mit dem Gesicht erst zu mir, als ich wegen der mich blendenden untergehenden Sonne näher herantrat.

Ihr Gesicht war zerkratzt und ihre Augen schauten merkwürdig starr an mir vorbei. Sie trug ein Krankenhausnachthemd, auf dem viele kleine schwarze Pünktchen zu sehen waren. Auch das Bett war mit diesen Mohnkörnchen übersät. Immer noch geblendet von der Sonne beugte ich mich näher an die Patientin heran und glaubte, meinen Augen nicht zu trauen: Die Mohnkörnchen krabbelten. „Wann ist Ihre Kopfverletzung genäht worden?", fragte ich, um mit dem Gespräch eine Beziehung zur Patientin aufzubauen, aber innerlich war ich fassungslos. „Ich weiß es nicht," antwortete die Frau mit stark belegter Stimme. „OK, ich werde diese Fäden jetzt vorsichtig ziehen", sagte ich zu ihr und schaute auf die rechte Kopfseite, wo in einem ca. 1x1 cm großen Wundgebiet bräunliche Krusten zwischen Haarstummeln lagen.

Vorsichtig, damit die kleinen krabbelnden Mohnkörnchen nicht zu mir rüber gelangten, entfernte ich das Nahtmaterial. Beim Entfernen des letzten Fadens öffnete sich die Wunde und ein pulsierendes, spritzendes Blutgefäß kam zum Vorschein. Ich drückte einen Finger fest auf die Wunde und versuchte mit der anderen Hand den Schwesternnotruf zu betätigen. Das gelang mir zwar, aber es kam zunächst keiner. Plötzlich tauchte Gunnars Kopf in der Tür auf und er fragte: „Hey, was machst du denn solange?" Ich erwiderte, dass ich heute hier übernachten wolle, weil ich wegen des Fingers in der Wunde nicht weg könne. Gunnar verschwand und kam ein paar Minuten später mit einem Wundversorgungsset, Lokalanästhesie und frischer Bettwäsche. Während ich das Gefäß abdrückte, setzte er eine

Naht. Die Blutung kam zum Stehen und danach bezogen wir das Bett neu. Als endlich eine Schwester dazukam, fragte ich, warum eine so verlauste Frau in ein Krankenzimmer gelegt worden sei? „Reg` dich nicht auf", erwiderte sie daraufhin. „Die Frau ist in der Ambulanz schon entlaust worden. Ihr seht hier nur noch Läuseleichen und ein paar, die es auch nicht mehr lange machen. Wascht euch heute Abend schön, meine Lieben!" Ich lächelte gequält und sah auf die Uhr. Mittlerweile war gut eine Stunde vergangen und ich sah meine Einkaufschancen schwinden. „No milk today…"

Die Zeit verging wie im Flug. Am Ende des chirurgischen PJ-Abschnitts traf sich die ganze Gruppe in einem kleinen Restaurant mit den Assistenzärzten und einigen Schwestern. „Ihr seid seit langem die netteste und fleißigste Truppe, die wir hatten", sagte Gabi zu uns. Tonner und Angelika stimmten zu. Der Abend zog dahin, wir tranken viel Wein, lachten über Geschichten aus der Vergangenheit und sprachen ein wenig auch über Privates.

„Ich bin ständig müde", offenbarte Gabi. „Bei meinem letzten Nachtdienst bin ich nach dem telefonischen Weckruf einfach wieder eingeschlafen. Die Schwester klingelte erneut, aber ich erinnerte mich nicht mehr an ihren ersten Anruf. Wir sind praktisch jede zweite oder dritte Nacht im Dienst. Was nützt es mir, wenn ich etwas mehr verdiene als eine Krankenschwester? Ich schlafe überall ein, im Kino, zu Hause oder bei meinem Liebsten."

Ich hörte sehr aufmerksam zu und realisierte, dass wir während unseres Praktikums so sehr mit uns selbst beschäftigt gewesen waren, dass wir kaum mitbekommen hatten, wie hoch das Arbeitsaufkommen der Assistenten war. Ein wenig erzählte ich auch von mir. „Warum arbeitest du eigentlich jedes Wochenende?", fragte mich Gabi. Ich schilderte ihr meine finanzielle Lage und dass ich immer noch nicht wüsste, wovon ich meinen Auslandsaufenthalt bestreiten sollte.

Schon vor dem Praktischen Jahr war es beschlossene Sache, dass ich nach vier Monaten Chirurgie und vier Monaten Innere Medizin mein Wahlfach Orthopädie im Ausland machen wollte. Ich hatte bereits Zusagen der Henderson-University in Toronto und des Paramount Memorial Hospital in Chicago bekommen. Nach all den Jahren wollte ich sehen, wie woanders operiert wurde, und das englischsprachige Ausland war für seine gute Ausbildung in der Medizin bekannt. Den Auslandsaufenthalt wollte ich über einen Bankkredit finanzieren, wobei das Flugticket als Dankeschön vom deutschen Famulanten-Austauschdienst übernommen wurde, für den ich mit Imke nun schon jahrelang ehrenamtlich tätig war.

Dass ich für die restliche Finanzierung keinen Kredit aufnehmen musste, lag nun an Gabi. „Gib mir mal deine Telefonnummer, ich habe da eine Idee", sagte sie, und so wurde ich Stipendiat bei der Robert-Müller-Stiftung, zu der sie einen Draht hatte. Mein Antrag auf ein zinsloses Darlehen wurde sofort befürwortet, weil ich alle Auflagen ohne Einschränkung erfüllte.

Da der Träger des Krankenhauses, in dem wir unser PJ aufgenommen hatten, stark verschuldet war, hatte er beschlossen, das Krankenhaus trotz der ausgeglichenen Bilanz zu schließen und das Krankenhausgelände zu verkaufen. Damit wurde eine wichtige Sozialeinrichtung für viele bedürftige Menschen in diesem Viertel abgeschafft. In der Stadt, die nach einer wirtschaftlich schwachen Phase jetzt langsam wieder Fahrt aufnahm, gab es hierfür keinen Platz mehr. Die massiven Proteste von Mitarbeitern, Patienten und Bürgern, ein Streik und einige Demonstrationen über mehrere Tage konnten die Schließung nicht verhindern. Die meisten Ärzte, die wir kennen gelernt hatten, wurden auf die anderen Krankenhäuser des Trägers verteilt. Aber nicht alle wollten das mitmachen. Unser Stationsdoktor Tonner lernte norwegisch und wanderte ein Jahr später mit Frau und Kindern nach Skandinavien aus.

3

Der Tag meiner Abreise nach Kanada stand bevor. Schweren Herzens packte ich meinen Rucksack. Es war mir gelungen, meine Wohnung für vier Monate möbliert zu vermieten. Einige Freunde und Kollegen hatte ich für den Tag vor dem Abflug zu mir zum Frühstück eingeladen. Als ich mit Markus den großen Tisch in der Küche deckte, musste ich ihm etwas beichten.

„Nachher wird ein junger Mann vorbeikommen, bis jetzt kennt ihn keiner von euch. Aber ich wäre froh, wenn er sich hier nicht alleine fühlen würde."

„Ach, das ist aber schön", rief Markus. „Und seit wann?" fügte er grinsend hinzu.

„Seit drei Monaten."

„Hm, das muss der Typ sein, den ich in den vergangenen Wochen morgens ab und zu unten an der Bushaltestelle gesehen habe. Bis jetzt konnte ich ihn nirgends einordnen. Aber er hat mich immer freundlich angelächelt, also musste er schon mal von mir gehört haben ..."

Markus behandelte meinen neuen Freund perfekt den ganzen Morgen über wie einen alten Bekannten, den er mitgebracht hatte, so dass keiner mitbekam, wer er wirklich war. Es hätte sich eh keiner vorstellen können, woher ich für eine Beziehung noch die Zeit nahm. So gestaltete sich das Frühstück zu einem gelungenen Abschied.

Das Henderson-University-Hospital in Toronto ist eine moderne Fabrik. Obwohl ich am Sonntag ankam, wurde mir vom Pförtner kurzerhand ein Dienstzimmer für die erste Nacht zur Verfügung gestellt, wie ich es seitdem nicht mehr gesehen habe: Großes Bett, gedämpfte Lichter, weiche, warme Pastellfarben, Originalbilder an den Wänden, Internetanschluss, Fernsehen, Wecker und Radio, erstklassiges Badezimmer, weiche Handtücher. Das Zimmer hätte glatt zu einem 4-Sterne-Hotel gehören können, und was mich am meisten erstaunte, war, dass keine Arbeitsgeräusche des Krankenhauses in dieses Zimmer drangen.

Am nächsten Morgen frühstückte ich sehr preiswert in der Krankenhauscafeteria. Sie war 24 Stunden geöffnet. Neben Sandwiches gab es durchgehend warme Mahlzeiten, Süßigkeiten oder Obst zu kaufen. Alle Besucher und Angestellten des Krankenhauses nutzten diesen Ort. Wenn Angehörige über Nacht bleiben wollten, wurde ihnen ein bequemer Sessel zum Patientenbett geschoben, und sie bekamen Decken und Kissen.

Am nächsten Tag meldete ich mich um 08.00 Uhr im Studentensekretariat. Lissy, die Sekretärin, mit der ich schon öfter von Deutschland aus telefoniert hatte, empfing mich sehr freundlich, und nach knapp 30 Minuten war ich als Studentin der Henderson-University immatrikuliert und hatte eine ID-Card. Man händigte mir Programme und eine Liste mit den Namen meiner wichtigsten Ansprechpartner aus, verhalf mir zu einem preiswerten Zimmer in der Stadt und vereinbarte einen Termin bei Dr. Colter, einem der Orthopäden des Hauses. „If you have any problems please do not hesitate to contact me", war mehr als eine Höflichkeitsfloskel; es war eine gelebte Arbeitsphilosophie.

Dr. Colter war gerade mal 40 Jahre alt, eine sportlich aussehende dynamische Erscheinung, und schon ein bekannter Junior-Professor, der auf dem Gebiet bösartiger Weichteiltumore forschte. Meistens trug er ein rot kariertes Hemd bester Holzfällerart mit Krawatte. Wir saßen in seinem Büro, in dem Haufen von Klamotten neben der Garderobe auf dem Fußboden lagen.

„Wie stellen Sie sich Ihre Praktika vor? Was wollen Sie sehen? Wie möchten Sie Ihre Ausbildung hier bei uns gestalten?", fragte er mich nach der ersten Vorstellung.

„Ich würde mich gern in der ersten Woche orientieren, weil ich das System hier nicht kenne. Danach würde ich gerne immer mehr Aufgaben übernehmen. Am liebsten möchte ich so viel wie möglich bei Operationen dabei sein."

„OK", meinte er, „das lässt sich alles einrichten!" Dann fing er an, mir in rasantem Tempo den Wochenplan vorzustellen. „Montags 07.00 Uhr Visite, 08.00 Uhr OP, ab 16.00 Uhr Aufnahmesprechstunde, dienstagvormittags Sprechstunde, am Nachmittag Sarkomklinik, mittwochs wissenschaftliches Treffen um 05.00 Uhr am Morgen, Visite um 07.00 Uhr, dann Big Round, einmal im Monat „Morbidity & Mortality"-Konferenz, auf der bestimmte Krankheits- und Todesfälle besprochen werden, nach der Mittagspause täglich Fraktur-Klinik, bei der die operierten Patienten nochmals zur Kontrolle einbestellt werden, außerdem orthopädische Notfallambulanz. Donnerstags nach der Visite wird operiert, freitags ist wieder Sprechstunde. Und je nach dem, ob wir ein freies Wochenende haben oder nicht, sind wir „on-call", dann versorgen wir die Notaufnahme. Alles klar?"

In meinen Ohren klingelten die Termine und vermutlich sah ich etwas gequält aus. Colter lächelte mir zu und sagte: „Keine Sorge, ich wiederhole das alles noch mal einzeln, wenn es soweit ist. Neben dir habe ich noch 2 weitere Studenten. Poola, sie ist im 3. Semester und überlegt gerade, ob sie forschen soll oder in die Klinik geht. Und Robert, der ist im 4. Semester und möchte auch klinische Orthopädie machen. Beide sind sehr nett und ihr werdet euch gut verstehen, I`m sure."

Am nächsten Morgen waren es draußen 20 Grad unter Null – die Winter in diesem Teil Kanadas sind hart. Ich rief die Autobuszentrale an, um mich zu vergewissern, ob der Bus auch tatsächlich bei meiner Haltestelle anhalten würde. Wie es hier üblich war und mein Vermieter bereits organisiert hatte, nahm ich zur Haltestelle einen heißen Kaffee in einem Isolierbecher mit Deckel mit. Erst drei Minuten vor Eintreffen des Busses sammelten sich die Leute. Alle standen dann im Kreis, unterhielten sich ein wenig und tranken schluckweise ihren Kaffee aus den unterschiedlichsten farbenprächtigen Isolierbechern. Ich stapfte durch den tiefen Schnee und sobald ich mich dem Kreis näherte, öffnete er sich und es wurde mir ein Platz freigemacht.

„Meine Schwiegermutter will gerade ihr Badezimmer renovieren", sagte einer mit langem rötlichen Bart. „Das ist doch völlig unsinnig. Warum kann sie nicht warten, bis die Temperaturen wieder über dem Gefrierpunkt sind?", fragte ein anderer mit beschlagener Brille und dunkelblauer Jacke. Keiner fragte mich, woher ich komme und wie ich heiße. Die Leute redeten sich auch gegenseitig nicht namentlich an. Es war eine Mischung aus einer Versammlung anonymer Alkoholiker und eines Teams im modernsten Brainstorming. Neben kleineren familiären Problemen waren alle möglichen Themen aus Politik, Gesellschaft und Kultur Gesprächsstoff, bis der Bus pünktlich an der Haltestelle stoppte, die Leute in bester Laune einstiegen, dem Fahrer freundlich einen guten Morgen wünschten und sich dann auf die freien Sitzplätze verteilten.

Zum ersten wissenschaftlichen Treffen, an dem ich teilnahm, war ich am Mittwochmorgen um 04.45 Uhr in der Klinik. Als ich durch die Drehtür kam, stieg der Duft frisch gerösteten Kaffees in meine halb erfrorene Nase. Neben dem Haupteingang gab es eine kleine privat geführte Kaffeebar, an der 35 Kaffeesorten ausgeschenkt wurden. Hier traf ich die beiden anderen Studenten täglich um mit Colter zur Morgenvisite zu gehen. Trotz der heutigen frühen Stunde hatten die anderen eintreffenden Ärzte alle gute Laune. Zum wissenschaftlichen Treffen kamen der Kinderarzt, der Radiologe, der Pathologe und der orthopädische Chirurg. Die Fallbesprechung fand in einem Seminarraum statt und oblag der Eigeninitiative der beteiligten Ärzte. Sie begründeten die barbarische Uhrzeit damit, dass man sonst im Tagesverlauf keine Zeit mehr gehabt hätte zur Weiterbildung. Um Punkt 05.00 Uhr begann die Vorstellung des ersten Falls: Es handelte sich um ein 8 Jahre altes Kind, das seit drei Wochen über Schmerzen im rechten Knie klagte und das Bein nicht mehr belasten wollte. Die Blutwerte waren unauffällig, aber bei der Inspektion fand sich eine geringgradige Schwellung im unteren Oberschenkel. Die Röntgenbilder zeigten einen Tumor im Oberschenkel, die Kernspinuntersuchung zeigte eine Infiltration des Knochenmarks mit Gefahr eines Knochenbruchs.

Der Pathologe ergänzte die Ausführungen seiner beiden Kollegen und stellte die Ergebnisse einer feingeweblichen Untersuchung vor. „Es handelt sich hier um ein Sarkom, wobei die genaue Typisierung noch nicht abgeschlossen ist." Ich war begeistert von dieser Art der Fallvorstellung mit dem Nebeneinander der klinischen Befunde, der Röntgenbilder und der feingeweblichen Untersuchungsergebnisse, die auf einer großen Leinwand zu sehen waren. Die Ärzte diskutierten die chirurgischen, chemotherapeutischen und radiologischen Therapiemöglichkeiten. Sobald man sich über das weitere Vorgehen einig war, kam der nächste Fall an die Reihe. Insgesamt wurden vier Fälle vorgestellt, einer interessanter als der andere. Alles wurde hoch professionell, in freundlichem Ton und ohne Eitelkeiten vorgetragen. Oft wurden nette Witze gemacht, alle waren gut gelaunt, und es war ein Genuss dabei zu sein.

Um 07.00 Uhr holten wir uns den zweiten Becher Kaffee. Mit dem dampfenden Getränk in der Hand gingen wir zur Visite auf die Station. Dort erwartete uns eine examinierte Diplomkrankenschwester, die nach einer kurzen Besprechung unsere Patientenliste ausdruckte, und dann ging es los. In Kanada führen die Krankenschwestern die Stationen großteils in eigener Verantwortung. Sie kümmern sich um die Ausführung der meisten Behandlungen, um die Blutabnahmen, das Verabreichen von Medikamenten, natürlich um die Pflege und um manche administrativen Aufgaben, für die ansonsten aber spezielle Stationssekretärinnen da sind.

Die Ärzte, meinte Professor Colter, würden sich hauptsächlich um die medizinische Behandlung des Patienten kümmern, diese planen und deren Erfolg kontrollieren. Für die anderen Aufgaben sei ein Arzt zu teuer, und dafür hätte er ja auch nicht Medizin studiert. Er erklärte mir, dass der Abteilung sechs Orthopäden angehörten, die alle gleichberechtigt waren und sich die Hintergrunddienste teilten. Jeder von ihnen hielt an zwei Tagen Sprechstunde, war an zwei Tagen im OP, übernahm einen Tag den Ambulanzbetrieb, und hatte an einem Vormittag der Woche ein Terminfenster für Papierkram, Weiterbildung und/ oder Bibliotheksstudium reserviert. Alle Professoren betreuten als Supervisor mindestens zwei Studenten, die bei ihnen an mindestens drei Nachmittagen oder Abenden in der Woche die Anamneseerhebung, Untersuchungstechniken sowie Therapieansätze und Operationstechniken erlernten. Das System war für eine „richtige" Ausbildung des Nachwuchses ausgelegt. Ich glaubte zu träumen.

Bei meiner ersten Sprechstunde war ich wahnsinnig aufgeregt. Colter drückte mir ein leeres Blatt Papier in die Hand sagte: „Geh` ins Untersuchungszimmer 2, untersuche die Patientin, schreib alles auf, und wenn du fertig bist, besprechen wir den Fall." Mit einer gewissen Unruhe blickte ich auf das leere Blatt Papier, auf dem ich die zahlreichen Fragen und Kästchen zum Ausfüllen vermisste. Und wie gut war überhaupt mein Englisch? Ich hatte diese Sprache erst seit meinen Abendkursen vor dem Studium und durch einige englischsprachige Lehrbücher gelernt. Colter schien zu spüren, was mir durch den Kopf ging. „No problem! Die werden dich schon verstehen", meinte er, faltete das Blatt Papier und sagte: „Schreib` auf die rechte obere Ecke den Namen, das Alter, hier in Kanada ist auch die Rasse wichtig, schreib` den Beruf dazu, die Familienanamnese und frag` nach seinen Hobbys. Auf die untere Hälfte des Papiers kommt alles, was mit der jetzigen Erkrankung zu tun hat. Ganz oben schreibst du die Hauptbeschwerden und darunter die

Anamnese, die mit den jetzigen Beschwerden zu tun hat. Wann hat es angefangen? Wo ist es? Wohin strahlt es aus? Was hilft? Was hilft nicht? Was wurde bisher unternommen? Und darunter schreib' die Befunde. Auf die rechte Hälfte kommen noch alle vorherigen Erkrankungen, Operationen, möglichst mit Ergebnis, Allergien und den aktuellen Medikamenten. Wenn du dann noch Fragen hast, kommst du wieder zu mir."

Diese Technik der strukturierten individuellen Anamnese ging mir schnell ins Blut über und ich habe sie bis heute beibehalten. Als ich fertig war, musste ich ihm aufzählen, was ich gefunden hatte, welche Diagnose ich vermutete und welche Therapie ich vorschlug. Dann begann die Diskussion mit ihm. Jedes Mal wurden sorgfältig die Vor- und Nachteile der einen oder anderen Behandlungsmöglichkeit erwogen. Die anstehende Operation skizzierte Colter kurz auf einem Blatt Papier. Danach gingen wir gemeinsam zum Patienten zurück, erörterten ihm unsere Diagnose und die Therapievorschläge und beantworteten alle Fragen des Patienten mit Geduld und Verständnis.

Zwei Tage in der Woche wurde nach den Visiten operiert. Ich lernte zuerst nähen, dann durfte ich unter der Anleitung von Colter meinen ersten Gamma-Nagel bei einer gebrochenen Hüfte einsetzen. Am Ende des Praktikums hatte ich unter seiner Supervision bereits meine erste Hüftendoprothese operiert. Er gab mir das Gefühl, ich sei begabt und geschickt mit den Händen. Ich war stolz und zufrieden und wußte, ich könnte einmal eine gute orthopädische Chirurgin werden.

Die OP-Tage waren lang, aber immer gab es die Möglichkeit zu einer Pause für Essen und Trinken. In den Aufenthaltsräumen standen sogar Liegestühle, damit man sich ausruhen konnte. In den „Morbidity & Mortality"-Konferenzen, den Fallkonferenzen, wurden fehlerhafte Diagnosen, Fehler bei Operationen, Fehler bei Medikationen und sonstige Komplikationen vorgestellt. Hier kamen alle an einem Fall beteiligten Fachvertreter zusammen und diskutierten ernst, aber ohne persönlichen Vorwurf. Von jedem Mithörer wurde erwartet, dass er sich aktiv beteiligte und Vorschläge zur Verbesserung oder Vermeidung von Fehlern einbrachte. Auch wir Studenten wurden miteinbezogen und nach unserer Meinung befragt. Das forderte uns, machte uns immer auch nervös, aber hatte letztlich einen immensen Lerneffekt.

Mit dieser intensiven Art des Arbeitens und ständigen Lernens verging jeder Tag fast wie im Flug. Wir PJ-Studenten waren fast täglich mindestens 15 Stunden im Krankenhaus, abends bevorzugt in der Notaufnahme, weil es dort besonders viel zu sehen gab. Wir waren begeistert. Die wenigen freien Abende widmete ich meiner Doktorarbeit. Gelegentlich trafen wir Studenten uns auf einen Kaffee, gingen ins Kino oder schauten uns Toronto an. Es schneite ständig. Ich hätte gerne mehr gesehen, aber dafür blieb keine Zeit. Kurz vor Weihnachten machten wir noch einen Ausflug zu den Niagara-Fällen, dann war meine Zeit am Henderson-University-Hospital abgelaufen. Traurig verabschiedete ich mich von Professor Colter und den Mitstudenten und machte mich im Januar auf den Weg zu meiner zweiten Praktikumsstelle nach Chicago/USA.

4

Chicago war in jeder Hinsicht kälter als Toronto. Als ich ankam, bedeckte eine meterdicke Eisschicht den Michigansee. Die Wolkenkratzer der Innenstadt ragten wie riesige Bergkristalle in den Himmel. Von den Seen her wehte ein eiskalter Wind. Die typisch amerikanische Bauweise mit geraden Straßen von Nord nach Süd und Ost nach West führte dazu, dass man den eiskalten Winden ausgeliefert war. Ich kam in einem Frauenwohnheim unter, der billigsten Unterkunft, die ich im Internet hatte finden können. Im Mietpreis waren Frühstück und Abendessen mit einkalkuliert.

Das Paramount Memorial Hospital lag sechs Haltestellen von meiner Unterkunft entfernt. Ich brauchte morgens in der Dunkelheit eine Dreiviertelstunde bis dorthin. Im Paramount Memorial wurden Kinder mit Wachstumsstörungen im musculoskeletalen System, mit Klumpfüßen, fehlenden oder verkürzten Extremitäten, Kontrakturen, Skoliosen oder Unfällen behandelt.

Mit meinem Supervisor, Professor Clearwater, war ich telefonisch in der Krankenhaushalle verabredet. Es kostete mich 30 Minuten Zeit, um an den sieben Krankenhaus-Cops vorbeizukommen, riesigen Männern mit Schirmmützen, silbernen Sternen auf der rechten Brust und schwarzer Kleidung. Sie standen vor den Eingangstüren wie eine lebende Wand, filzten mich, kontrollierten meine Papiere, behielten sie ein und stellten mir dafür eine Besucher-ID aus. Die Twin Towers in New York standen damals noch. Aus der Überwachung der Cops wurde ich erst entlassen, als die rechte Hand von Professor Clearwater für mich bürgte, mich auslöste und sich mit „Hi, I`m John!" vorstellte. „Deine Papiere bekommst du zurück, wenn du die Krankenhaus-ID abgibst und das Krankenhaus verlässt", beruhigte er mich.

Im Aufzug zum Department ging es ähnlich schnell zu wie bei meinem ersten Treffen mit Colter: John skizzierte mir bereits meinen Wochenplan. „An vier Tagen in der Woche fangen wir morgens um 06.00 Uhr an. Wir treffen uns auf der Station 6c im Konferenzraum. Dort gibt es eineinhalbstündige Vorträge über festgelegte Themen unserer Facharztausbildung. Diese Themen sind Anfang des Jahres bereits verteilt worden. Du kannst hier einfach zuhören. Mittwochs haben wir anschließend eine dreistündige radiologische Fortbildung, bei der Röntgenbilder, CT- und MRI-Scans zusammen mit den Radiologen analysiert werden. Jeden zweiten Samstag um 09.00

Uhr ist „Morbidity & Mortality"-Konferenz, und anschließend die „Big Round", eine interdisziplinäre Sitzung, in der komplizierte Fälle durchgesprochen werden, und zu denen von allen Seiten Lösungsvorschläge unterbreitet werden. An jedem dritten Samstag um 09.00 Uhr sind zwei Stunden zum Thema Wirtschaftlichkeit angesetzt, in denen die laufenden Kosten der letzten drei Wochen analysiert werden." Mittlerweile war der Lift im oberen Stockwerk angekommen.

„Wie lange dauert eigentlich das Programm für die angehenden Fachärzte?", fragte ich, um die Konversation aufrecht zu halten. „Zwei Jahre", antwortete John, „danach wechseln die meisten erfolgreich in ein anderes Programm."

Die ärztliche Ausbildung am Paramount Memorial Hospital ist in den USA landesweit bekannt. Nach dieser Ausbildung hat man überall die besten Möglichkeiten unterzukommen.

„Natürlich haben wir nicht so lange Freizeit wie ihr in Deutschland", sagte John lächelnd. „Wir haben hier an jedem vierten Tag Dienst, der dauert 36 Stunden. Unsere Vergütung ist allerdings recht gut."

„Ihr müsst euer Studium aber auch bezahlen, und ich denke, ihr habt viele Schulden", warf ich ein.

„Nein, die Schulden sind schnell beglichen, wenn man einmal drinnen ist. Mit Ende des zweiten Studienjahres beginnen wir hier in den USA an zwei Tagen in der Woche im Krankenhaus mitzuarbeiten. Dafür bekommen wir auch schon etwas Geld. Es ist nicht viel, aber genug um die laufenden Kosten zu decken, und jedes Jahr bekommen wir dann etwas mehr. Nach Beendigung des Resident-Programms kann man sich weiter spezialisieren und ein Fellowship-Programm anmelden oder man bleibt hier als Consultant. Damit muss man dann auch keine Nachtdienste mehr machen."

Professor Clearwater war Ende 50, ein drahtiger Mann mit weißem gepflegtem Vollbart und ebenfalls weißem vollen Haar.

Seine Gesichtshaut war trotz des Winters gebräunt wie bei Menschen, die viel an der frischen Luft sind. Er hielt gerade seine Sprechstunde, als ich dem Rest seines Teams vorgestellt wurde. Die vier Residents in der Gruppe entsprachen von ihrem Ausbildungsstand formal etwa unseren Assistenzärzten in Deutschland. Hinzu kamen vier Studenten im zweiten Studienjahr, sowie Physiotherapeuten und Pflegekräfte. Die Ärzte hoben sich mit ihrer Kleidung vom übrigen Personal ab. Alle trugen Anzüge und Krawatten. Bei den Frauen war ein Kostüm und Pumps erwünscht.

Die Mediziner hier sahen im Vergleich zu ihren deutschen Kollegen eher wie Geschäftsleute und Börsenmitarbeiter aus. In der Ambulanz gab es acht bestens ausgestattete Untersuchungszimmer. Die Akten wurden von kaum in Erscheinung tretenden Sekretärinnen geführt und befanden sich immer, wenn man sie brauchte, in einer Ablage vor dem Untersuchungszimmer. Eine quer abgelegte Akte bedeutete, dass der Patient im Untersuchungszimmer noch von keinem Arzt gesehen worden war. Zusammen mit den Residents waren es immer zwei bis drei Leute aus dem Team, die zu einem Patienten gingen. So unbegreiflich ich das auch fand: Ich sah die Akten selten quer liegen.

Direkt nachdem ich mich vorgestellt hatte, wurde ich ohne große weitere Gespräche in das Geschehen aufgenommen und ging mit einem Resident und seinem Anhang zusammen gleich ins nächste Untersuchungszimmer. Hier wartete eine Familie mit zwei Kindern, den Eltern und den Großeltern darauf, dass sich ein Arzt das eine Kind ansehen würde. „Hi, ich bin Tom Howard, der Resident dieses Hauses, das neben mir ist Eddy Lee, er ist Medizinstudent im zweiten Jahr, hier ist Richard, unser Physiotherapeut und an meiner rechten Seite stelle ich Ihnen Frau Dr. Ostmüller aus Deutschland vor."

Die ganze Familie folgte aufmerksam dieser Begrüßung durch Tom, der anschließend die Anamnese erhob, das Kind untersuchte und sich zur Beratung mit seinem Chef zurückzog. Gemeinsam kehrten sie anschließend zurück. Nachdem Tom seinen Chef vorgestellt hatte, fasste dieser die Vorgeschichte und die wichtigsten Befunde noch einmal zusammen und erörterte dann den operativen Therapievorschlag und Alternativen, mit denen eine Operation zu vermeiden wäre. In dieses Gespräch investierte Clearwater viel Zeit und vergewisserte sich beständig, dass die Familie seine Ausführungen auch verstand. Tom war für die Dokumentation zuständig und erledigte sie über ein Wandtelefon, das es in jedem Untersuchungszimmer gab, und über das er sich jetzt mit einem elektronischen Schreibbüro verbinden ließ. Er diktierte schnell das Wesentliche. Noch am selben Tag wurde der Bericht an den überweisenden Arzt und eine Kopie an den Patienten geschrieben und verschickt. In Deutschland dauerte so etwas manchmal Wochen.

Bis zum Mittag arbeiteten wir durch, ehe wir eine Stunde pausierten. „Die Cafeteria und die Bibliothek sind 24 Stunden am Tag geöffnet. Mit deiner Mitarbeiter-ID-Card kannst du dich überall im Haus frei bewegen", sagte John, während er sich einen großen Berliner in den Mund stopfte und innerhalb von 15 Minuten einen Liter Cola mit viel Eis getrunken hatte.

Am nächsten Morgen um 06.00 Uhr saßen wir alle in der Fortbildungsveranstaltung. Derjenige, der für den Vortrag zuständig war, hatte immer auch das Frühstück zu organisieren. An diesem Tag wurden ein Karton Joghurt und Äpfel aufgetischt. Sobald der Chef erschienen war, begann der Vortrag. Von dem Referenten wurden erstklassige Powerpoint-Präsentationen mit Animationen und Literaturangaben erwartet. Die Veranstaltung wurde von Professor Clearwater auch immer dazu genutzt, die Zufriedenheit der Mannschaft zu erkunden. „Seid ihr zufrieden mit dem Diktierbüro? Braucht ihr irgendwelche Software, neue Laptops oder andere Materialien für eure Vorträge?", fragte er und ich konnte nur denken: „Wow!"

Um 07.30 Uhr gingen wir in den OP. Das OP-Team, dem ich zugeteilt war, bestand aus vier Personen, dem Fellow, einem Resident, einem Studenten und mir. Der Fellow holte den OP-Plan aus einem Ständer und ging mit uns in den Aufenthaltsraum: „Die Anästhesie ist sowieso gerade noch in der Einleitungsphase. Mike, du kennst die kleine Patientin, kannst du uns kurz den Fall vorstellen?"

„Klar, es handelt sich um ein sechs Jahre altes Mädchen, das wegen einer hypoxischen Hirnschädigung Kontrakturen an den unteren Extremitäten hat. Wegen dauernder Schmerzen, insbesondere im Knie, sollten wir die Semitendinosus-Sehne verlängern."

Der Fellow folgte konzentriert der Vorstellung von Mike, nickte dann mit dem Kopf und fragte dann in die Runde: „Wer kann mir genauer erklären, wie diese Operation abläuft?"

Mike übernahm das sofort und bediente sich dabei mehrerer Abbildungen, die er in großen orthopädisch-chirurgischen Lehrbüchern nachschlug. Diese Bücher gehörten zum Inventar des Aufenthaltsraums im OP-Bereich und waren für jedermann zugänglich. Sie waren allerdings angekettet, sonst hätten sie schnell Beine bekommen und wären verschwunden. „Wir machen eine Sehnenverlängerung, in dem wir einen Zugang medial oberhalb des Knies wählen, was den Vorteil hat, dass wir noch kranial und distal verlängern können", erklärte er.

„Okay, danke, Mike", sagte der Fellow. Dann zeigte er auf mich und sagte: „Diese Hautschnitte und die Präparation bis zum Sehnensatz machst du, Klara! Mike fährt dann fort mit der Sehnenbearbeitung, der Verlängerung und einer zirkulären Umschneidung der Sehnenscheide. Das führt zu einer Verlängerung der Sehne um ca. 5 cm. Und dann ...", jetzt zeigte er auf den anderen Studenten und lächelte, „machst du den Rückzug, die Subkutannaht und Hautnaht!"

„Keine Panik, ich bin ja bei euch", ergänzte er nach einer kurzen Pause grinsend. Während der Besprechung hatte er immer wieder auf die entsprechenden Abbildungen im Lehrbuch gezeigt, stellte zum Schluss ein paar Fragen, um sich zu vergewissern, dass wir alles verstanden hatten, dann gingen wir in den OP.

Hier wartete die narkosierte kleine Patientin schon auf uns. Erneut wurden die Daten überprüft, bevor wir anfingen das Operationsgebiet, anders als in Deutschland, zuerst mit Seifenwasser abzuwaschen, nach der Trocknung mit Lösung zu desinfizieren und steril abzudecken. Die Operation erfolgte exakt so, wie wir es vorher besprochen hatten. Irgendwann kam Professor Clearwater in den Saal und überprüfte unsere Arbeit. „Braucht ihr Hilfe, Jungs und Mädels?", fragte er und sorgte für Unterhaltungsmusik. Er fragte tatsächlich nach unseren konkreten Musikwünschen. Die HiFi-Anlage des OP hatte er selbst gespendet. Der Fellow versicherte, dass alles gut lief und wir arbeiteten konzentriert weiter. Abschließend wurde ein Verband angelegt und Mike, der Resident, ging zu den Eltern, um sie über den Operationsablauf zu informieren.

Die Information der Angehörigen nach der Operation und das Gespräch wurden genauso wichtig genommen wie die Operation selbst. Der Fellow übernahm inzwischen das Diktat und wir Studenten begleiteten die Patientin, die mittlerweile aus der Narkose erwacht war, mit der Trage zum Aufwachraum und übergaben sie dort den Schwestern. Anschließend trafen wir uns erneut im Aufenthaltsraum, besprachen den nächsten Fall und erledigten die Aufgabenverteilung. Auf eine sehr effektive Art und Weise werden hier die Operateure hervorragend handwerklich ausgebildet, dachte ich.

In den nächsten Tagen war ich bei zahlreichen Operationen, bei Wachstumsstörungen, einer Klumpfußrekonstruktion, aber auch bei endoskopischen Skolioseoperationen dabei. Unser Chef war immer im OP und für uns ansprechbar, gab Tipps, beriet in komplizierten Situationen, und kontrollierte sanft unsere Arbeit. Gegenüber den Schwestern und Angehörigen und auch gegenüber anderen Chirurgen hörte ich ihn immer nur sagen: „Ich habe ein hervorragendes Team, sie sind alle sehr gut!"

Im Nachtdienst operierten die Residents allein. Bei Schwierigkeiten konnte man die Fachärzte rufen. Deren Motto war: „Was man tagsüber gelernt und unter Aufsicht gemacht hat, kann man in der Nacht auch alleine schaffen." Tatsächlich sah ich immer wieder beim Morgenrapport, wie in der Nacht komplizierte Osteosyntheseverfahren bei Kleinkindern durchgeführt worden waren - mit sehr gutem operativem Ergebnis, wie die Fallkonferenzen zeigten, und das von Assistenzärzten, die erst im zweiten Jahre nach ihrem Staatsexamen standen, aber eben schon während des Studiums an das Operieren herangeführt worden waren.

Einmal im Monat gab es ein vom Chef finanziertes Abteilungsessen. Hier wurde über vieles gesprochen und debattiert, und auch für studentische Belange fanden sich aufmerksame Zuhörer, die nach Möglichkeit eine Lösung suchten. Eigentlich war alles am Paramount Memorial Hospital im Vergleich mit dem Henderson-University-Hospital genauso gut, wenn nicht erstklassig, zumindest was die Ausbildung betraf. Das Einzige, was mir fehlte, war die kanadische Herzlichkeit. Aber: Egal ob in Kanada oder in den USA: Ich hatte in den wenigen Monaten gesehen, was in der Ausbildung zum Chirurgen möglich war. Voller Hoffnung, eine gute orthopädische Chirurgin zu werden, saß ich im März im Flieger zurück nach Deutschland.

Kapitel vier

Die letzte Hürde wird genommen. Ein Treff mit Kaiser Wilhelm, der sich als exzellenter Lehrer erweist. Man lernt: Ärzte brauchen keinen Schlaf und sind oft bessere Kellner. Es werden Ringe getauscht. Die Doktorarbeit wird verurteilt.

1

Die ersten Tage nach meiner Rückkehr aus den USA waren voller Schneeregen und der Himmel war grau verhangen. Mir blieb kaum Zeit mich wieder zu akklimatisieren, denn die mündliche Prüfung des letzten Staatsexamens rückte näher. Im dritten Staatsexamen wurden vier Fächer geprüft: Innere Medizin, Chirurgie, ein ausgelostes Fach und unser Wahlfach, bei mir also die Orthopädie. Wieder saß ich bis zu 14 Stunden an meinem Schreibtisch. Ich telefonierte mit Imke und traf sie oft zum gemeinsamen Lernen.

Markus arbeitete als Assistenzarzt in der inneren Medizin. Er hatte das dritte Staatsexamen mit eins absolviert und seine experimentelle Doktorarbeit fertig gestellt. In England und der Schweiz hatte er eine exzellente Ausbildung genossen, und seine Auslandserfahrungen zeigten viel Ähnlichkeit mit meinen. Die Zeit als Arzt im Praktikum, als sogenannter AIP, hatte er in Form von Zivildienst abgeleistet, der vom Staat bezahlt wurde und somit sein Krankenhaus kein Geld kostete. Schon deshalb hatte er bei der Stellensuche kein Problem gehabt. Insgesamt waren Stellen für Berufsanfänger aber rar. „Du solltest dich noch vor dem Examen arbeitslos melden, damit du vom Arbeitsamt wenigstens die Sozialleistungen erhältst, wenn du mit dem Examen fertig bist und noch keine Stelle hast", riet Markus mir eines Abends.

Eine Woche vor der Prüfung befolgte ich seinen Rat. Ich verbrachte fast den gesamten Vormittag auf dem Arbeitsamt, obwohl mein Schreibtisch mich viel dringender gebraucht hätte. Auf dem Rückweg fuhr ich bei Imke vorbei, deren Prüfung zwei Tage vor meiner angesetzt war. Sie öffnete mir die Tür und blickte mich mit dunklen Ringen unter ihren Augen verzweifelt an. „Die werden morgen wahrscheinlich die Tumorkategorien abfragen und ich verwechsele das immer. Ich habe die ganze Nacht über gelernt", sagte sie mir und zeigte auf einen 500 Seiten dicken Schinken. „Ich muss das alles bis morgen früh können," rief sie verzweifelt.

Sie hat für ihre Prüfung eine 2 bekommen – ein guter Abschluss. Dann war ich dran.

Im Blazer meines Freundes, darunter dem Heldenhemd von Imke sowie mit Rock und in Pumps fuhr ich an einem verregneten kalten Morgen in das Krankenhaus zu meiner vorläufig letzten großen Prüfung. Um 08.30 Uhr wurde uns vier Kandidaten jeweils ein Patient zugewiesen. „Sie haben bis 12.00 Uhr Zeit, die Anamnese aufzunehmen, den Patienten zu untersuchen, die Befunde zu sichten, ihre Diagnosen zu stellen und die Therapie zu planen. Dann treffen wir uns wieder hier", sagte der Prüfungsvorsitzende nach der Begrüßung. Ich ging auf die Station und führte das Aufnahmegespräch und die körperliche Untersuchung so durch, wie ich es in Kanada gelernt hatte. Vier Stunden später trafen wir uns am verabredeten Ort mit den Prüfern und zogen dann mit ihnen von einem Patienten zum anderen. Wir stellten die Patienten vor, die Prüfer ließen sich die internistischen und chirurgischen Untersuchungstechniken zeigen, stellten Fragen zur Diagnostik und Differentialdiagnose, und der Prüfer des „Zufallsfachs", ein hochgewachsener älterer Chefarzt, ergänzte die Prüfung um einige Aspekte der Augenheilkunde. Nach Ende dieser Runde gingen wir gemeinsam in die Bibliothek. Hier wurde jeder Kandidat in jedem Fach eine fast halbe Stunde lang geprüft. Um 19.00 Uhr waren wir fertig, hatten alle gut bestanden und wurden entlassen. Wir waren aufgekratzt, unendlich müde zugleich und ausgelaugt. Aber fertig mit dem Studium. Das begriffen wir in diesem Moment noch gar nicht.

Imke, Markus und die Freunde und Bekannten der Mitprüflinge warteten schon auf uns, als wir aus dem Seminarraum kamen, in dem die Prüfung stattgefunden hatte. Sie hatten eine Flasche Sekt mitgebracht, aber ich konnte nicht trinken und nippte nur ein bisschen daran. Die Spannung fiel erst sehr langsam von uns ab, und wenn unsere Bekannten nicht gewesen wären, hätten wir wahrscheinlich nur stumm da gestanden. Als wir endlich etwas lockerer wurden und uns später voneinander verabschiedeten, drückten wir uns die Hände und wünschten uns gegenseitig viel Glück bei der Jobsuche. Erst am folgenden Tag realisierte ich langsam, dass ich bestanden hatte, und begann mich über meine Zwei zu freuen. Ich verkaufte die ganzen Bücher mit den stumpfsinnigen Prüfungsfragen an einen jüngeren Studenten und konzentrierte mich dann auf die Arbeitssuche.

Obwohl mein Geld schon wieder zur Neige ging und obwohl ich jetzt nach dem letzten Examen als examinierte Krankenschwester nicht mehr arbeiten durfte, war ich relativ ruhig und gelassen. Nach sieben zähen Jahren des Studiums mit fast 1.000 Nachtdiensten und nach unbezahlter Arbeit als PJ-Student sollte meine momentane Arbeitslosigkeit mich nicht so schnell aus der Fassung bringen. Also begann ich Bewerbungen zu schreiben, aber erhielt eine Absage nach der anderen. Keiner lud mich zu einem Vorstellungsgespräch ein, keiner hatte Interesse an meiner Arbeitskraft. Imke hatte etwas mehr Glück und bekam eine Stelle in einer gynäkologischen Praxis in Aussicht gestellt.

2

Einige Wochen später fand ich im Postfach einen Brief vom Arbeitsamt: Orthopäde sucht Weiterbildungsassistent in Praxisklinik. Bitte stellen Sie sich umgehend beim Praxisinhaber vor. Darunter stand ein Vermerk, dass man mir die weitere Unterstützung entziehen würde, falls ich mich dort nicht vorstellte.

Die Praxisklinik lag in einer Fußgängerzone zwischen heruntergekommenen Supermarkt-Betonblöcken mit Graffitis an den Wänden und eingebettet in ein Hochhausviertel. Dort dominierten die Billigläden und Discounter wie Aldi und Schlecker. Dazwischen waren Gemüseläden. Hier und da wurden von Afrikanern Sonnenbrillen und anderer Ramsch angeboten. Auf den Straßen begegnete ich vor allem muslimischen Frauen mit Kopftuch und älteren Türken; überall schnappte ich fremdländische Wortfetzen auf und ich fühlte mich zeitweilig wie auf einem Orient-Basar.

Die Klinik bestand aus einer Praxisgemeinschaft mit Belegbetten und einem kleinen Operationsbereich. Hier arbeiteten zwei Orthopäden, ein Chirurg und ein Neurochirurg. In der Orthopädie wurde neben Gelenkoperationen und kleineren Eingriffen an den Armen und Beinen gelegentlich auch ein Hüftgelenkersatz durchgeführt.

Das Vorstellungsgespräch führte ich mit Dr. Jensen, einem der beiden Orthopäden. Er war ein drahtig aussehender, sportlich wirkender Mann mit einem stattlichen Schnauzbart und tiefer sonorer Stimme und strahlte eine positive Lebenseinstellung aus. Seine Facharztausbildung, so erzählte er, hatte er in der Orthopädie am Universitätsklinikum gemacht. Das passte gut, denn dort kannte ich mich ja aus.

„Ach", sagte ich, „dann kennen Sie ja meinen Doktorvater Professor Maier. Sein Sohn betreut meine Arbeit."
„Was? Sie kennen den alten Professor Maier aus der Orthopädie im Universitätsklinikum? Bei dem war ich Oberarzt. Und seinen Sohn, den Georg, kennen Sie auch? Der hat damals gerade angefangen. Was für ein Zufall."
Im Büro von JJ, so nannten ihn alle in der Praxis, hatte Dr. Jensen überall Bücher, medizinische Fachjournale und Kopien von Artikeln herumliegen und es war nahezu unmöglich, auf dem voll gestopften Schreibtisch noch irgendetwas abzulegen. Er warf einen Blick in meine Bewerbungsunterlagen und meinte dann: „Na ja, Frau Ostmüller, das sind ja ganz gute Noten und Empfehlungen, die Sie da haben, aber das spielt bei uns keine große Rolle. Die Chemie muss stimmen, das ist wichtig!" Dabei lächelte er mich mit lustig zwinkernden blauen Augen freundlich an.

Er begann mich dann Verschiedenes zu fragen, und daraus entwickelte sich ein langes Gespräch, in dem ich ihm von meinem bisherigen Werdegang, dem Studium und meiner Arbeit in der Orthopädie erzählte. Wir sprachen über Politik und Psychologie und diskutierten über die Wirkung der Psyche bei chronischem Schmerzsyndrom. Er erzählte von seinen Reisen durch die arabischen Länder und wie diese alten Kulturen ihn fasziniert hatten. Aus dieser Zeit hatte er viele arabische Portraits und Landschaftsaufnahmen, die überall an den Wänden in der Praxis zu finden waren.

„Ich würde Sie gerne einstellen", sagte er schließlich. „Geben Sie mir bitte innerhalb einer Woche Bescheid, ob Sie kommen wollen. Eine operative Ausbildung kann ich Ihnen allerdings nicht versprechen, weil ich seit einem Jahr selbst nicht mehr operiere. Ich habe nach einem Autounfall kein sicheres Gefühl mehr in meiner rechten Hand. Dafür sage ich Ihnen aber zu, dass ich Ihnen die konservative Orthopädie gut beibringe."

Auf dem Rückweg durch schmutzige Straßen zur U-Bahn genoss ich die sommerliche Wärme, die Gerüche, den Lärm, slawische Wortfetzen, türkische Männer in abgetragenen Anzügen, die Frauen mit den Kopftüchern, Jugendliche in übergroßen Jeans und Baseballmützen, wie selten zuvor in den letzten Monaten. Das Gespräch mit JJ war gut gewesen und das Angebot herzlich. Nach so vielen Absagen ohne Vorstellungsgespräch war ich hier gleich ernst genommen und kein bisschen herablassend behandelt worden. Die Frage war, ob ich meine Facharztausbildung tatsächlich in einer Praxis anfangen sollte.

Zu Hause schaute ich bedrückt auf den Operationskatalog, den ich in fünf Jahren absolvieren sollte. Immerhin wusste ich, dass ein Jahr Praxistätigkeit für die Facharztausbildung anerkannt wurde. Meinem Freund lag in diesen Wochen ein Arbeitsangebot in Süddeutschland vor. Also erwartete uns eine Wochenendbeziehung. Allerdings war das immer noch besser, als eine Stelle in England anzunehmen, was ich in meiner Verzweiflung schon erwogen hatte. Es gab auf den Britischen Inseln eine große Nachfrage nach deutschen Ärzten.

Zwei Wochen später fing ich zusammen mit einer Kollegin als Arzt im Praktikum bzw. AIP in der Praxis von JJ an. Ich hatte jeden dritten Tag in der Praxisklinik Dienst und nur ein Wochenende des Monats komplett frei. Es gab zwar nicht so viel zu arbeiten wie in einem Krankenhaus, aber wir mussten 36 Stunden durchgehend anwesend sein . AIP, das bedeutete, volle Arbeit für ein Drittel des normalen Arztgehalts. Wöchentlich kam ich auf 70 Stunden Arbeit und erhielt dafür einen Bruttolohn von ca. 700 Euro. Nach Abzug meiner Krankenkassenbeiträge von 125 Euro, der Rentenversicherung von 120 Euro, der Miete von 220 Euro, der Monatskarte für 25 Euro, gesamt also 540 Euro Festausgaben, blieben mir ca. 160 Euro monatlich um zu leben. Als Arbeitslose hatte ich nach Abzug meiner fixen

Ausgaben unter anderem wegen der niedrigen Versicherungsbeiträge noch 290 Euro gehabt.

3

JJ hielt, was er versprochen hatte, und bildete meine Kollegin Maike und mich in der konservativen Orthopädie aus. Er gab uns Tipps zur Untersuchung der Wirbelsäule, lehrte uns die elementare Chirotherapie und stellte sich für unsere ersten Versuche in der Leitungsanästhesie selbst zur Verfügung. Er führte uns in die Grundlagen der psychosomatischen Diagnostik und Therapie ein. Die Arbeit machte uns von Anfang an riesigen Spaß. Nach drei Wochen arbeiteten wir komplett alleine. Jede von uns sah täglich 30 – 60 Patienten und das Wartezimmer war immer brechend voll. Es war im Viertel bekannt, dass alle Patienten gleich welcher Herkunft, welchen Geschlechts, welcher Religion, welcher Rasse gleich gut behandelt wurden, egal mit welchem Problem sie sich vorstellten. Ältere Menschen mit Rückenschmerzen, Fabrikarbeiter, türkische Putzfrauen, Kriegsopfer aus dem ehemaligen Jugoslawien, aber auch Mitglieder der russischen Mafia: Das Wartezimmer war voll mit allen Vertretern der unteren und schwachen Gesellschaftsschichten. Niemand wurde ohne Hilfe weggeschickt. Das war die unausgesprochene Arbeitsphilosophie von JJ.

Alle Patienten wurden ausführlich untersucht. Das ist in der heutigen Routine im Krankenhaus und in der Praxis keineswegs mehr Standard, denn es kostet einiges an Zeit. JJ und sein orthopädischer Kollege gingen anfangs alle interessanten Befunde unserer Patienten detailliert mit uns durch und standen uns mit Rat und Tat zur Seite. Langsam übernahmen wir mehr und mehr Eigenverantwortung. Nach sechs Monaten verminderten die beiden Orthopäden ihre Präsenzzeit in der Praxis zunächst auf vier, und wiederum einige Monate später sogar auf nur noch zwei Wochentage.

Die Praxis hatte über viele Jahre hinweg gutes Geld abgeworfen. Die beiden Orthopäden waren zwar nicht reich geworden, hatten mit Sicherheit aber ein solides Vermögen angesammelt. Durch die Gesetzesänderungen im Gesundheitswesen und das veränderte Verhalten der Krankenkassen nahmen die Einnahmen jedoch fortwährend ab. Auf Grund der zunehmend abstrusen Finanzierungslogik bekam die Praxis jetzt nur noch zu Anfang eines Quartals 100 % der in Rechnung gestellten Leistungen von den Krankenkassen vergütet, zur Mitte hin waren es nur noch 80 %, und gegen Ende des Quartals arbeiteten wir praktisch ohne Vergütung unserer Leistungen. Mit verschiedensten Begründungen wurden der Praxis quartalsweise bis zu 30 % des geleisteten Umsatzes nicht vergütet. Wenn die sechs Mitarbeiter und zwei AIPler ihren Lohn erhalten hatten, blieben den beiden Praxisinhabern netto etwa 1.000 Euro übrig, obwohl sie eine Rekordmenge von Patienten behandelt hatten. Einer der Gründe war natürlich, dass es im Viertel wenig Privatversicherte gab.

Die Nachtdienste belasteten mich anfangs sehr. Wir hatten nachts immer zahlreiche Patienten in der Klinik liegen, die am Vortag operiert worden waren. Mehr als die Hälfte von ihnen hatte internistische Begleiterkrankungen, wie Herzschwäche, hohen Blutdruck, Gefäßerkrankungen, Zucker und Leberschwäche. Ich konnte während der Dienste nie gut schlafen, weil ich mich wieder und wieder davor fürchtete, eine Wiederbelebung bei einem dieser Patienten durchführen zu müssen. Abgesehen von dem, was in den Büchern stand, hatte ich keine Kenntnisse davon, denn ich war noch nie bei einer Reanimation dabei gewesen.

Um mich in einer solchen Situation besser gewappnet zu fühlen, wollte ich unbedingt einen Notfallkurs absolvieren, der aber nicht gerade preiswert war. Einen Zuschuss von Arbeitgeberseite gab es nicht, bedauerte JJ, und frei geben könne er mir leider auch nicht. Ich musste den Kurs also zu einem späteren Zeitpunkt während meines Urlaubs und auf eigene Kosten besuchen. Also schlief ich weiterhin schlecht und fürchtete die erste Reanimation. Einen Facharzt, der mir hätte zur Seite stehen können, gab es vor Ort nicht und im Notfall musste ich einen Notarzt rufen.

Der auf einen Nachtdienst folgende Tag zog sich meistens unendlich hin. Ich arbeitete im Stehen gegen meine Müdigkeit an und setzte mich auch zum Schreiben nicht hin. Ich kippte Mengen Kaffee in mich hinein und fragte die Patienten: „Was kann ich für Sie tun?", während ab und zu in mir die Frage auftauchte: „Wer tut etwas für mich?" Wenn der letzte Patient des Tages versorgt war, wollte ich nur noch schnell nach Hause, essen, trinken, etwas lesen und dann schlafen. Im Sommer wehte mir abends beim Verlassen der Praxis die frische Luft entgegen und ich fühlte mich nach den Diensten dann wie betrunken. Die ganze Haut kribbelte an der frischen Luft. „Mir ist, als wäre ich zwei Tage lang eingesperrt gewesen", sagte ich nach einem Dienst einmal zu Maike, als wir Richtung U-Bahn gingen.

„Ja, ja, 36 Stunden in einem Stück, das ist schon heftig", seufzte sie. „Aber vielleicht müssen wir das ja nicht mehr lange machen. Soweit ich weiß, hat der Europäische Gerichtshof diese langen Dienstzeiten inzwischen verboten. Gestern habe ich fast einen Unfall gebaut, als ich im Auto für eine Sekunde über dem Steuer eingeschlafen bin. Und mein Mann ist inzwischen sauer, denn er finanziert mich nun schon seit sieben Jahren. Wahrscheinlich droht mir bald ein EK."

„Was ist ein EK?", fragte ich.

„Ehe kaputt", antwortete sie, „berühmte Abkürzung aus dem Ärzteroman 'House of God'" (In der Medizin steht die Abkürzung EK für ein Erythrozytenkonzentrat, eine Blutkonserve).

Eines Morgens sagte JJ zu uns: „Ihr beiden müsst einen Strahlenschutzkurs absolvieren. Ohne diesen Kurs könnt ihr sonst bald keine Röntgenscheine mehr ausfüllen." Also suchten wir den

Einführungskurs bei der Ärztekammer heraus, den wir abends besuchen konnten. Obwohl wir gerade ein Studium hinter uns hatten, in dem auch die physikalischen Grundlagen des Strahlenschutzes mehr als einmal gelehrt worden waren, mussten wir nun aus rechtlichen Gründen dieses Thema schon wieder über uns ergehen lassen. Gelangweilt hockten wir einige Wochen nach der Anmeldung in den Räumen der Ärztekammer, und da es inhaltlich nichts Neues gab, blieb uns unklar, warum man diesen Kurs extra brauchte, um eine einfache Anmeldung zu einem Röntgenbild unterschreiben zu dürfen.

Ich betrachtete mir die Kursteilnehmer. Die junge Ärztegeneration sah müde und verbraucht aus. Sie sollte Deutschlands künftige medizinische Elite bilden? Die meisten Ärzte saßen in verwaschenen Jeans, in alten Jacken, mit ausgelatschten Schuhen und Ringen unter den Augen da, schliefen wie wir angesichts des spannenden Inhalts der Veranstaltung fast ein, fielen in den kurzen Pausen über den kostenlos servierten Tee und Kaffee her, und stritten sich beinahe um die paar Kekse, die es gab. Die meisten kamen direkt von der Arbeit, und hatten noch kein Mittag gegessen.

Der Kurs dauerte bis 22.00 Uhr. Als ich eine Stunde später endlich zu Hause war, fiel ich ohne Essen ins Bett. Der Kühlschrank war eh leer. Wann sollte ich auch einkaufen? Die Läden hatten zu, wenn ich nach Hause kam. Morgen stand wieder ein 36-Stunden-Dienst bevor, und danach wären Milch und Jogurt sowieso verfallen.

Mit dem einen Kurs in Strahlenschutz war es übrigens nicht getan, nein, es wurde noch ein zweiter gefordert, den ich ein Jahr später zum Preis von 200 Euro machte und an dessen Ende ich eine Prüfung ablegen musste. Erst danach durfte ich rechtlich einwandfrei meine Patienten mit Verdacht auf einen Knochenbruch oder auf eine Lungenentzündung tatsächlich selbstständig zum Röntgen schicken. Ich konnte den Gedanken nicht verwehren, dass hier eine Fachrichtung in der Medizin oder irgendeine Institution im Gesundheitswesen mal wieder eine lukrative Einkommensquelle entdeckt hatte.

Die Tage in der Praxisklinik ähnelten sich immer mehr hinsichtlich der Beschwerden unserer Patienten, die einzelnen Schicksale jedoch unterschieden sich erheblich. Das ganze Jahr über kamen und gingen die Patienten wie in einer Revue. Ich stand da, hörte zu, untersuchte, probierte zu helfen. Wenn meine Behandlung erfolgreich war, gab es manchmal richtig glückliche Gesichter, zum Beispiel bei einer jungen, sportlichen Frau, die seit einer Woche starke Schmerzen im rechten unteren Rückenbereich hatte. Seit dem Vortag konnte sie nicht mehr aufrecht stehen, sondern neigte sich immer etwa 30° zur Seite. Sie hatte eine so genannte Schmerzskoliose. Nach dem, was die Patientin erzählte, war sie allein erziehend und seit drei Wochen geschieden. Einen Arbeitsausfall konnte sie sich nicht leisten.

„Was Sie haben", erklärte ich ihr, „ist ein ordentlicher Hexenschuss und schmerzbedingte Muskelverhärtungen im gesamten Rücken. Einen akuten Bandscheibenvorfall kann ich ausschließen."

Dann erläuterte ich ihr die psychosomatische Theorie der Rückenschmerzen, besonders nach einem solchen Ereignis wie einer endgültigen Trennung. Als Behandlung bot ich ihr eine L2-Blockade an. Wir praktizierten das seit Monaten mit sehr gutem Erfolg. In Höhe des 2. Lendenwirbelkörpers wurde dabei in ca. 12 cm Tiefe neben der Wirbelsäule ein Schmerzmittel neben die Nerven gespritzt. Man konnte mit einer einmaligen Behandlung in 80 – 90 % eine starke Schmerzreduktion erzielen. Der restliche Schmerz ließ sich mit einer dreitägigen Therapie mit Medikamenten gut beherrschen und verschwand meistens komplett.

Die Frau nahm meinen Behandlungsvorschlag an. Ich setzte mich hinter sie, rechnete bei den gut tastbaren Dornfortsätzen die Lokalisation für meine Spritze aus und markierte die Stelle. Dann desinfizierte ich den Rücken, zog mir sterile Handschuhe an und infiltrierte die kranke Seite.

„Wenn Sie ein elektrisierendes Gefühl bekommen, springen Sie bitte nicht weg, sondern sagen mir Bescheid, insbesondere dann, wenn Sie das Gefühl haben, dass etwas Richtung Po hinunter rieselt. Dann bin ich an der richtigen Stelle." Ich schob die lange Nadel nun langsam in die Tiefe und injizierte dabei immer ein wenig von dem Schmerzmittel. Plötzlich meinte die Frau, dass ihr komisch sei. Ihr ganzer Körper erschlaffte sekundenschnell. Rücklings fiel sie in meine 12 cm lange Nadel hinein, die dadurch bis zum Anschlag in die Patientin eindrang. Ich konnte die Frau kaum auffangen, als sie zu Boden glitt. Hilfe kam schnell, wir legten sie auf die Seite und ich zog hurtig die Nadel aus der Patientin heraus. Als die Patientin gleich wieder zu sich kam, war das erste was sie sagte: „Toll, die Schmerzen sind ja weg." Puuh, dachte ich, da hast du noch mal Glück gehabt, und kümmerte mich erst einmal weiter um die Patientin. Die Nadel hatte im Rücken glücklicherweise nichts Wesentliches verletzt, aber die Situation war gefährlich gewesen. Wir behielten die Frau zur Sicherheit noch eine Zeitlang bei uns, bevor wir sie nach Hause entließen. Sie kam schon nach einer halben Stunde zurück und brachte mir einen Blumenstrauß. Die Behandlung war von durchschlagendem Erfolg und wir freuten uns beide.

Das Verfahren, mit dem ich die Frau behandelt hatte, war Jahre zuvor zuerst in Schweden und dann in Japan publiziert worden. Die Durchführung war relativ aufwändig, weil sie unter sterilen Bedingungen durchgeführt werden musste, ca. 20 Minuten dauerte, und eine Nachbeobachtung erforderte. Es wurde empfohlen, für die Durchführung des Verfahrens eine Pflegekraft in Assistenz zu haben, damit eventuelle Zwischenfälle wie der, den ich gerade erlebt hatte, ohne größere Komplikationen abliefen. Als Erstattung für diese höchst effektive

Behandlung sahen die Krankenkassen einen Betrag von 90 Cent vor. Dieser Betrag deckte noch nicht einmal die Kosten für das Medikament, die Spritzen und die Kanülen.

In derselben Woche hatten wir alle eine echte Pechsträhne und ein kurioses Ereignis. Ich stand gerade am Tresen und schrieb meine Befunde in eine Patientenkartei, als JJ's Kollege mit hochrotem Kopf, zu Berge stehenden Haaren und den Schnurrbart in alle Richtungen zeigend aus seinem Zimmer heraus rannte.

„Bitte gebt der Dame in meinem Untersuchungszimmer die Telefonnummer unseres Rechtsanwaltes. Wir haben bereits alles besprochen und streben eine finanzielle Einigung an", sagte er und verschwand aufgebracht in unserem Aufenthaltsraum. Die Dame in seinem Untersuchungszimmer hatte sich wegen anhaltender Rückenschmerzen bei ihm vorgestellt. Das Vorhandensein von Brustimplantaten aus Silikon hatte sie ihm verschwiegen. Bei der Untersuchung der Wirbelsäule hatte der Kollege sie mit einem sogenannten Kreuzhandgriff behandelt, wobei das rechte Implantat geplatzt war und die rechte Brust nun traurig hinab hing.

Behandlungsfehler passierten überall; keiner wollte sie machen, viele gestanden sie nicht ein, und einige suchten die Schuld immer beim anderen. Die Frage war, wie man mit Behandlungsfehlern umgeht. Unsere beiden Chefs waren der Ansicht, dass man mit ihnen immer einen offenen Umgang pflegen sollte. Das Prinzip zu wahren erforderte aber zwei Beteiligte und nicht nur Ärzte, sondern auch Patienten sahen das nicht immer so. In diesem Fall war die Patientin ziemlich uneinsichtig.

„Es ist unwichtig, wer genau den Fehler gemacht hat, ob ich, weil ich nicht nachgefragt habe, oder sie, weil sie mich nicht vorgewarnt hat", meinte JJs Kollege, als ich am nächsten Morgen mit ihm darüber sprach, „und in solchen Fällen muss man sich einigen. Wir zahlen viel Geld für unsere Versicherung, und damit muss sich so etwas kulant und einvernehmlich möglichst ohne Rechtsstreit regeln lassen." Leider sahen die Versicherungen das häufig anders.

Meinen OP-Katalog konnte ich nur sehr langsam ausbauen. Zwar durfte ich mit viel Betteln hier und da eine kleinere Operation, wie z.b. eine Metallentfernung oder den Teil einer Arthroskopie am Kniegelenk machen, aber es blieb bei solchen Kleinigkeiten und diese OPs waren nur jede zweite Woche möglich. Auf mein Drängen hin machte JJ mir noch einmal klar, dass er uns keine operative Ausbildung versprochen hatte, dass sie ein kleines Unternehmen wären und dass die Praxis sich eventuelle Fehler durch operierende Anfänger nicht erlauben könnte. Außerdem hätte eine solche Ausbildung die Operationszeiten verlängert, und das war in dem angespannten finanziellen Umfeld unmöglich.

„Warum denken und handeln Sie nur so?", griff ich dieses Thema immer wieder auf, und dachte, das ist doch kurzsichtig, was die beiden da machen. „Sie haben doch die Weiterbildungsermächtigung für ein Jahr. Wer wird Sie eigentlich später operieren? … wenn wir mal Chirurgen sind und wenn jeder so ausgebildet bzw. nicht ausgebildet wird wie wir!" Aber der Einwand nützte nichts.

Maike und ich assistierten bei den Eingriffen abwechselnd. Alles bereiteten wir perfekt vor, alles lief wie geschmiert. Als Belohnung durften wir zwei bis drei Nähte setzen oder ab und zu auch einmal die großen Instrumente in die Hand nehmen. Für meine Fortsetzung der chirurgischen Ausbildung sah ich schwarz. Dass ich ein Jahr vorher den fantastischen nordamerikanischen Standard kennen gelernt hatte, machte mir die Situation auch nicht leichter. Jeder OP-Tag endete mit dem Gefühl, wieder etwas verpasst zu haben.

„Ein Handwerk muss man durch Handwerken lernen. Wenn ich den sterbenden Schwan im Ballett 1000 Mal anschaue, kann ich ihn trotzdem nicht tanzen. Ich verstehe dieses Ausbildungssystem nicht", klagte Maike.

Als die AIP-Zeit sich nach eineinhalb Jahren zum Ende neigte, fragte JJ mich, ob ich weiter bei ihm arbeiten wolle. „Nein, danke für das Angebot. Ich werde bald nach Süddeutschland umziehen."
Er sah mich erstaunt an. Als ich ihm erzählte, dass mein Freund aus beruflichen Gründen schon vor einigen Monaten dorthin gegangen war, nickte er verständnisvoll. Außerdem wollte ich bald heiraten, aber das behielt ich für mich.

Während ich meinen Umzug vorbereitete, unterschrieb Maike einen Folgevertrag bei JJ. „Bevor ich arbeitslos werde ...", meinte sie „... außerdem will mir JJ nächstes Jahr eine Weiterbildungsstelle in der chirurgischen Orthopädie vermitteln." Sie hatte bald darauf ihr EK und ließ sich scheiden.

4

Meine Freundin Imke hatte fast zur selben Zeit wie ich als AIP angefangen. Nach einigen unbezahlten Wochen bei einem Frauenarzt – das nannte der Praxisinhaber Hospitation – hatte sie auf eine Zeitungsannonce geantwortet und wurde Assistentin in einer gynäkologischen Praxis. „Ich bin zufrieden mit der Ausbildung", erzählte sie. „Die ersten zwei Wochen zeigten sie mir alles: die Untersuchungstechniken, den Ultraschall, das Interpretieren der Zytologie; jetzt untersuche und arbeite ich allein. Ich bekomme ein AIP-Gehalt und arbeite von 08.00 bis 20.00 Uhr. Und weißt Du, was klasse ist?", witzelte sie, „Ich brauche mir nicht die Mühe zu geben, meine Überstunden aufzuschreiben, denn die werden sowieso nicht bezahlt. Das ist praktisch, nicht wahr?"

„Wie schaffst du das denn mit den Diensten?", das interessierte mich brennend.

„Ich habe fünf bis sechs Dienste im Monat, die sind nicht so stressig. Aber am folgenden Tag müssen wir wieder komplett arbeiten, und am Ende des Tages habe ich kaum noch Lust irgendetwas zu machen außer ..."

„... trinken, essen, schlafen ... ja, ja, ich weiß", fiel ich ihr ins Wort. Also alles wie bei mir.

Jetzt, da wir beide mit dem AIP fertig und endlich „vollwertige" Ärzte waren, saßen wir in meiner leer geräumten Wohnung zwischen den Umzugskartons und redeten über unsere berufliche Zukunft. Imke wollte in ein paar Tagen eine Assistenzarztstelle an einer Frauenklinik antreten. Aber sie machte sich Sorgen.

„18 Monate in der Ausbildung, ich kann nicht mal eine Geburt einleiten und ich kann keinen Kaiserschnitt machen. Was soll ich denn in einem Notfall tun? Ich habe Angst, dass die Kollegen im Krankenhaus viel mehr von mir erwarten nach dieser blöden AIP-Zeit, als ich tatsächlich kann."

„Du wirst das schon schaffen; die helfen dir, keine Bange", erwiderte ich gespielt zuversichtlich.

Markus pendelte in seiner knappen Freizeit regelmäßig zwischen Berlin und der Schweiz. Er hatte sich in eine Italienerin verliebt, die als Ärztin in Zürich lebte und arbeitete. Er wollte nicht in die Schweiz, und sie wollte nicht nach Deutschland. Beide hatten sichere Ausbildungsstellen, wollten kein Risiko eingehen und schnellstmöglich den Facharzt machen. Weil sie sich trotz der Entfernung ihrer Sache sicher waren, heirateten sie erst einmal. Tatsächlich zogen sie nach ein paar Jahren zusammen – natürlich nicht in Deutschland. In der Schweiz gab es bessere Bezahlung, bessere Entwicklungsmöglichkeiten, mehr Anerkennung der eigenen Fähigkeiten.

Jetzt allerdings war es noch nicht soweit und er klagte darüber, dass er in seinem Job als Assistenzarzt auf einer Privatstation eher eine Art Oberkellner sei. Die wichtigste tägliche Aufgabe bestand darin, hinter seinem Chefarzt her zu trotten und die Akten zu führen, Ein- und Zweibettzimmer mit und ohne Frühstück zu organisieren und den Blitzableiter für verärgerte Patienten zu spielen, denen sein Chef viel versprochen hatte, was nicht zu halten war. Grandios war es auch, auf dem Gang der Station zusammen mit den Schwestern auf den Chef zu warten, der sich zwar ständig ankündigte, aber selten kam. Falls Markus zurück ins Arztzimmer ging, um zu diktieren und just in diesem Augenblick sein Chef auftauchte, wurde er wütend wieder auf den Flur zitiert. Diese harsche Manier ging ihm auf die Nerven, deshalb gewöhnte er sich an, den Visitenwagen vor dem Arztzimmer zu parken, nach ein, zwei Sätzen Diktat auf den Flur zu schauen, ob der Chef inzwischen kam, wieder zurück zu laufen, zu diktieren und so weiter.

5

Nach meinem Umzug und der Heirat lebte ich mit meinem Mann in Grafenburg, einer mittelgroßen alten Universitätsstadt an einem ruhig dahin strömenden Fluss in Süddeutschland. Die erste Zeit ohne Stelle nutzte ich um meine Dissertation zu Ende zu schreiben. Mein Doktorvater war ein Jahr zuvor in den Ruhestand gegangen. Ich schickte ihm die fertige Arbeit. Nachdem Professor Maier sie gelesen und korrigiert hatte, setzte er sich mit seinem Nachfolger in Verbindung, über dessen Abteilung die Arbeit nun beim Promotionsbüro eingereicht werden musste. Ich hatte keine nobelpreiswürdigen Entdeckungen gemacht, aber am Ende waren doch interessante Ergebnisse herausgekommen. Es steckte eine Menge Arbeit dahinter.

Die meisten Patienten die notfallmäßig operiert worden waren, hatten innerhalb von einem Jahr keine neurologischen Ausfälle mehr gehabt. Wir fanden aber auch heraus, dass die meisten Schmerzen, die nach der Operation verschwunden waren, sich nach etwa zwei Jahren wieder einstellten, wenn auch mit geringerer Intensität. Das betraf besonders die Patienten, die sich nach der Operation körperlich schonten. Bei ihnen war laut körperlichen Befunden ein Muskelschwund aufgetreten, und radiologisch war in dem betroffenen Gebiet eine Lockerung der Segmente zu sehen, was wiederum mögliche Ursache der Schmerzen sein konnte. Das größte Problem schien aber im Kopf zu liegen; die Patienten fühlten sich nach der Operation nicht geheilt, sondern „wirbelsäulenkrank". Diese Vorstellung wurde damals in den 80er und frühen 90er Jahren noch von den Hausärzten unterstützt und setzte sich bei den Patienten fest. Fast ein Drittel von ihnen hatte den Beruf gewechselt, und weitere 10 % hatten sich im Alter um die 40 Jahre bereits verrenten lassen oder strebten eine Invalidenrente an.

Die am stärksten betroffenen Berufsgruppen waren Sekretärinnen, Kraftfahrer und Maurer. Die meisten hatten Angst, dass die Schmerzen, die sie vor der Operation hatten, wiederkämen und trieben deshalb keinen Sport. Unsere Ergebnisse zeigten aber, dass gerade diejenigen Patienten später am besten zurecht kamen, die sofort nach der Operation wieder mit sportlicher Betätigung angefangen hatten.

Gemäß den Regularien luden die Gutachter mich bald nach Abgabe der Dissertation zum abschließenden Prüfungsgespräch ein. Der erste war ein Oberarzt der Orthopädischen Klinik, den ich von meiner Arbeit dort kannte. Der andere Gutachter war seit einem Jahr der Nachfolger von Professor Maier als Direktor der Orthopädischen Klinik. Er war ein Vertreter der neuen, jungen, dynamischen Generation, und er war gleich zweimal Chef: zum einen als Direktor der Orthopädie in der Universitätsklinik und zum anderen als Chefarzt einer Rheumaklinik am Rande von Berlin. Waren Chefärzte so wenig ausgelastet, dass sie zwei Stellen gleichzeitig besetzen konnten? Gab es in diesem Land keinen weiteren geeigneten Mann für eine dieser

Positionen? Brauchte er zwei Gehälter, weil sonst die Familie hätte hungern müssen?

Als er schließlich nach zwei Stunden zum Termin kam und ich zu ihm vorgelassen wurde, ließ er mich gleich wissen, was für ein viel beschäftigter Mann er sei und dass so jemand wie er jetzt auch noch das Gutachten zu meiner Arbeit am Hals hätte. Ich hielt mich zurück und verbarg mein aufrichtiges Bedauern für seine immense Belastung. Genervt setzte er sich hinter seinen großen, dunklen Holzschreibtisch. „Was Sie da abgeliefert haben, ist natürlich absolut unwissenschaftlich!" Das Wort Schrott gehörte nicht zu seinem Vokabular, durfte aber getroffen haben, was er meinte. Vielen Dank. „Schon wie sie das Thema aufgebaut haben ...", fuhr er fort und blätterte mit spitzen Fingern in meiner auf sauberen Seiten gedruckten Arbeit, als betaste er gerade eine tote Ratte.

Ich unterdrückte meine aufsteigenden Aggressionen, bat um Entschuldigung und fügte hinzu, dass ich mir das Thema nicht selbst ausgesucht hatte, sondern es mir vom ehemaligen Chef übergeben worden sei.

„Ja, ja, natürlich, so ein Mist passt zu meinem Vorgänger. Sie hätten das Ganze anders angehen müssen, wissen Sie? Sie hätten die Patienten vor und nach den Operationen untersuchen müssen, und eine Kontrollgruppe fehlt natürlich auch. Sie kommen zwar durch, aber ich tue mir nicht leicht damit, das ist Ihnen klar, oder?" Und mit diesen Worten schrieb er die schlechteste Note in das Bewertungsschreiben, die man in Deutschland für eine Promotionsarbeit bekommen kann.

Ich lehnte mich zurück und ahnte, dass er sich nicht einmal die Mühe gemacht hatte, den Ansatz zu meiner Arbeit zu verstehen. Schließlich ging es ja um eine rückblickende Untersuchung bei Patienten, die vor 20 Jahren hier waren und die wir jetzt für die Untersuchung wieder einbestellt hatten. Ich behielt meine Kommentare für mich. Da er von mir sowieso keine Antwort erwartete, war die Audienz mit seinen freundlichen Worten und der großzügigen Geste der Benotung ohnehin beendet, denn er war aufgestanden und bereits im Gehen begriffen. Am nächsten Tag erfuhr ich durch einige Telefonate, dass er seinen international renommierten Vorgänger und dessen wissenschaftliches Werk permanent und bei jeder Gelegenheit schlecht redete. Ich hatte sagenhaftes Glück gehabt, denn drei andere Doktoranden von Professor Maier hatte er ohne mit der Wimper zu zucken durchfallen lassen. Mit einer Mischung aus Freude und Empörung verließ ich Berlin und fuhr nach Süddeutschland zurück, dahin, wo jetzt mein neues Zuhause war.

Kapitel *fünf*

Fehlende Eigenschaften einer Ausländerin in Bayern: Blond, Olympiasiegerin und Mann. Das Gehalt wird zurückgehalten; philosophische Erkenntnis nach einem Jahr: Frauen brauchen das Operieren nicht zu lernen.

1

Gleich nach meinem Umzug hatte ich begonnen Bewerbungen zu schreiben und verschickte sie an alle Krankenhäuser im Umkreis von 100 km, obwohl keine einzige vakante Ausbildungsstelle für Orthopädie ausgeschrieben war. Professor Eber, der Chef einer Orthopädischen Klinik nahe Grafenburg, hatte zwar gleich zwei freie Stellen, doch die wurden unter der Hand vergeben. Er stellte sowieso nur Männer ein. Eine Ausnahme hatte es in den vergangenen Jahren gegeben: Eine Olympiasiegerin im Fechten war bei ihm untergekommen. Es sollte aber niemand glauben, dass sie hätte operieren dürfen. Sie war die Alibi- oder Quotenfrau und zudem eine gute PR-Maßnahme.

In einer Zeitung las ich einmal eine provokative Antwort auf die Frage, woran man die Attraktivität eines Berufes erkenne. Sie lautete: An dem Anteil Frauen, die in diesem Beruf arbeiten. Ist der Anteil hoch, kann es mit der Attraktivität zumindest in finanzieller Hinsicht nicht weit her sein. Denn an die gut bezahlten Berufe kommen zuerst einmal die Männer. Wenn die Attraktivität aber schwindet, weil das Gehalt sinkt, wenden die Männer sich anderen Berufen zu und eröffnen den Frauen nun Möglichkeiten. Folglich steigt der Frauenanteil in den einstmals attraktiven Berufen. Orthopädie war demnach zu Zeiten meiner damaligen Bewerbungsanstrengungen hoch attraktiv.

Nach einem Monat Wartezeit war immer noch keine Stelle in Sicht. Ich hatte begonnen, mich auch in unfallchirurgischen Abteilungen zu bewerben. Wenn ich schon keine Orthopädin werden durfte, so vielleicht wenigstens Unfallchirurgin. Beide Fächer deckten ein ähnliches operatives Spektrum ab. Unser Briefkasten quoll über von Retour geschickten Bewerbungsunterlagen, die meisten sogar ohne Begleitbrief. Diese tägliche Demütigung tat weh und ich merkte, wie meine Selbstachtung schwand.

Mein Mann finanzierte mir einige Weiterbildungskurse. Vier Wochenenden in Göttingen zur Schmerztherapie (600 Euro + Verpflegung + Unterkunft für jeweils drei Tage + Reisekosten), dann ein Chirotherapiekurs (Kursgebühr 5.000 Euro für 250 Stunden in München + Verpflegung + Unterkunft + Reisekosten) und ein Notarztkurs für 300 Euro über eine Woche (+ …). Beim Arbeitsamt war ich gemeldet und mußte jede Woche vorsprechen. Sie boten mir eine Umschulung zur Pharmareferentin an.

Eines Tages ergab sich die Aussicht auf eine befristete Stelle in der Schmerzambulanz der Universitätsklinik Grafenburg. Da die Zeit auf die chirurgische Weiterbildung anrechenbar war, nahm ich die Stelle an. Der Job war interessant, lehrte mich viel Neues in Medizin und Forschung, und ich fand eine angenehme kollegiale Atmosphäre vor. Ich lernte einige mir bis dahin völlig unbekannte schmerztherapeutische Behandlungsprinzipien kennen und sah maximal acht Patienten am Tag, so dass wir jeden Patienten ernst nehmen und uns für jeden genügend Zeit nehmen konnten. Am Nachmittag wurden dann von uns drei Assistenten mehrseitige Anträge auf Kostenübernahme an die Krankenkassen formuliert. Dazu arbeiteten wir mit bewährten Textbausteinen und Formulierungen, von denen wir wussten, dass sie in vorangegangenen Anträgen schon zu einem erfolgreichen Bescheid geführt hatten. Manche Anträge waren eine unglaubliche Farce. Wir lachten viel, und die acht Patienten pro Tag gegenüber den 60 Patienten in der Praxisklinik in Berlin erschienen mir wie paradiesische Zustände. So ging der Sommer schnell und zufrieden stellend dahin, doch ich war nicht glücklich, denn eigentlich wollte ich das Operieren lernen.

Am Telefon klang Imke in diesen Monaten zunehmend ernster. Sie machte kein Geheimnis mehr daraus, dass sie es für eine Fehlentscheidung hielt, Medizinerin geworden zu sein. „Warum bin ich nicht Tierärztin geworden?", fragte sie oft, aber sie stellte diese Frage hauptsächlich sich selbst. „Das Team akzeptiert mich nicht, weil der Chef mich eigenmächtig angestellt hat, und die ganze Mannschaft hätte es lieber gesehen, wenn er die eigene AIP-lerin übernommen hätte." Ich versuchte ihr Verständnis dafür zu wecken, dass sie als Chefgünstling nicht erwarten konnte, von Anfang an vom Team geliebt zu werden. Sie klagte: „Ich kann die vielen Abläufe des Krankenhauses nicht koordinieren. Frage ich jemanden, gelte ich als unfähig. Es gelingt mir einfach nicht, vier Patienten gleichzeitig zu versorgen. Ich glaube, ich werde das niemals lernen. Geburten darf ich nicht leiten und Kaiserschnitte nicht machen, weil ich es noch nie gemacht habe. Deswegen werde ich immer in die Ambulanz oder den Ultraschallraum eingeteilt. Aber so lerne ich natürlich die anderen beiden Sachen auch nicht. Niemand kümmert sich um meine Ausbildung. Was soll ich tun, wenn ich eines Nachts alleine im Dienst stehe?" Warum nur ließ man sie und andere nach diesem schweren und teuren Medizinstudium als Berufsanfängerin im Regen stehen und stellte ihnen keine erfahrenen Kollegen zur Seite?

2

Meine Ehe gestaltete sich wunderbar. Wir hatten von unserer Hochzeit kein Aufheben gemacht und nur die Familien und engsten Freunde informiert. Als Paar waren wir unerfahren, denn wir hatten nicht besonders viel Zeit miteinander verbringen können. Aber wir passten sehr gut zusammen und verstanden uns von Anfang an.

In unserem ersten gemeinsamen Sommer sahen wir eines Nachts an dem grünen Hang vor unserem Schlafzimmer tausende von Glühwürmchen tanzen, und während ich wohl schon eingeschlafen war, erklang plötzlich eine wundersame Musik, die die warme Nacht wie ein Schleier durchflutete und meinen Mann so faszinierte, dass er am Morgen von nichts anderem sprach, aber sich auch nicht sicher war, ob er nicht vielleicht nur geträumt hatte.

„War es ein Mann, eine Frau, welche Sprache?", versuchte ich Details zu erfragen, aber bis auf die Angaben Frau, feenhaft, nicht englisch, nicht deutsch und nicht slawisch konnte er kaum noch etwas beitragen.

Zwei Tage später musste ich für weitere Bewerbungen einige Kopien beglaubigen zu lassen. In welcher Sprache war das Lied wohl gesungen worden? Ich hätte so gern die von ihm beschriebene Musik gehört. Am Rathausplatz ging ich in einen Elektroladen, der in den unteren Etagen eine gut sortierte CD-Abteilung hatte und wählte auf Empfehlung der Bedienung drei CDs aus, in die ich reinhörte. Die erste war Englisch, das konnte es nicht sein. Die zweite Scheibe war von Sarah Brightman. Das erste Stück hieß „In Paradisum" und war ein Requiem in Latein.

Abends kam mein Mann erschöpft von der Arbeit und freute sich, wie jedes Mal, wenn ich da war. Nachdem er mich umarmt hatte und ins Badezimmer gegangen war, um sich frisch zu machen, legte ich die CD in die Anlage. Und dann füllte dieses wunderbare Lied mit dem lateinischen Text den ganzen Raum. Mit vor Überraschung aufgerissenen Augen erschien er in der Badezimmertür und schaute mich ungläubig an. „Meinst du dieses Lied, Kleiner?", fragte ich ihn.

Nach weiteren erfolglosen Bewerbungen war ich kurz davor, für meine Weiterbildung nach England zu gehen. Aber es gab im Leben so wenig schöne Sachen und das Zusammenleben mit meinem Mann gehörte dazu. Ich konnte und wollte das nicht für meine weitere Ausbildung opfern. Im Deutschen Ärzteblatt fand ich ein Inserat für eine Weiterbildungsstelle in einer chirurgischen Praxis, etwa 80 km von Grafenburg entfernt. Ich wurde sofort zum Vorstellungsgespräch eingeladen.

Auenbrück ist ein kleiner, verschlafener Ort im deutschen Mittelgebirge. Ich brauchte über die Autobahn und ein Stück Landstraße 1,5 Stunden dorthin. Zweifel kamen in mir auf, ob ich diese Entfernung im Winter zweimal täglich fahren konnte. Als ich das Krankenhaus anfuhr, beendete ich schlagartig diese Überlegungen, denn das Gebäude war in einem Zustand, wie ich es im gepflegten Deutschland bislang noch nicht gesehen hatte. Die heruntergekommenen Häuser der neuen Bundesländer waren gegenüber diesem gelb gestrichenen Kuhstall wahre Paläste.

Ich parkte meinen Wagen neben dem Krankenhaus, zögerte aber auszusteigen. War ich hier richtig? Doch dann sah ich ein in Augenhöhe angebrachtes Schild „Parkplatz Dr. Varga" an der Strasse, und wenn ich schon da war, wollte ich mir die Stelle auch anschauen.

Direkt hinter dem Eingang befand sich die Ambulanz, in der tausend Kartons, viele Geräte und einige Patienten standen. Dr. Varga war um die 50, dunkelhaarig, mit einem Vollbart. Er redete gerade sehr schnell und mit starkem ausländischen

Akzent auf einen Mann ein, der neben ihm stand und seine Stimme füllte den gesamten Raum aus. Als er mich sah, kam er zur Begrüßung auf mich zu und erinnerte mich mit seinem gesamten Erscheinungsbild unwillkürlich an einen Primaten.

„Wir haben über 800 Operationen pro Jahr, und ich versorge alles von der Bauchchirurgie bis zur Prothese", leitete er zum Thema über. „Zur Zeit habe ich nur einen jungen Assistenzarzt und arbeite mit einem Partner, Dr. Balgemann, zusammen. Er ist Bauchchirurg. Die Krankenhausverwaltung hat darauf bestanden, einen Bauchchirurgen einzustellen. Leider versteht Dr. Balgemann von Frakturen überhaupt nichts. Aber das macht nichts. Als er noch nicht hier war, habe ich sowieso alles alleine gemacht: Bauchoperationen, Knochenbrüche versorgen, einfach alles." Seine Augen verrieten, dass er stolz auf sich und sein Können war.

Nach diesen einleitenden Worten gingen wir zusammen in den OP-Bereich, weil er einen kurzen Eingriff durchführen musste und der Patient schon in Narkose lag. Hier sah ich, dass er wahrhaft gut operieren konnte. Er präparierte mit Sorgfalt, ästhetisch und schnell. Ich war angenehm beeindruckt. Dieser Mann könnte mir sicher viel beibringen.

Als er die Operation beendet hatte, gingen wir zu den drei blonden Sprechstundenhilfen. Hier eröffnete er mir, dass das gesamte Krankenhaus nächste Woche in ein neues Haus mit digitalem Röntgen, modernster Technologie, komplett ausgestattetem Schockraum und geräumigen Operationssälen umziehen würde. Während er Fotos von seinem neuen und sauberen Schmuckstück aus der Brieftasche zog und sie mir hinhielt, sagte ich zu ihm: „Wissen Sie, Dr. Varga, ich bewerbe mich bei Ihnen, weil ich operieren lernen möchte. Ich bin schon im dritten Ausbildungsjahr und dafür bislang viel zu wenig operativ tätig gewesen. Kann ich das bei Ihnen lernen?"

„Das ist hier gar kein Problem", erwiderte er und betonte, dass es hier tatsächlich viel zu lernen gäbe, denn das operative

Spektrum sei recht weit gefasst. „Sie sollten sich auch mit den beiden anderen Ärzten unterhalten. Die können Ihnen bestätigen, dass Sie bei mir eine gute Ausbildung erhalten werden."

Bald darauf sprach ich zuerst mit Thomas, einem schlaksigen jungen Mann mit leicht gewellten braunen Haaren und einer Brille. „Hi", sagte er und schilderte mir dann locker und lässig, dass er im Ausland studiert habe und jetzt schon ein Jahr bei Dr. Varga arbeiten würde.

„Mich interessiert, ob ich hier operieren kann. Wie sieht`s damit bei Ihnen aus?"

„Ach, das ist absolut super hier. Varga und Balgemann lassen mich gut ran. Ich bin wirklich sehr zufrieden, damit hatte ich gar nicht unbedingt gerechnet. Und beide operieren sehr schön."

Was er mir damals leider nicht erzählte, war, dass er als einziger Assistent praktisch den ganzen Monat Dienst hatte, natürlich nicht immer im Haus. Aber er musste irgendwie immer verfügbar sein, und er hätte das Blaue vom Himmel gelogen, um endlich Entlastung zu bekommen. Warum er das machte? Er hatte im Ausland studiert, chirurgische Stellen in Deutschland waren extrem knapp und er war froh überhaupt irgendwo untergekommen zu sein. Das wusste ich aber jetzt noch nicht.

Während er sprach, war Dr. Balgemann in den Raum gekommen. Er war ebenfalls recht jung, aber extrem fett. Aus seinen Schweinsäuglein schaute er mich interessiert und jovial an und strich sich dabei mit der Hand über einen buschigen Tartarenschnurrbart. Wegen der Fettpolster zu beiden Seiten konnte er die Arme nicht gerade herunterhängen lassen und wirkte körperlich so massiv, dass ich mich fragte, wie er operieren konnte. „Hier ist viel zu tun", erwiderte er auf meine Fragen. „Wir können Ihnen versichern, dass Sie viel lernen werden. Wir können auf Dauer ja nicht alles selbst machen."

Jetzt ergriff Dr. Varga wieder das Wort. „Wenn Sie wollen, stelle ich Sie als Assistenzärztin sofort ein, wir brauchen dringend jemanden. Sie haben 15 Dienste im Monat, aber die meisten davon sind Rufdienste."

„15 Dienste?", fragte ich entsetzt. „Nein danke, das geht nicht; dafür müsste ich ja hierher ziehen. Ich kann nicht fünfzehn Mal im Monat hier im Krankenhaus übernachten."

„Passen Sie auf!", sagte Dr. Varga und zeichnete einen Stern auf ein leeres Blatt Papier. „Schauen Sie! Das, was ich hier zeichne, erkennen Sie klar als Stern, oder? Aber Sie wissen nicht, ob ein Stern wirklich so aussieht. Das erfahren Sie nur, wenn Sie ihn sich näher ansehen. Abgesehen davon kann man in der Nacht in den Diensten am Besten operieren lernen. Vielleicht könnten wir sogar organisieren, dass Sie die Rufdienste von Ihrem Wohnort aus machen. Wir brauchen nachts sowieso immer eine Stunde Vorbereitungszeit, ehe wir in den OP können."

Um etwas Zeit zu gewinnen und den Entscheidungsdruck zu nehmen, fragte ich erst einmal nach der Vergütung.

„Ich kann Ihnen leider nur ein AIP-Gehalt zahlen, und die Dienste werden überhaupt nicht vergütet", antwortete er, und erklärte dann, dass er mir aber ab und zu ein paar hundert Euro zustecken würde. Das Krankenhaus hätte kein Geld, und der Arbeitsvertrag sei zunächst auf ein Jahr befristet. Während er redete, schaute er mich nicht an, sondern schob das Blatt mit dem Stern von rechts nach links über seinen Schreibtisch. Als ich darauf hinwies, dass alleine die Benzinkosten vermutlich höher wären, als das in Aussicht gestellte AIP-Gehalt, bemerkte er trocken, dass ich nicht zu lange nachdenken solle, denn sobald jemand zusagte, würde er den einstellen. ‚Nur zu', dachte ich, ‚auf diesen alten Verkäufertrick falle ich nicht rein'.

Am Abend war mein Mann sehr gespannt, wie das Vorstellungsgespräch abgelaufen war. „Mir gefällt das ganz und gar nicht", sagte er. „Das ist doch auch viel zu weit weg. Jeden Tag 80 km hin, 80 km zurück? Und was machst du nach den Diensten?"

„Ich werde auf gar keinen Fall ein Zimmer nehmen, und ich werde jeden Abend nach Hause kommen, wenn ich den Job annehme." Mir schauderte bei dem Gedanken, in einem „gemütlichen" möblierten Zimmer zu übernachten und meinen Mann vielleicht nur ein- oder zweimal die Woche zu sehen. „England ist noch weiter weg, und auch mit bestem Willen wäre das tägliche Nachhausekommen nicht möglich, außer du kaufst mir ein Space Shuttle. Wenn der weite Weg und das miese Gehalt also der Preis für meine Ausbildung sind, dann werde ich ihn bezahlen. Ein Jahr Chirurgie wird mir für meine Orthopädie-Facharztausbildung anerkannt. Und es ist zumindest keine verlorene Zeit."

3

Wir kauften ein solides Auto, ich bezahlte das Benzin, und mein Mann bezahlte den Rest: die Lebenshaltungskosten, die Wohnung und was ich sonst noch alles so brauchte. Morgens standen wir um 05.00 Uhr auf und um spätestens 05.30 Uhr war ich auf der Autobahn. Das Leben in meinem neuen Krankenhaus ging seinen regulären Gang: Visite, Assistieren im OP, Versorgung von Patienten in den Sprechstunden bei Dr. Varga am Nachmittag, am frühen Abend dann noch Verbandswechsel auf den Stationen. Vargas Praxis war in das Krankenhaus integriert worden, und er betrieb jetzt die Notfallambulanz auf eigene Rechnung. Das Krankenhaus hatte einen privaten Träger, der nach einigen wenigen Monaten zuerst die Bettenzahl und dann die Schwesternzahl auf das absolute Minimum reduzierte. Gleichzeitig wurde der Durchlauf ambulanter Operationen auf das Maximum erhöht. Mit dieser klugen und so arbeitnehmerfreundlichen Geschäftsidee übernahm der Träger in den nächsten Jahren noch weitere Kliniken.

Dr. Varga erwies sich als absoluter Frauenheld. Er konnte an keiner gut aussehenden oder nicht gut aussehenden Frau vor-

beigehen, ohne eine Bemerkung zu ihrem Äußeren gemacht zu haben. „Hast du die gesehen?", raunte er mir zu, als er mir schon das vertrauensvolle Du aufgedrängt hatte und stieß mir seinen Ellenbogen zwischen die Rippen. „Was für Augen ..."
„Ich stehe nicht auf Frauen", unterbrach ich und ging weiter. Es war mir schon nach wenigen Tagen sehr unangenehm aufgefallen, dass Varga, Balgemann und Thomas häufig anzügliche Bemerkungen insbesondere über Frauen machten. Als eine Patientin einmal bei der Visite über Schmerzen klagte, sagten sie draußen vor dem Patientenzimmer allen Ernstes: „Die muss einfach mal gut durchgebumst werden, dann hört sie auf, so zu jammern." Im OP war das leider noch schlimmer, und hier bliesen obendrein zwei der Operationspfleger ins gleiche Horn.

Am Ende der ersten Woche war ich diese Schweinereien leid. Bei nächster Gelegenheit ergriff ich das Wort: „Hört mal, ich muss eine Sache loswerden. Ich kann diese sexistischen Bemerkungen von euch nicht mehr ertragen. Wenn das alles ist, was in euren Köpfen ist, dann behaltet es in Zukunft für euch. Dieses Gerede verstößt gegen jegliche Berufsehre. Und wenn ihr eine Patientin für zu fett haltet, dann sagt ihr das vorher ins Gesicht, wenn sie wach ist und nicht, wenn sie schläft. In diesem Zustand kann sich keiner wehren. Und wenn euch die Frauen nicht gefallen, dann lehnt doch die Behandlung ab!"
Alle drei standen sie mit halb geöffnetem Mund da; Balgemann kaute an einem Schokokeks, Varga schaute mich missgestimmt an, und Thomas schien nicht zu wissen, auf wessen Seite er sich schlagen sollte. Schlimm war, dass keiner dieser Idioten meinen Gemütsausbruch verstand. Und ich setzte noch einen drauf: „Es ist unmöglich, dass die Patientinnen zehn Minuten und länger völlig entblößt auf dem OP-Tisch liegen und begafft werden, bis die Desinfektion zur Operation beginnt. Erstens kühlen die Patienten aus, wenn sie nicht zugedeckt sind. Und zweitens würdet ihr euch für eure Frauen,

Töchter und Geliebte diesen Zustand des Ausgeliefertsein auch verbitten, oder? Diese Patienten vertrauen euch und begeben sich deswegen in eure Hände, und ihr tretet ihre Würde mit euren dreckigen Füßen." Nach dieser Äußerung schauten mich alle drei feindselig an. Fortan war ich als Spielverderberin abgestempelt, aber man unterließ wenigstens in meiner Anwesenheit von nun an die erniedrigenden Bemerkungen. Und ab jetzt blieben die Patienten in Narkose so lange zugedeckt, bis es losging.

Was die privaten Angelegenheiten des Macho-Trios anging, verschloss ich meine Ohren. Dennoch hörte ich, dass Thomas sich in dieser Kleinstadt die Zeit damit vertrieb, jede irgendwie erreichbare Krankenschwester ins Bett zu ziehen. Das führte natürlich zu neidvollen Äußerungen Vargas, der bemerkte, er würde es genauso machen, wenn er noch so jung wäre. Dabei leckte er sich genussvoll die Lippen. Abgesehen von vielen anderen Affären wurde Varga zuletzt nachgesagt, es mit einer ungelernten Anästhesieschwester, der Mutter eines Kleinkindes, getrieben zu haben. Es war bekannt, das diese Frau bereits einen Suizidversuch mit Alkohol und Tabletten unternommen hatte.

Vargas betrogene Ehefrau, eine adrette Mittvierzigerin, war den nächtlichen Telefonterror durch die wechselnden Geliebten ihres Mannes leid. Die Ehe stand ständig auf der Kippe. Vargas Ego wünschte sich jedoch nicht nur die Ausschweifung an sich, sondern er wollte auch noch von der Frau und seinen Kindern für sein archaisches Patriarchat respektiert werden. Obwohl das die Frau enorm belastet haben musste, erfolgte die Trennung erst zwei Jahre später, als sich herausstellte, dass die gemeinsame Tochter durch den ständigen Krach der Eltern psychisch erkrankt war. Die beiden älteren Jungs hatten das Elternhaus zu diesem Zeitpunkt schon verlassen und redeten nicht mehr mit ihrem Vater.

Als Arzt und Operateur war Dr. Varga sehr gut, auch wenn er die Patienten jedes Mal zur Schnecke machte, dass sie z.b. so dumm gewesen waren zu verunfallen. Doch er beherrschte sein Handwerk, untersuchte, diagnostizierte und therapierte professionell und zuverlässig, und erlangte dadurch das Vertrauen der Patienten, die deshalb sein schlechtes Benehmen hinnahmen. Balgemann, sein Partner, dagegen fasste die Patienten nicht an. Er untersuchte sie ganz einfach nicht. Das hielt ihn nicht davon ab, trotzdem einen kompletten Untersuchungsbefund zu diktieren.

Jeden Morgen erwartete ich gespannt, ob ich auf dem Operationsplan stand. Die ersten zwei Monate dachte ich, dass ich wegen der Einführungszeit nicht eingeteilt sei. Als ich im dritten Monat Varga darauf hinwies, dass ich wegen der operativen Ausbildung und nicht wegen des üppigen Gehaltes die Stelle angetreten hätte, drückte er mir am nächsten Tag 500 Euro in die Hand und von da an entschuldigte er sich täglich, dass ich nicht auf dem Operationsplan stand. Als Grund nannte er häufig: „Balgemann muss das ja auch noch lernen."

So verging ein halbes Jahr, ohne dass ich vorankam. Ich bat ihn um einen Termin, als er gerade zwischen den Untersuchungszimmern unterwegs war und die Mutter eines vierjährigen Kindes anbrüllte: „Was für eine Mutter sind Sie? Können Sie auf ihr Kind nicht besser aufpassen?" Die Mutter des Mädchens, das mit leichten Verbrühungen der Unterarme und des Gesichtes eingeliefert worden war, schaute uns schuldbewusst an. Der Schreck des Unfalls war ihr ins Gesicht geschrieben, und die Angst stand in ihrem in Tränen aufgeweichten Gesicht. Als ich hinzutrat, schnauzte Varga mich an: „Was willst du?"
„Ich möchte einen Termin." Fragend schaute er mich an.

Am selben Abend, als gegen 20.00 Uhr der Ambulanzbetrieb ein wenig abgeflaut war, stand ich in seinem Zimmer. „Bist du zufrieden mit meiner Leistung?", fragte ich ihn zuerst.

„Ja. Warum?"

„Wir haben vor sechs Monaten eine Vereinbarung getroffen. Meine Ausbeute der letzten sechs Monate sind 20 lächerliche Operationen. Angesichts der Tatsache, dass ich im dritten chirurgischen Ausbildungsjahr bin, ist das sehr wenig."

„Haben wir so etwas besprochen? Daran kann ich mich gar nicht erinnern", wich er aus.

„Mit dieser Begründung hattest du mir die 15 Dienste aufgedrückt, und bis jetzt habe ich in diesen Diensten keine einzige Operation bekommen. Das Operationspersonal lässt es auch gar nicht zu. Immer heißt es: Keine Anfängeroperationen in der Nacht! Alle wollen wieder schnell nach Hause."

„Wieso willst du eigentlich operieren?", fragte er plötzlich, als sei ihm eine Idee gekommen. „Was willst du denn später werden?"

„Orthopädin, das habe ich dir doch schon ein paar Mal gesagt."

„Dann ist mir alles klar. Du hast eigentlich gar keine Lust in der Nacht aufzustehen und dir die harte Unfallchirurgie anzutun. Du möchtest lieber die geplanten Operationen der Orthopädie erlernen, aber Notfälle: nein danke. Wie arrogant!"

„Ich möchte einfach operieren lernen, verstehst du? Ob als Orthopädin oder Unfallchirurgin ist mir egal. Ich möchte mit Knochen arbeiten. Und bis jetzt durfte ich keine einzige konstruktive Operation machen", setzte ich erneut an.

„Aber ich verstehe dich nicht", wandte er jetzt ein. „Frauen brauchen doch nicht operieren zu lernen."

Nun reichte es. Ich war sprachlos. So dachte ein Mann, von dem ich gehofft hatte, dass er mir das Operieren beibringen würde. Wortlos drehte ich mich um und ging aus dem Zimmer. Die Tür fiel hinter mir laut ins Schloss. Am liebsten hätte ich sie gleich noch einmal geöffnet und dann richtig zugeknallt.

Als ich meinem Mann erzählte, wie das Gespräch abgelaufen war, sagte ich abschließend: „Ich fahre nicht mehr hin. Es ist vergeudete Zeit und vergeudetes Geld." Aber er sagte: „Du kannst machen, was du willst, aber jetzt aufzuhören ist Unsinn. Mach` das Jahr komplett, dann kannst du dir die Zeit wenigstens für deine orthopädische Ausbildung anerkennen lassen. Ich kann dir nur dringend raten durchzuhalten, es sind doch nur noch sechs Monate. Das hältst du auch noch aus. Außerdem sieht es in deinem Lebenslauf besser aus, wenn du ein ganzes Jahr an einem Ort gewesen bist." Und so fuhr ich weiter täglich 160 km hin und zurück zu meiner Arbeitsstelle. Und wenn ich in der Nacht zur Assistenz bei einer Operation gerufen wurde, dann waren es 320 km, die ich an einem Tag gefahren war.

Eines Abends, als ich gerade zu Hause eingetroffen war, alarmierte Balgemann mich per Telefon: „Du musst sofort zurückkommen, wir müssen zusammen eine Frau operieren. Der Notarzt bringt sie gerade. Sie hat einen Darmverschluss." Also stieg ich wieder ins Auto und fuhr in 50 Minuten über die kaum befahrene Autobahn dahin zurück, wo ich gerade hergekommen war. Als ich in den Operationssaal kam, war die Vorbereitung in vollem Gang. Keiner bemerkte mich. Wieder einmal lag eine unbekleidete narkotisierte Frau zwischen lauthals quatschenden Männern. Der eine der beiden OP-Pfleger war gerade mit dem Lagern der Patientin fertig und stand jetzt zwischen den Beinen der alten Dame. Er hielt sie gerade mit beiden Händen an der Hüfte fest und fing mit einem Mal mit kopulierenden Bewegungen an, die die anderen zu brüllendem Gelächter verleiteten. Als ich das sah, rastete ich aus und schrie: „Wenn ihr nicht sofort aufhört, werde ich euch alle anzeigen! Ich gehe zur Zeitung und lege dieses Krankenhaus hier still. Und dich, Balgemann, du Arschloch, dich ziehe ich vor die Ärztekammer. Du musst deine Patientinnen schützen, du bist hier verantwortlich. Ich sorge dafür, dass du deine Approbation verlierst!"

Das Lachen war sofort verstummt. Es herrschte Totenstille. Als wir den Bauch der Patientin mit einem langen Schnitt eröffnet hatten und den gesamten Darm untersuchten, wurden kaum mehr Worte gewechselt. Wir fanden keine Ursache für den von Balgemann diagnostizieren Darmverschluss. Mir fiel auf, dass auch die typischen Zeichen, die erweiterten Darmschlingen, nicht bestanden. Ich kochte mittlerweile nicht nur wegen des unsittlichen Übergriffs vor Wut, sondern auch, weil ich den Gedanken nicht los wurde, dass Balgemann die alte Frau vielleicht gar nicht selbst untersucht hatte.
Nach zwei Stunden sinnlosen Operierens war der Bauch der Patientin unverrichteter Dinge wieder verschlossen. Auf dem Weg aus dem OP kam der zweite der Pfleger, ein älterer Mitarbeiter, hinter mir her und raunte hinter vorgehaltener Hand: „Ich bin ganz Ihrer Meinung, das haben Sie ganz richtig gemacht, denen mal die Meinung zu sagen." Ich ließ ihn nicht merken, dass ich angewidert war und schaute ihn bloß schweigsam an. War er ein Opportunist, hatte er Angst, dass er belangt werden würde oder wollte er sich nur wichtig machen?

Es war 01.00 Uhr, als ich wieder ins Auto stieg um nach Hause zu fahren. Die ganze Stadt schlief. An der ersten Ampel kam ich zu einer Art Schnellstraße, die sich über fünf Kilometer als Umgehungsstraße um den Stadtkern legte. Keine Verkehrsampel, trockene Straßenverhältnisse, auf der rechten Seite verrostete und von wilden Kräutern überwucherte Gleise, auf der anderen Seite ein kleiner Bach hinter hohem Maschendrahtzaun. Die 50 km/h-Geschwindigkeitsbegrenzung hatte ich gar nicht realisiert und wollte nur nach Hause zu meinem Mann, ehe ich drei Stunden später wieder zurück zu diesem verfluchten Krankenhaus mit Balgemann und Varga musste. Ich hatte noch nicht voll beschleunigt, als mich kurz vor der Auffahrt zur Autobahn eine Polizeistreife mit ihrer neuen Laserpistole ins Visier nahm. „Oh Scheiße", entfuhr es mir, und ich bemühte mich auf dem Parkplatz anzuhalten.

„Die Fahrzeugpapiere, bitte!", sagte einer der beiden Polizisten, die bei der spärlichen Beleuchtung in ihren grünen Uniformen kaum zu sehen waren. „Sie sind ein bisschen zu schnell gefahren, 110 km/h haben wir gemessen. Bestätigen Sie unseren Messwert?"

„Ja, kann schon sein, leider", sagte ich, „Wie viel kostet es?"

„Ich glaube, das können Sie nicht bezahlen. Bei diesem Wert sind Sie ein paar Monate lang ihren Führerschein los."

Ich stieg aus dem Auto, und mit aller Bitterkeit dieser Nacht trat ich zu ihrer und auch meiner Überraschung wütend in die Fahrertür. „Toll, das war ein gutes und gerechtes Urteil! Bitte nehmen Sie mir jetzt meinen Führerschein weg. Aber wenn Sie denken, dass ich dann in dieses Kaff ziehe, um hier weiter zu arbeiten, dann irren Sie sich. Gott sei Dank gibt es keine Zugverbindung zwischen Grafenburg und diesem Dorf. Bei diesen beschissenen Arbeitszeiten gibt es praktisch gar keine Verbindung mit der Außenwelt. Das heißt, ich werde sofort unbezahlten Urlaub nehmen müssen. Und was haben Sie gesagt? Vier Monate? Bitte entziehen Sie mir den Führerschein für sechs Monate, und ich bestätige Ihnen sofort, dass ich eine höhere Geschwindigkeit hatte, als ihr Instrument angezeigt hat. Mein ganzes beschissenes Gehalt geht sowieso für Benzin drauf!"

Die beiden Polizisten schauten mich konsterniert an. Ich hielt einen Moment in meinem Wortschwall inne und begann mich tatsächlich zu freuen. Ich müsste nie wieder hierher fahren. Es gab einen Gott! Dann fuhr ich fort und schüttete kübelweise meinen ganzen Unmut auf die beiden Beamten, die wohl mittlerweile überlegten, ob ich ballaballa sei.

„Dieses beschissene Krankenhaus in diesem miefigen Ort kann von mir aus untergehen. Endlich! Ein Arzt weniger. Dann können Sie für jede polizeiliche Blutentnahme in die

nächste Grosstadt fahren. Der heutige Tag war eine Katastrophe, können Sie sich so was überhaupt vorstellen? Und diese beschissene, unnötige Operation auch. Seit 19 Stunden bin ich auf den Beinen, jetzt also endlich etwas Gutes. In drei Stunden muss ich sowieso wieder hierher zurückkommen, um die nächste Schicht anzutreten. Also nehmen Sie mir den Führerschein bitte für sechs Monate weg – nicht nur für vier. Vier ist zu wenig. Ich muss endlich mal wieder richtig ausschlafen."
In meiner Überdrehtheit wurde ich jetzt langsam müde und machte eine kleine Pause.
„Sie arbeiten in unserem Krankenhaus?", fragte der eine Beamte.
„Ja, leider!"
„Dann warten Sie hier mal einen Moment!", sagte der Polizist und ging zum Streifenwagen, in dem sein Partner jetzt saß und irgendwelche Formulare ausfüllte. Wie sollte ich das meinem Mann verkaufen, dass ich nicht mehr nach Auenbrück fahren konnte, überlegte ich flüchtig. Es war eine laue Sommernacht, eigentlich zu schön, um irgendwelchen Stress zu haben, und als ich mich langsam abregte, genoss ich in meiner Müdigkeit die Wärme der Luft und die Stille um uns herum. Wir sind viel zu oft zwischen vier Wänden, wie schön kann doch die Natur sein, philosophierte ich vor mich hin, als der Polizist zu mir zurückkam und mich fragte, ob ich die Mutter Maria kenne.
„Selbstverständlich", sagte ich, „Sie ist meine Lieblingsheilige."
„Na, dann zünden Sie mal eine Kerze an und sprechen ein Dankgebet." Damit drückte er mir meinen Führerschein in die Hand und zog ohne weiteren Kommentar von dannen. Ich war perplex. Einen verständnisvollen, menschlich denkenden Polizisten, der auch mal über sein Regelwerk hinwegsehen konnte, hatte ich nicht erwartet. Das war Balsam für meine Seele.

Am folgenden Tag ging ich zu Varga und berichtete ihm von dem nächtlichen Vorfall im Operationssaal. „Wenn du mit Balgemann und dem OP-Pfleger nicht sofort redest, gehe ich zur Ärztekammer, da kannst du ganz sicher sein."

Tatsächlich rief er die Beteiligten daraufhin zusammen und sprach mit ihnen – allerdings weiß ich nicht worüber. In meiner Gegenwart kam es seitdem zu keinen weiteren derartigen Ereignissen. Sicher wurde ich als komisch und als typisch hysterische Frau abgestempelt, aber damit konnte ich leben. Ich versorgte die Patienten in dem Stil weiter, den ich mir mittlerweile zueigen gemacht hatte und grenzte mich ab gegen einen Varga, der die Patienten für ihre Verletzungen verantwortlich machte und ihre Würde missachtete und gegen einen Balgemann, der sich nicht mal die Mühe machte, die Patienten anzuschauen.

Mein drittes Ausbildungsjahr endete mit 46 selbständig durchgeführten Operationen, von denen die meisten praktisch unbrauchbar waren: Entfernungen kleiner Fettgewebsgeschwulste. Ganze dreimal hatte ich einen Blinddarm entfernt, dreimal einen Leistenbruch operieren dürfen, viermal kleinere Knochenreparaturen mit einem Draht ausführen können, dreimal eine Neurolyse, dreizehn mal eine Materialentfernung machen dürfen und elfmal ein Gelenk operiert. Hochgerechnet war das weniger als eine Operation pro Woche. Von Lernen und Routine konnte man hier nicht reden. Einen Monat vor Vertragsablauf fragte mich Varga, ob ich bleiben wolle. Das kostete mich nur ein müdes Lächeln.

Kapitel sechs

Ein Chefarzt belügt den anderen nicht. Der vorletzte Mohikaner kotzt, so muss der letzte alles richten. Die Zahlen werden auf den Tisch gelegt. Eine zunehmend mutlose Gynäkologin.

1

Wieder einmal war ich auf Jobsuche. Ich erfuhr, dass in einem kleinen Krankenhaus in einem Dorf nahe Grafenburg ein Weiterbildungsassistent in der Chirurgie gesucht wurde. Der Chefchirurg der Sophienklinik hatte einen guten Ruf als Operateur und verfügte über eine Weiterbildungsermächtigung für zwei Jahre.

Zwei Männer und eine Frau saßen mir beim Vorstellungsgespräch gegenüber: Einer der Männer, Anfang 50, hatte einen Seitenscheitel, einen dunklen gepflegten Vollbart und Augen, die Sinn für Humor verrieten und mich durch eine Brille aufmerksam betrachteten. Er stellte sich als Chefarzt Dr. Weissbart vor. Neben ihm saß ein größerer etwas jüngerer schlanker Mann mit grau meliertem vollem Haar und mandelförmigen Augen, die mich freundlich interessiert musterten. Das war sein Chefarztkollege Dr. Keltner. Die dritte war Frau Dr. Fischer-Peters. Sie erinnerte mich mit ihren hochgesteckten Haaren und den ringförmigen Ohrringen irgendwie an eine Katze.

Im folgenden Gespräch wurde dieses und jenes aus meinem Lebenslauf aufgegriffen und zuletzt die Frage an mich gestellt, was ich von der Arbeit in der Sophienklinik erwartete. „Wissen Sie, ich stehe am Anfang des vierten Ausbildungsjahres zur Chirurgin, und bei den bisherigen Arbeitsstellen ist meine Erfahrung im Operieren sehr spärlich geblieben. Ich möchte von Ihnen das Operieren lernen und meinen Operationskatalog vervollständigen." Alle drei nickten mir verständnisvoll zu. Da es keine weiteren Fragen mehr gab, bot Dr. Keltner an, mir die Klinik zu zeigen. Er zeigte er mir gut aussehende moderne und von Tageslicht durchflutete Stationen und stellte mich den Schwestern vor. Wir schleusten uns auch in den OP-Bereich ein, und er wies darauf hin, dass die neuen Operationssäle alle mit Fenstern ausgestattet waren, so konnte man auch bei Tageslicht operieren. Nebenbei erfuhr ich von ihm, dass er Japanisch sprach, neben Dudelsack noch mehrere andere Musikinstrumente spielen konnte und regelmäßig Chi Gong praktizierte. Am Ende des Rundgangs eröffnete er mir, dass er mich gerne einstellen würde, aber in der Dreierrunde jeder eine Stimme hätte. Wenn ich noch einen anderen überzeugt hätte, dann würde ich die Stelle bekommen. Sie würden mich in den kommenden Tagen anrufen, sagte er, mich mit einem Lächeln verabschiedend.

Glücklich fuhr ich die Straße entlang des Flusses nach Hause. An diesem sonnigen Herbsttag zeigte die Natur ein wunderbares buntes Bild, und ich sah hoffnungsvoll meiner Zukunft entgegen. Als mein Mann nach Hause kam, begrüßte ich ihn mit den Worten: „Ich habe die Stelle, 100 Prozent." Er umarmte mich, küsste mich und dann hüpften wir aufgeregt wie Kleinkinder durch die Wohnung. Als wir uns beruhigt hatten, erzählte ich ihm von dem Gespräch und merkte, dass er zusehends ernst wurde. Dann warnte er mich tatsächlich, mich nicht zu sehr auf mein gutes Gefühl zu verlassen, solange ich den Vertrag nicht in der Tasche hätte.

„Warum sagst Du so was?", fragte ich ihn und merkte, dass meine gute Laune dahin war.

„Ich habe meine Erfahrung mit Bewerbungsgesprächen, und manchmal kommt es leider anders als man denkt", erwiderte er.

„Aber Dr. Keltner wird mich einstellen, und die beiden anderen waren mir auch sehr zugetan, das konnte ich spüren", sagte ich und wünschte mir, dass ich richtig lag.

In der nächsten Woche wollte ich gar nicht aus dem Haus, um bloß keinen Telefonanruf zu verpassen. Bei jedem Klingeln kriegte ich Herzklopfen wie ein verliebter Teenager. Jetzt rufen sie an, jetzt kommt die Zusage. Aber die kam nicht. Keine Absage, es kam überhaupt kein Anruf aus der Sophienklinik. In der dritten Woche rief ich bei Dr. Keltner an. Der erklärte mir mit Bedauern dass sie die Stelle an einen anderen Bewerber vergeben hätten.

Erst eineinhalb Jahre später erfuhr ich den Grund meiner Ablehnung. Da das Krankenhaus vom guten Ruf der drei Chirurgen lebte, wollte man es sich nicht erlauben, eine unerfahrene neue Chirurgin ins Team zu nehmen. Zeit, diese junge Kollegin auszubilden, hatte man nicht und falsche Hoffnungen, dass sie dort das Operieren lernen könne, wollte man ihr nicht machen. Den Anstand, mir eine Absage zu erteilen, hatten sie nicht gehabt. Und auch Dr. Keltner hatte sich gegen meine Einstellung ausgesprochen.

2

Ich fing wieder an, Stellenangebote in größerer Entfernung in Betracht zu ziehen. Jetzt bereitete ich meine Papiere auch für eine Bewerbung in England vor. Mit meinem Mann diskutierte ich bis in die Nacht hinein, wie wir an weit voneinander entfernten Orten arbeiten und trotzdem ein gutes Eheleben führen könnten. Und was war eigentlich mit unserem Kinderwunsch? Wir schauten uns niedergeschlagen an.

Ende Oktober, wenige Wochen nach dem Scheitern meiner Bewerbung in der Sophienklinik suchten sie dort erneut einen Assistenten. Der neue Mitarbeiter war schon wieder weg.

„Ich hab mich dort schon mal beworben. Ich dränge mich niemandem auf. Und bewerben werde ich mich sicherlich nicht noch einmal, die sollen doch ohne mich auskommen." Mehr hatte ich dazu nicht zu sagen. Umso überraschter war ich, als einige Tage später ein an mich adressierter Brief von Dr. Keltner im Postfach lag, in dem man mir eine Assistenzarztstelle in der Chirurgie ab dem 15. November offerierte. Mein Mann war nicht überrascht und grinste mich verschämt an. „Ich habe deine Bewerbung noch mal dorthin geschickt. Habe ich ganz vergessen dir zu erzählen. Ablehnen kannst du übrigens immer, wenn du nicht willst."

Ich wäre verrückt gewesen, mir diese Chance entgehen zu lassen. Was wollte ich denn eigentlich? Endlich hatte ich eine Assistenzarztstelle mit einem normalen Gehalt in dem Fach, in das ich wollte. Seit drei Jahren hatte mein Mann so vieles von seinem Gehalt bezahlt, jetzt würde ich endlich dazu verdienen. Täglich keine Hunderte von Kilometern mehr mit dem Auto, sondern nur noch eine Viertelstunde bis zu einem richtigen Krankenhaus mit 56 chirurgischen Betten und 1.700 Operationen jährlich, und das alles morgens und abends entlang einer schönen Straße entlang des Flusses. Ein richtiges Krankenhaus! Bis jetzt wusste ich gar nicht, wie das war, wenn man mit Telefon oder Piepser arbeitete. Bisher hatte ich noch nie Patienten bis zur Entlassung begleitet, hatte noch nie Entscheidungen getroffen über eine längerfristige Therapie, und das, nachdem ich schon drei Jahre Facharztausbildung hinter mir hatte.

Die Sophienklinik war ein halb kommunales, halb privates Krankenhaus, das als gemeinnützige GmbH betrieben und von einem feisten Juristen als Geschäftsführer gelenkt wurde. In der operativen Abteilung arbeiteten neben Weissbart, Keltner, Fischer-Peters und den Assistenzärzten noch einige Belegärzte, nach einem gängigen Geschäftsmodell im Gesundheitswesen. Die Belegärzte arbeiteten hauptsächlich im niedergelassenen Bereich und versorgten nur einige ihrer Patienten in der Sophienklinik, wofür sie sich die Operationssäle mit komplettem Personal anmieteten, uns Assistenzärzte inbegriffen. Die Einteilung zu Operationen der Belegärzten war uns ausgesprochen lästig, weil wir nichts lernten und obendrein die Stationsarbeit unterdessen liegen blieb.

Da die Belegärzte nicht zur Weiterbildung von uns Assistenten verpflichtet waren, behandelten sie uns statt als Kollegen eher wie billige Hilfskräfte – nicht nur an der Sophienklinik. An vielen Krankenhäusern waren die Assistenzärzte mittlerweile zu Personal geworden, das sich für jede Art der Arbeit eignete. Schwestern, OP-Personal und Belegärzte konnten ihnen eine unqualifizierte Aufgabe aufdrücken, die sofort zu erledigen war. Kam man der Aufforderung nach, galt man als charakterschwacher Sklave, den man künftig für alles verwenden konnte. Setzte man sich aber zur Wehr, wurde man als unfreundlicher, nicht teamfähiger Mitarbeiter abgestempelt, der unter Umständen sogar zu einem Gespräch in die Personalabteilung gebeten wurde. Mit den Belegärzten wollte es sich die Geschäftsführung doch nicht vermasseln. Mit den Schwestern und dem OP-Personal dagegen durfte man es sich als Assistenzarzt deshalb nicht verscherzen, weil man als Anfänger auf deren Wohlwollen angewiesen war. Denn waren einem die Schwestern nicht wohl gesonnen, ließen sie einen gerne über Steine stolpern und in jedes Fettnäpfchen treten oder sie ließen bestenfalls die Aufgaben liegen, beispielsweise auf der Station, was eine Menge zusätzliche Überstunden mit sich brachte.

Offiziell waren der Chirurgie und den Belegärzten an der Sophienklinik im Stellenplan sechs Assistenzärzte zugewiesen, aber nur vier Stellen waren besetzt. In den kommenden Monaten lernte ich, wie man, um weitere Personalkosten einzusparen, freiwerdende Stellen nicht mehr ausschrieb und nach jeder Kündigung eines Assistenten dessen Stelle zunächst für ein paar Monate unbesetzt liess. In der Pflege war das nicht anders. Es würde auch so gehen, war die Devise. Und wir Idioten bewiesen das – und machen das vielerorts heute übrigens noch genauso. Die übrig bleibenden Ärzte machen eben ein bisschen mehr Überstunden und haben Glück, wenn sie bezahlt werden, denn das Krankenhaus will ja einsparen.

„Bis jetzt waren wir nur zu dritt", sagte Stefan, ein hochgewachsener Kollege mit schwarzen Haaren und einem Aussehen wie Alain Delon. Er führte mich am ersten Tag über die Stationen und stellte mich als neue Ärztin vor, besorgte mir meine Kittel und programmierte mein künftig wichtigstes Instrumentarium: mein portables Diensttelefon. Dann zeigte er mir das Arztzimmer, das gleichzeitig auch unser Umkleideraum war.

„Hier machen wir dir etwas Platz für deine Wäsche." Mit diesen Worten befreite er eines der Fächer von dem darin liegenden Krempel, den der Vorgänger dort gelassen hatte. Ich schaute mich in dem mittelgroßen Zimmer um, an dessen Wänden die Tapeten stellenweise traurig herabhingen.

Die zwei Schreibtische, die aussahen, als seien sie aus dem Sperrmüll, standen über Eck und nahmen ein Viertel des Raumes ein. Auf einem befand sich ein PC, auf dem anderen eine alte Kaffeemaschine. In der Mitte des Zimmers standen drei Stühle und ein Bistrotisch. Unter dem einzigen Fenster waren noch einmal drei Stühle übereinander gestapelt. Überall lag Papier herum, so ein bisschen wie damals bei JJ in Berlin.

„Diesen Computer nutzen wir alle", erklärte Stefan, während ich mich andächtig umschaute, „für die Entlassungsbriefe, die der Patient mitbekommt. In diesem Raum ist auch unsere tägliche Morgenbesprechung. Es ist die Aufgabe des Nachtdienstes, den Kaffee zu kochen. Manchmal wirds ein bisschen eng, aber meistens passt`s schon."

In diesem Moment klingelte ein Telefon in seiner Tasche. „Oh, ich muss in den OP. Hier, nimm! Das ist das gelbe Telefon für alle Notfälle innerhalb des Hauses. Auch, wenn jemand reanimiert werden muss. Du bist heute die Einzige auf den Stationen, da, nun nimm schon. Es ist über die Rettungsleitstelle auch mit dem Notarztwagen verbunden. Wenn der Hubschrauber landet oder uns ein Rettungswagen anfährt, dann melden die sich bei dir an." Hektisch drückte er mir das Telefon in die Hand und war schon weg.

Während ich mich umzog, betete ich inbrünstig, dass kein Schwerverletzter in die Notaufnahme gebracht oder ein Wiederbelebungsalarm ausgelöst werden würde, was für den Patienten und mich fatal gewesen wäre. Zwar wusste ich aus den Büchern, was bei einer Reanimation, einer Wiederbelebung, zu tun war, aber bis jetzt immer noch nicht geübt hatte. Die Versorgung eines schwer verletzten bzw. polytraumatisierten Patienten hatte ich noch niemals miterlebt. So fragte ich mich jetzt, was ich in solch einem Fall tun musste, was wichtig sei, wer mir helfen und wie ich Leute erreichen könne, die mir helfen sollten. Wo überhaupt war der Schockraum, in dem lebensbedrohliche Notfälle behandelt wurden?

Ich holte mein Handbuch für Chirurgie aus der Tasche und überflog noch einmal die beiden Kapitel Polytrauma und Wiederbelebung. Ich markierte mir die Seiten und stopfte das Buch wieder zurück in die Kitteltasche. Bald würde ich ja die Notarztausbildung absolvieren, hatte ich mich schon angemeldet, aber vorher durfte einfach nichts passieren. Ich kramte in meinen Erinnerungen an Kanada und Chicago und überlegte, wie dort in der Ambulanz mit schwer verletzten Notfällen umgegangen worden war. Die ersten 30 Minuten nach Eintreffen im Krankenhaus waren extrem bedeutsam für die weitere Prognose des Patienten. Erkannte der Arzt die wichtigen Probleme rechtzeitig, reagierte richtig und leitete die nötigsten Schritte ein, hatte der Patient gute Chancen, gerettet zu werden. Die jungen Ärzte wurden den erfahrenen Kollegen immer zur Seite gestellt, aber nie alleine der Situation überlassen. Deutsche Mediziner waren da offensichtlich anderer Meinung. Hier wurde das Notfalltelefon gerne den blutigen Anfängern übergeben.

Ich ging auf eine Station und fragte die Schwestern, was ich erledigen könnte. Während ich die ersten Arbeiten durchführte, hatte ich ständig das Gefühl, in meiner Tasche statt des gelben Telefons eine Zeitbombe zu haben. Als Stefan es mir nach drei Stunden wieder abnahm, war ich erleichtert wie selten zuvor und vermeldete stolz: „Es hat nicht geklingelt."

Am nächsten Morgen lernte ich Matthias kennen. Auch er sah so gut aus, dass ich mich fragte, ob die Assistenten hier nach ihrem Aussehen angestellt würden. Ein paar Narben in seinem Gesicht änderten daran nichts. Er war seit zwei Monaten an diesem Krankenhaus und arbeitete als AIP.

„Ich könnte dich küssen, dass du zu uns gekommen bist", sagte er überschwänglich. „Wir beide werden zusammen auf der Station II arbeiten. Natürlich fehlt noch die dritte Assistentin, aber bis jetzt habe ich alles alleine gemacht und inzwischen 180 Überstunden in zwei Monaten angesammelt. Das Wichtigste, was du lernen musst, ist Entlassungsbriefe zu schreiben, das macht den größten Teil unserer Arbeit aus."

„Wo hast du dein PJ gemacht?", fragte ich ihn.

„In der Schweiz. Das kann ich nur empfehlen, es war großartig."

„Und warum bist du zurückgekommen?", fragte ich weiter.

„Wegen meiner Frau", antwortete er. „Sie kommt ursprünglich aus dieser Gegend und hat hier einen sicheren Job als Lehrerin. Wir sind auf ihr Gehalt angewiesen, deswegen habe ich hier eine Stelle gesucht."

Zwischendurch waren wir wieder in unserem Arztzimmer eingetroffen. Die Jungs hatten ein ausgeklügeltes System für Entlassungsbriefe ausgetüftelt. „Gott sei Dank ist unser Chef, Dr. Weissbart, kein Wortfetischist, was die Entlassungsbriefe betrifft. Fischer-Peters, die Oberärztin, ist da schon anders."

„Wieso anders?"

„Das wirst du schon noch sehen. Hier sind die Vorlagen. Da schreibst du nur noch das Geburtsdatum und den Patientennamen rein, dann Anamnese und return, return, POP return,

dann hast du hier gleich einen Textbaustein im Brief, das spart Zeit, POP und return, gleich noch mal. So, und fertig ist der Brief, denn in vielen Briefen steht ja eh immer das gleiche. Natürlich müssen noch ein paar Abweichungen und die Entlassungsmedikamente eingetragen werden."
Während er das erzählte, flogen seine zwei Finger über die schmutzige graue Tastatur. „Dr. Weissbart sagte, dass kein Brief länger sein darf als ein Drittel des DIN A4 Bogens, auf dem oben Logo und Anrede stehen. In der Mitte befinden sich die Diagnosen, die Krankengeschichte und der Verlauf. Der Platz unten muss für seine Unterschrift reichen. Da das hier der einzige Computer ist, musst du dich beim Schreiben beeilen. Du darfst für keinen Brief länger als 10 Minuten incl. Formatieren und Drucken brauchen. Denn sonst schaffst du das zeitlich nicht und sitzt bis in die Nachtstunden vor dieser Kiste."

3

Stefan und eine Assistenzärztin namens Sabine versorgten die Station I, während Matthias und ich für die Station II zuständig waren. Jeweils einer von uns hatte im Anschluss an die reguläre Arbeitszeit von spätnachmittags bis zum nächsten Morgen Bereitschaftsdienst und durfte nach 24 Stunden heimgehen. Bei vier Assistenten bedeutete das alle vier Tage einen Nachtdienst, im Monat acht Dienste und nur jedes zweite Wochenende frei zu haben. ‚Immerhin', dachte ich, ‚das ist im Vergleich zu meinen bisherigen fünfzehn Diensten eine echte Verbesserung.'

Da der diensthabende Assistenzarzt morgens nach Hause ging und ein weiterer über Tag zu den Belegärzten in einen OP-Saal abgeordnet wurde, blieben für unsere Abteilung und für die Notfallaufnahme nur noch zwei Assistenzärzte übrig, die sich um alles kümmern mussten. Wegen dieses Personalmangels wurden unsere Patienten nur in einem OP-Saal operiert, meistens von Dr. Weissbart und Frau Dr. Fischer-Peters. Wir Assistenzärzte hielten, wenn wir denn dabei sein konnten, die Haken, um dem Operateur freie Sicht auf das Operationsgebiet zu verschaffen. In Sachen Ausbildung am OP-Tisch wurden wir vertröstet, dass die freien Stellen bald wieder besetzt würden. Solange müssten wir uns alle auf diese spezielle Situation einstellen; die Patienten müssten möglichst schnell und zuverlässig chirurgisch versorgt werden, deshalb könne man uns derzeit bei einer Operation nichts weiter machen lassen außer eben Hakenhalten. Und natürlich kämen die Patienten deshalb in dieses Krankenhaus, weil sie sicher sein konnten, vom besten Operateur operiert zu werden, unserem Chef Dr. Weissbart.

Ab der zweiten Woche an der Sophienklinik wurde ich zum Bereitschaftsdienst eingeteilt. In die Notaufnahme kamen nach 17.00 Uhr täglich etwa noch 15-20 Patienten, die vom diensthabenden Arzt versorgt werden mussten. Nicht alle hatten schwerwiegende gesundheitliche Probleme, sondern entweder kleine Verletzungen oder Schmerzen unklarer Ursache. Hier lernten wir erst einmal die Spreu vom Weizen zu trennen. Wir schlugen uns nach bestem Wissen und Gewissen durch, denn unseren ‚Hintergrunddienst', entweder einer der Chefärzte oder die Oberärztin, wollten wir nicht mit jeder Lappalie belästigen. Die Indikation für eine Röntgenaufnahme bei einem Patienten mussten wir sehr zurückhaltend stellen, weil in jedem Einzelfall die Röntgenassistentin aus der Rufbereitschaft von zu Hause geholt werden musste. Es war in vieler Hinsicht eine „Selbst-ist-der-Mann"-Aufgabe, vor die man hier gestellt war.

So waren die Dienste in den ersten Monaten für uns alle eine echte Herausforderung gewesen. Ich war froh, dass ich wenigstens schon über etwas Erfahrung verfügte, obwohl es in Auenbrück deutlich ruhiger gewesen war. Eher war es auch die Zeit bei JJ in der Praxisklinik gewesen, in der ich sehr viel über die Akutbehandlung von so manchen unfallchirurgischen

Problemen gelernt hatte. Das kam mir zugute. Ich konnte ja beispielsweise selbst gipsen, was sich an der Sophienklinik als unschätzbarer Vorteil erwies.

Was während der Bereitschaftsdienste ständig nervte, war das ewig bimmelnde Telefon. Im Rahmen von Rationalisierungsmaßnahmen waren für die Zeit von 22.00 Uhr bis 06.00 Uhr die Funktionen der Ambulanzschwester, des Pförtners und der Telefonistin zusammengefasst und an den diensthabenden Arzt delegiert. Nach 22.00 Uhr wurde also jeder Anruf im Krankenhaus auf das Notfalltelefon weitergeleitet – es waren nicht wenige, die mich auch mitten in der Nacht aufscheuchten, wenn ich halb angezogen im Bett meines Dienstzimmers lag um auszuruhen.

Dienstzimmer zeigen an vielen Krankenhäusern, welchen Stellenwert die Assistenzärzte in einem Krankenhaus haben. Dieses Dienstzimmer lag im Keller, der am weitesten von der Notfallaufnahme entfernte Platz des Krankenhauses. Neben dem Kopfende des Betts verlief an die Wand geflanscht von der Decke bis zum Fußboden ein Rohr von 10 cm Durchmesser. Wann immer irgendeine Toilette im Krankenhaus gespült wurde, rauschte die Ladung an uns vorbei, falls wir nachts dazu gekommen waren, uns hinzulegen. Das bescherte sanfte Träume von weißen Stränden und blauem Meer. Sonst war das Zimmer sehr ordentlich eingerichtet und wurde regelmäßig gereinigt.

Morgens trafen wir uns immer im Arztzimmer, saßen am Bistrotisch und tranken während der Frühbesprechung Kaffee. Dabei schauten wir uns die Röntgenaufnahmen aus der vorangegangenen Nacht an und besprachen die Diagnosen. Ab und zu korrigierte uns Dr. Weissbart, während er die Entlassungsberichte durchsah und abzeichnete. Hin und wieder leitete er eine Anekdote ein mit den Worten: „Damals als ich Medizinalassistent war…." Knapp 20 Minuten später begann die eigentliche Arbeit.

Manchmal nutzte ich die Frühbesprechung und sprach den Chef auf die zentrale Frage an, wann ich endlich für eine Operation eingeteilt würde. „Dr. Weissbart, wer wird Sie später einmal operieren, wenn es keine gut ausgebildeten Chirurgen mehr gibt?" So hatte ich schon gegenüber JJ immer argumentiert. „Wie soll man denn sein Handwerk allein vom Zugucken lernen?" Dann zitierte ich Maike mit ihrem sterbenden Schwan.

Er korrigierte meine Briefe, hörte dabei zu, und wenn er aufsah, blinzelten mich seine Augen lustig an. Aber er hatte keine vernünftige Antwort parat. Zwar war er stets bereit zu helfen, und einige wenige Male ließ er mich im OP sogar operieren und assistierte mir. Andersherum war es immer ein Vergnügen, ihm zu assistieren und ihm bei seiner schönen Technik zuzusehen. Aber mehr als dieses Minimum an Praxis gab es einfach nicht, und theoretischer Unterricht fand nicht statt.

Mit Dr. Keltner und der Oberärztin war es nicht besser. Jeden zweiten Tag hielt Frau Dr. Fischer-Peters die Morgenvisite ab, aber es kümmerte sie nicht, was ich mit den Patienten besprochen oder welche Behandlung ich begonnen hatte. Sie ordnete die gegensätzlichsten Dinge an, ohne zuzuhören, warum ich etwas so und nicht anders gemacht hatte. Das hinterließ auch die Patienten in völliger Verwirrung. Die Therapieansätze von uns Assistenten wurden grundsätzlich nicht diskutiert, nicht verbessert, ja, nicht einmal kommentiert, sondern in der Regel einfach nur ignoriert. Darüber hinaus war sie alles andere als herzlich, aber wenigstens im förmlichen Umgang mit uns korrekt.

Nach einigen Monaten durfte ich ihr bei größeren Bauchoperationen assistieren, was ich gerne machte, weil sie mir gelegentlich Teilaufgaben der Operation überließ. So durfte ich einmal eine Darmnaht bei einer Operation setzen, an deren Ende sie plötzlich zu mir sagte: „Frau Ostmüller, Sie diktieren den Operationsbericht!"

„Sie meinen, ich soll Ihnen den Operationsbericht diktieren?" fragte ich überrascht zurück.

„Nein, natürlich nicht, Sie sollen den Operationsbericht für sich schreiben und die OP in Ihrem Katalog abhaken."

„Aber ich habe doch gar nicht operiert, ich habe nur zwei Nähte gemacht. Das kann man doch nicht die große Bauchoperation nennen", erwiderte ich konsterniert.

„Seien Sie doch nicht albern, Frau Ostmüller, Sie brauchen doch die OP für ihren Katalog oder nicht?"

‚Meine Güte', dachte ich, ‚soll ich so Chirurgin werden?'

„Was nützt es mir, dass ich falsche Zeugnisse sammele, wenn ich nachher so schlecht operiere wie Balgemann, dieser Blindfuchs in Auenbrück? Vermutlich ist er genau auf so einem Weg Facharzt geworden – ein Nichtskönner, der auf die Menschheit losgelassen wurde!" sagte ich später zu meinem Mann.

Am nächsten Morgen ging ich zu Fischer-Peters. „Es tut mir leid, Frau Oberärztin, ich weiß, dass Sie es gut meinen, aber auf diese Art und Weise möchte ich meine Operationen nicht zusammenkriegen. Ich schreibe nur Berichte für die Operationen, die ich auch selbst gemacht habe."

Sie antwortete mir nicht, aber ich spürte, dass sie das akzeptierte. Gelegentlich ließ sie mich ab jetzt auch selbstständig operieren, assistierte mir und beriet mich, und ich schrieb mir die Operationen dann auf, wenn ich sie zu 75 % allein gemacht hatte. Wir sind nie Freundinnen geworden, aber immerhin bestand unsere Arbeit in gegenseitiger Schätzung und Akzeptanz.

Ich war auf dem Weg zumindest ein bisschen das Operieren zu lernen, aber mir fehlte weiterhin die Regelmäßigkeit in der Ausbildung und in Allem. Die von uns Assistenzärzten erarbeiteten Behandlungskonzepte, die Therapieansätze und die Operationsergebnisse wurden nie besprochen, eine Morbidity und Mortality-Konferenz fand nicht statt, und eine Rückmeldung von den Patienten oder ihren Hausärzten gab es meistens auch nicht. Zumindest erfuhren wir davon nicht. Das Idealbild aus den USA und Kanada wurde allmählich zu einer Fata Morgana.

Gegen Ende des Jahres erschienen immer mehr Presseberichte über die inakzeptable Situation der Ärzte im Praktikum. Die Frau meines Kollegen Matthias hatte ein Kind bekommen und war jetzt in Elternzeit. Beide waren finanziell in Bedrängnis, denn das AIP-Gehalt reichte vorne und hinten nicht. Ich fand seine Bezahlung ungerecht, da er genauso viel arbeitete wie wir alle und schenkte ihm deshalb mein Weihnachtsgeld. Nach fünf Monaten kündigte Matthias, weil er ein anderes Krankenhaus gefunden hatte, in dem man ihm zusagte, ihn vom ersten Tag an mehr in das Operieren zu integrieren und ihn besser auszubilden.

„... und ich gehe auch", sagte dann ein paar Tage später noch Stefan. „Ich brauche für meinen Facharzt ein Haus mit voller Weiterbildungsermächtigung; vielleicht lerne ich da ja noch ein wenig Operieren."

Bei Matthias hatten sich 180 und bei Stefan 340 Überstunden angesammelt. In bewährter Manier hatte der Geschäftsführer das Problem kostenneutral lösen wollen und die Auszahlung der Überstunden verweigert. Sie sollten durch Freizeit ausgeglichen werden. Folglich kamen beide schon am nächsten Tag nicht mehr zur Arbeit. Von den sechs Assistenzarztstellen waren jetzt also nur noch zwei besetzt, eine mit Sabine, die andere mit mir.

Sabine war 28 Jahre alt, war schlank und hatte ein Milchgesicht mit empfindlicher Haut. Während des Studiums hatte sie einen 20 Jahre älteren, gut betuchten Mann geheiratet, dem in der Stadt ein paar Häuser gehörten. Sie musste aus finanziellen Gründen nicht arbeiten, wollte aber eine Facharztausbildung machen, um im Fall des Falles unabhängig zu sein. Ihre interessante Arbeitstaktik bestand darin, sich lauthals über die Faulheit anderer zu beschweren und gleichzeitig darauf zu achten, sich selbst nicht zu überarbeiten. Als Sabine uns verließ, fanden wir in ihrem Fach noch ca. 40 ungeschriebene Entlassungsbriefe, die von uns zurückgebliebenen Ärzten incl. der Chefs eine Woche lang abdiktiert wurden.

In den ersten beiden Wochen, nachdem Stefan und Matthias gekündigt hatten, zog sie aber klaglos mit. Wir waren jetzt abwechselnd jeden zweiten Tag wegen des Bereitschaftsdienstes für 24 Stunden in der Klinik. Die beiden Chefs und die Oberärztin versuchten nun umso mehr ohne uns zu operieren, damit wir die Stationsarbeit erledigen konnten, aber sie brauchten eben doch immer wieder Hakenhalter. Wir alle arbeiteten mittlerweile an der Grenze unserer Möglichkeiten und versorgten die Patienten soweit es irgendwie ging.

Essen wurde unter diesen Bedingungen zu einem richtigen Problem. Die Kantine des Krankenhauses war nur von 09.00 – 15.00 Uhr geöffnet. Man konnte sich zwar ein Essen reservieren lassen, musste es aber im Voraus bezahlen und durfte es sich nicht auf die Station bringen lassen. Leider war früher an einigen Krankenhäusern mit dem Patientenessen viel Missbrauch getrieben worden, d.h. es war mehr Essen bestellt worden als notwendig, und das hatte sich das Personal genommen. Das Personal durfte nun auch bei uns nicht mehr auf der Station essen. Wenn wir im OP waren und später irgendetwas essen wollten, mussten wir uns während der Öffnungszeiten der Kantine ausschleusen, drei Etagen nach unten rennen, dann mit dem Essenstablett in der Hand wieder drei Etagen nach oben rennen, das Essen in den Personalkühlschrank stellen und wieder in den OP zurück gehen.

Irgendwann am späten Nachmittag kamen wir dazu, das Essen in uns hinein zu schaufeln, während uns die Stationsschwester die Problemfälle des Tages schilderte. Versäumten wir das Essen rechtzeitig in der Kantine zu ergattern, fiel das Essen für diesen Tag aus. Bei geschlossener Kantine, Essensverbot auf den Abteilungen und fehlendem Pizzaservice in der Nähe, gab es keine weitere Möglichkeit, etwas Essbares zu bekommen. Ab und zu erbarmte sich eine Schwester mit einem Restessen, das dann trotz Kündigungsdrohung irgendwo für uns zurückgehalten worden war. Einige dieser Schwestern versuchten dann noch das Gefühl zu erwecken, sie hätten für diese Lebensmittel persönlich bezahlt und uns somit eine große Gnade getan. Sie hatten gut lachen, denn während der 24 Stunden unserer Dienste arbeiteten sie in drei Schichten und versorgten sich zu Hause ... eigentlich ja ein normaler Vorgang, oder?

Ein Beispiel des Mahlzeitproblems war, dass man gerade mit dem Tablett irgendwo im Haus unterwegs sein konnte und zu einer Reanimation gerufen wurde. Es passierte jedem einzelnen natürlich umso häufiger, je öfter er Dienst hatte und das Notfalltelefon bei sich trug! Dabei stellte ich das Essenstablett irgendwo im Treppenhaus auf dem Fußboden ab und rannte dorthin, wo ich dringend gebraucht wurde. Mit etwas Glück, war auf dem Rückweg das Tablett noch dort.

Mein schriftlicher Antrag, unser Mittagessen doch wenigstens ausnahmsweise in der Zeit der Personalknappheit mit den Patientenessen zusammen auf die Station hochschicken und reservieren zu lassen, wurde von der Verwaltung abgelehnt. Die Begründung war, jeder Arbeitnehmer hätte schließlich eine Mittagspause von einer halben Stunde, in der er dieses Problem selbst lösen könne. Diese Schreibtischtäter konnten sich ihre Mittagspause immer selbst einrichten – und taten es, egal ob es bei der Patientenversorgung lichterloh brannte oder nicht. In den USA und Kanada hatten die Verwaltungen schon realisiert, dass ein Krankenhaus ein 24-Stunden-Betrieb ist.

Unsere Chefs realisierten allerdings, dass Sabine und ich auf dem Zahnfleisch gingen. Ihnen und der Oberärztin ging es kaum anders. Die Versorgung der Patienten in der Ambulanz, auf der Station und im OP konnte kaum noch kontinuierlich aufrecht gehalten werden. Die Entlassungsbriefe schrieb ich in meinen Diensten mittlerweile zwischen 01.00 und 03.00 Uhr morgens, ehe ich versuchte, wenigstens noch zwei Stunden Schlaf zu bekommen. Doch da war dieses Telefon, auf dem in der Nacht alle Anrufe im Krankenhaus zusammenliefen und so lernte ich, welche Ansprüche manche Menschen in der Bevölkerung an uns im Krankenhaus hatten. Da riefen Leute an, die wissen wollten, was sie gegen ihren Alkohol-Kater oder gegen das Schnarchen des Partners tun sollten. Andere hatten schon seit Tagen Kopfschmerzen, die sie jetzt über Maßen beunruhigten und wieder andere drückte der Schuh und sie wollten wissen, ob sie am kommenden Tag damit zur Arbeit gehen könnten. Gelegentlich auch nutzten Mitbürger, die tagsüber ihren Angaben nach schwer beschäftigt waren, dieses Notfalltelefon dazu, ihre Untersuchungstermine im Krankenhaus für die nächsten Wochen zu koordinieren. Ich bin wichtig, lautete die Devise. Wenn ich diesen Menschen empfahl, am nächsten Tag den Hausarzt aufzusuchen oder sich im Sekretariat zu melden, gab es am anderen Ende nicht selten harsche Äußerungen des Unverständnisses.

Es ist mir gelungen, in all den Wochen und Monaten kein einziges Mal die Fassung zu verlieren, obwohl viele zu denken schienen, dass ein Krankenhaus wie ein Waschsalon rund um die Uhr geöffnet ist und die dortigen Mitarbeiter nur darauf warteten, sie zu bedienen.

4

Eines Abends kam gegen 23.30 Uhr ein ungepflegter, dickbäuchiger Mann mit einer großen blutenden Schnittwunde an der Hand. Ich wusste, dass die Versorgung eine ausgedehnte örtliche Betäubung und einige Zeit in Anspruch nehmen würde, aber keinen Aufschub duldete. Sorgfältig bereitete ich den Eingriff vor, legte mir alle Instrumente zurecht, impfte ihn, da er keinen Tetanusschutz hatte und dokumentierte alles.

Im Wartezimmer warteten derweil noch ein paar andere Patienten, von denen einer im 10-Minuten-Takt an die Tür klopfte und sich darauf berief, dass er schließlich privat versichert sei und ein Anrecht habe sofort versorgt zu werden. „Bitte stören Sie mich jetzt nicht noch einmal!" sagte ich schließlich. „Das hier ist eine Notfallambulanz. Hier wird jeder Mensch nach dem Schweregrad seiner Erkrankung versorgt und nicht nach seinem Versicherungsstatus. Sie sehen ja, dass ich alle Hände voll zu tun habe und das hier ist übrigens mein Notfalltelefon, auf das ich auch noch reagieren muss, wenn es klingelt!"

Dann desinfizierte ich die Hand des Patienten mit der Schnittwunde und setzte die lokale Betäubung. Während ich weiter vorbereitete, fragte er mich: „Wo ist denn eigentlich die Schwester?" „Die ist wegrationalisiert!" antwortete ich. „Nachts mache ich alles ohne Schwester: Nähen, Lagern, Vorbereiten, Nachbereiten."

Während ich die Sehnenloge an seiner verletzten Hand freilegte und säuberte und mich für eine spezielle plastische Hautdeckung entschied, weil ich mir davon eine Sicherstellung der Fingerfunktion und eine nur geringe Narbenbildung versprach, plauderten wir noch ein wenig über die katastrophale Stellensituation, als er mit einem Mal sagte: „Naja, ihr Ärzte müsst auch mal arbeiten. Ihr verdient sowieso zu viel Geld!"

Ich meinte meinen Ohren nicht zu trauen, aber als ich ihm ins Gesicht schaute, war sein süffisantes Grinsen nicht zu übersehen. „Was haben Sie da gesagt?" An meinem Ton musste er bemerkt haben, dass mir nicht zum Spaßen zumute war, denn er schwieg.

Während ich mich wieder auf meine Arbeit und seine Handverletzung konzentrierte, fragte ich ihn, was er beruflich mache. Er war bei der Sparkasse angestellt. Vor 15 Jahren hatte er einmal einen dreimonatigen Kurs gemacht und arbeitete seitdem bei der örtlichen Filiale für inzwischen 1.500 Euro netto.

Dann machte er eine so niederträchtige Bemerkung, mit der er mich als Arzt und als Frau beleidigte, dass ich zum ersten Mal einem Patienten gegenüber die Beherrschung verlor. Ich schrie ihn an, dass ich seit 10 Tagen jeden zweiten Tag 30 Stunden arbeitete, meinen Mann nicht mehr sah, ein Ende nicht absehbar wäre, ich seit dem Arbeitsbeginn vor 14 Stunden bisher nur ein Glas Wasser getrunken hätte, nichts gegessen hätte, und dass ich mitten in der Nacht auch solche Leute wie ihn hier versorgen würde. Auf meinem Lohnnachweis stünden 550 Euro für eine nicht erfasste 90-Stunden-Woche und das alles nach acht Jahren Studium, einem Jahr unbezahlter Arbeit als Quasi-Arzt und anderthalb Jahren als Arzt im Praktikum für ein Drittel des normalen Arztgehalts.

Nachdem ich mich abgeregt hatte, beendete ich schweigend die Wundversorgung, gab ihm Informationen für die Nachversorgung mit und schickte ihn nach Hause. Am meisten hatte mich sein spöttischer Ton verletzt, in einer Situation, in der ich, wie ich fand, sehr gute Arbeit geleistet hatte und ihm ersparte, für den Rest seines Lebens nur noch mit zwei Fingern greifen zu können.

5

Am Ende der zweiten Woche ohne Stefan und Matthias wurde Sabine krank. Sie kam noch zur Arbeit, erbrach sich aber während der Morgenbesprechung in den Mülleimer. Ich fuhr sie nach meiner Dienstübergabe heim.

Jeden Morgen hatten Sabine und ich unseren Chef Dr. Weissbart gefragt: „Wann stellen Sie endlich neue Ärzte an?" Er hatte uns deprimiert entgegnet, der Geschäftsführer sei für die Personalpolitik zuständig, beantworte keinen seiner Briefe und dass bis jetzt nicht einmal eine Annonce im Ärzteblatt geschaltet worden sei, denn auch dieses Geld wolle man sparen.

Nachdem Sabine schon sieben Tage krank war und ich ununterbrochen Nachtdienst hatte, um 08.00 Uhr nach Hause ging und nach sechs Stunden Schlaf am Nachmittag wieder ins

Krankenhaus zurückkam, hatte ich genug. Ich rief das Gewerbeaufsichtsamt an und bat um eine Überprüfung der Arbeitszeiten. Ich wollte anonym bleiben, denn mein Vertrag war so formuliert, dass ich jederzeit gekündigt werden konnte, wenn ich dem Krankenhaus gegenüber „nachteilig agieren" würde. Doch der Mitarbeiter des Gewerbeaufsichtsamtes beschied mir sachlich und in aller Unfreundlichkeit, dass man auf anonyme Anrufe nicht reagiere. Er wies mich darauf hin, dass man den Arbeitgeber von einer namentlichen Anzeige unter Hinweis auf den Anzeigenden in Kenntnis setzen werden würde und hakte dann noch einmal nach, ob ich das wirklich wollte. Die Drohung war leicht zu verstehen, aber ich ging das hohe Risiko ein.

Innerhalb von zwei Wochen wurden drei Assistenten eingestellt. Ich habe nie erfahren, ob das Krankenhaus wegen der restriktiven Personalpolitik und der Nichteinhaltung des Arbeitszeitgesetzes mit einer Geldbuße belegt wurde. Was ich erfuhr, war, dass unser Geschäftsführer und der Direktor des Gewerbeaufsichtsamtes öfter zusammen Golf spielten.

Es folgte eine gute Zeit. Ich konnte etwas mehr operieren, einmal im Monat organisierte ich eine radiologische Fortbildung, und endlich wieder besprachen wir morgens bei der Übergabe des Nachtdienstes die interessantesten Fälle des letzten Tages.

Beim Umziehen in der OP-Schleuse fragte mich Frau Dr. Fischer-Peters eines Tages, ob ich einen Vortrag über das Thema „Leistenbruchoperationen" übernehmen und im Rahmen einer öffentlichen Abendveranstaltung halten könnte. Ohne Erfahrung mit Vorträgen war mir etwas unwohl, aber ich sagte zu. Die Entscheidung spornte mich an, endlich den Umgang mit PowerPoint zu erlernen. Ich suchte die Literatur zusammen und begann mich auch mit einer neuen Operationstechnik zu befassen, die noch selten durchgeführt wurde. Mit einem Kunststoffnetz wurde die Bruchlücke von der Innenseite des Bauchfells kommend verschlossen, um künftig den Durchtritt von Darmschlingen zu verhindern. Es waren keine größeren Schnitte, sondern nur eine so genannte minimal invasive Schlüssellochchirurgie erforderlich.

In den vergangenen Jahren hatte ich in der Ambulanz einige Patienten kennen gelernt, denen mit diesem Kunststoffnetz nicht geholfen war. Dieser Fremdkörper führte immer wieder zu anhaltenden Schmerzen, Entzündungen und Verwachsungen im Operationsgebiet. Ich begegnete dem Thema deshalb sehr kritisch und betrachtete die Entwicklung mit Skepsis. Immer wieder gibt es Entwicklungen, die von uns Ärzten gerne als Innovationen angenommen werden, aber nicht unbedingt den Patienten helfen. Ich wusste, dass die Hersteller dieser Netze alles versuchten, um ihre Verkaufszahlen zu steigern und dabei tatkräftig von Chirurgen unterstützt wurden. Zwar hatte man bei Tierexperimenten herausgefunden, dass diese Netze bösartige Tumore, sog. Mesotheliome, hervorrufen konnten, doch war so etwas bei Menschen bislang nicht aufgetreten. Anhand welcher Fakten die Hersteller versicherten, dass diese Netze absolut unbedenklich seien, blieb unklar. Unbestritten blieb jedoch, dass der Preis für eine konventionelle Leistenbruchoperation 440 Euro betrug, während die knopflochchirurgische Platzierung eines Netzes mit ca. 2.500 Euro entlohnt wurde. Also auch für die Krankenhäuser ein lukratives Geschäft, das heute vielerorts betrieben und von vielen als Standard angesehen wird.

Weil bei uns an der Sophienklinik die Leistenbruchoperationen bis jetzt ohne ein solches Kunststoffnetz durchgeführt wurden, stellte ich das Verfahren neutral dar. Die Veranstaltung kam bei den ca. 80 Teilnehmern recht gut an und meine Chefs gratulierten mir freundlich zu der professionell vorbereiteten Präsentation, hinter der zu einem gut Teil mein Mann steckte.

In der folgenden Woche stöhnte Dr. Weissbart, dass er ebenfalls einen Vortrag vorbereiten müsse. Ich schlug ihm als Deal vor, dass ich die Präsentation für ihn übernehmen würde, wenn er mich als Gegenleistung operieren ließe. Nach kurzem Zögern schlug er ein. Gegen Ende meiner Vertragslaufzeit hatte ich tatsächlich, was die Knochenchirurgie betraf, meinen Operationskatalog erfüllt. Bauch-, Leber- und Magenchirurgie allerdings waren immer noch eine Terra incognita.

6

Viele der Schwestern an der Sophienklinik waren mittlerweile für mich zu guten Arbeitskolleginnen geworden und schätzten meine Erfahrung, wie auch ich ihnen Respekt vor ihrer Erfahrung zollte. Nicht wenige von ihnen waren älter und kamen aus ärmeren Familien auf dem Lande, in denen die Nachkriegszeit noch gut in Erinnerung war und die Erziehung dieser Frauen mit geprägt hatte. Diese Schwestern brachten es nicht ohne weiteres über sich, das von den Patienten übrig gebliebene Essen einfach in den Abfallkübel zu werfen. Ich auch nicht. Deswegen hatte ich wenig Skrupel, wenn sie mir mal einen Apfel oder ein wenig Reis aufgehoben hatten und ich spät abends bei ihnen auf der Station saß und aß. Wir witzelten, dass um diese Uhrzeit die Verwaltungsangestellten eh im Bett wären und als ich mit vollem Mund sagte: „Jetzt bin ich entlassen", meinten sie: „Ich auch. Ich auch", und nahmen lachend noch etwas von dem übrig gebliebenen Brot und Obst.

In einer weniger arbeitsreichen Nacht unterhielt ich mich während meines Bereitschaftsdienstes einmal mit ihnen über das Thema Organtransplantation. „Hast du überhaupt einen Organspenderausweis?", wollte Schwester Margot wissen.

„Nein", antwortete ich, „aber gut, dass du mich darauf hinweist. Ich muss mir unbedingt einen besorgen. Nicht, dass ich spenden möchte, ganz im Gegenteil, ich möchte das auf gar keinen Fall tun. Ich habe gehört, dass der neue Gesetzestext bei Nichtvorhandensein einer Ablehnung die Organentnahme erlauben wird und deshalb will ich meinen Willen schriftlich fixieren."

„Aber wieso willst du nicht spenden?" fragte Margot erstaunt. „Du bist doch Chirurgin, du musst doch wissen, wie nötig man diese Organe braucht, um Leben zu retten."

„Wollt ihr darüber unbedingt diskutieren? Hier werden wir keine Zeit haben, in der Ambulanz warten mehrere Patienten auf mich. Aber wisst ihr was? Ich lade euch mal zum Essen in die Eckkneipe am Marktplatz ein. Da können wir uns dann in Ruhe unterhalten."

Mein Vertrag lief Ende des Monats aus und eine Verlängerung war abgelehnt worden. Beide Chefs hatten mehrere schriftliche Anträge gestellt, aber vielleicht war das Telefonat beim Gewerbeaufsichtsamt doch an mir hängen geblieben. Ich war einerseits traurig darüber, weil die Arbeit mit dem aufgestockten Personal wieder Spaß brachte, andererseits erforderte mein Ausbildungskatalog, dass ich in ein Krankenhaus wechselte, in dem der Chirurg die volle Weiterbildungsermächtigung besaß. Meinen Abschied nahm ich zum Anlass, die Schwestern meiner Station wie angekündigt zum Essen in eine Kneipe einzuladen. Alle bis auf die Schwestern aus der Spätschicht waren gekommen, was mich sehr freute. Wir alberten herum, doch nach dem Essen fragte mich Margot noch einmal: „Und was ist jetzt eigentlich mit dem Transplantationsausweis?"

Immer wieder wurden wir Ärzte indirekt von den Landesärztekammern und der Politik dazu aufgefordert, dem Bedarf an Organen Rechnung zu tragen und den Angehörigen eines hirntoten Patienten möglichst bald die Frage nach einer Organspende zu stellen. Nach unserer inneren Einstellung hierzu fragte keiner; es wurde vorausgesetzt, dass der Arzt mit dem

Erhalt der Approbation die Transplantationsmedizin unterstützte. Damit tat ich mich persönlich sehr schwer. Die erklärten Protagonisten und besonders mächtige Transplantationsmediziner wie jener, der wegen seiner Vorgehensweise schon vor Jahren staatsanwaltschaftliche Ermittlungen ausgelöst hatte, waren mir immer suspekt gewesen, weil ich einen Interessenskonflikt des Arztes mit dem Forscher und dem Geschäftsmann sah, die sich in dieser einen Person vereinten.

Als ich noch studierte, hatte ein Pathologieprofessor uns einmal eine Leber mit einem bösartigen Tumor gezeigt, die einem angeblich ausgeheilten und jetzt verstorbenen Krebspatienten entnommen und einem neuen Patienten eingesetzt worden war. Was der Pathologe uns damals erzählte, erinnere ich noch sehr genau: Der Patient, dem die Leber eingepflanzt worden war, hatte eine akute Abstoßungsreaktion entwickelt und war zwei Wochen nach der Transplantation verstorben. Besagte Transplantationsmediziner war der Ansicht gewesen, dass das nicht an der Leber gelegen hatte und weil dieses kostbare Organ nicht so einfach in einem Sarg verschwinden durfte, entnahm der Wahnsinnige die Leber ein weiteres Mal und setzte sie einem dritten Patienten ein, obwohl inzwischen der Tumorbefund in dieser Leber diagnostiziert war. Die Geschwulst war unter den die Körperabwehr hemmenden Medikamenten, die der Organempfänger nehmen musste, erst recht weiter gewachsen. Auch der dritte Patient lebte nicht lange mit diesem „neuen" Organ, das der Pathologe uns zeigte. Er rastete bei der Erzählung beinahe aus und ließ seiner Empörung freien Lauf.

Erst viele Jahre und etliche weitere nicht-öffentliche Skandale später, war der Transplantationsmediziner von der Universität als auch von den zahlreichen wissenschaftlichen Gesellschaften, deren Mitglied er war, als nicht mehr tragbar eingestuft worden.

„Das ist ja noch kein Grund gegen die Transplantation im Allgemeinen zu sein", erwiderte Margot auf meine Erzählung.

„Das könnte ja auch einfach ein Zeichen der Machtgeilheit dieses Chirurgen sein."

„Für mich ist das eine sehr persönliche Angelegenheit", sagte ich, „ich komme schlecht damit zurecht, einen Menschen zu sehen, der zur Transplantation freigegeben wurde und eigentlich schon gestorben ist, dessen Körper aber zur Erhaltung der Organe noch am Leben erhalten wird." Hinter diesen Emotionen standen auch schlechte Erfahrungen im Umgang mit hirntoten Menschen, die zur Transplantation freigegeben worden waren.

Während der Nachtdienste meines Studiums war ich einige Male bei Organentnahmen dabei gewesen und hatte das operative Vorgehen der Transplantationsteams als pietätlos empfunden. Viele OP-Schwestern und Pfleger hassten es, dabei zu sein, aber nur wenige hatten den Mut, sich aus Gewissensgründen zu verweigern. Meiner Meinung nach ist die Unversehrtheit einer Leiche ein hohes Gut, und ein Verstorbener dürfte kein Ersatzteillager für menschliches Recycling werden.

„Aber Organtransplantationen retten doch auch Leben", widersprach Margot. „Denk` doch mal an die Einzelschicksale!"

„Okay", erwiderte ich. „Ich will niemandem zu nahe treten, aber ich bin mir nicht sicher, ob das gut ist. Das muss jeder für sich selbst entscheiden. Ich werde niemandem etwas raten oder davon abraten und ich werde niemanden verurteilen, wenn er sich anders als ich entscheidet. Ich kann hier nur für mich sprechen, aber ich will es mal etwas zugespitzt formulieren: Kann mir jemand sagen, welcher Unterschied zwischen einem besteht, der seinen Tod durch eine Transplantation hinauszögert, und einem, der sich dem Hungertod dadurch entzieht, dass er das Fleisch eines toten Artgenossen zu sich nimmt? Das eine nennt man Wissenschaft, das andere Kannibalismus, oder?"

Neun Augenpaare schauten mich entsetzt und beinahe angewidert an. „Schaut mal", fuhr ich fort, „nach Angaben der UNO sterben jährlich 1,2 Millionen Menschen an Hunger.

Diese Menschen sind nicht krank. Sie wären alle gesund, sie könnten leben, wenn sie nur genug zu essen hätten. Sie haben aber nichts zu essen und obwohl sie oder ihre Kinder dem Tod geweiht sind, verspeisen die Leute ihre Toten nicht. Das ist ein sehr altes menschliches Gebot. Sie würden gerne überleben, aber sie verstoßen gegen dieses Gebot trotz allergrößter Verzweiflung nicht. Was aber wäre, wenn all diese vom Hungertod bedrohten Menschen sich entschieden, ihre Artgenossen in einem Akt des Kannibalismus zu essen, um den Hungertod abzuwehren? Sie würden vermutlich überleben, übrigens ganz ohne teure Operation, ohne Abstoßungsreaktion, ohne Medikamente zur Unterdrückung der Immunabwehr. Aber der Preis wäre natürlich dennoch sehr hoch!"

Margot widersprach energisch, als sie sagte: „Man kann doch einen Toten nicht zum Lebensmittel degradieren!" Ich stimmte ihr zu. Sie hatte ja Recht!

Keinesfalls ging es beim Kannibalismus im anthropologischen Sinn darum, dass Tote zu Lebensmitteln degradiert wurden. Vielmehr waren die Kannibalenstämme, die ihren Feind oder gar ein eigenes Stammesmitglied in einem rituellen Akt verspeist hatten, der Meinung, dass sie damit einen Teil seiner Seele in den eigenen Körper aufgenommen hätten. Im Falle des Essens von verstorbenen Angehörigen wollte man ihnen dadurch das Weiterleben ermöglichen. So absurd es für den Menschen der heutigen Kulturen klingen mag, so war doch Pietät hierfür ein tragendes Motiv.

Im Falle des Kannibalismus eines Feindes hoffte man auf eine gewisse Absolution für die vorangegangene Ermordung des Gegners. Während unsere heutigen Gesellschaften wegen irgendeines politischen oder wirtschaftlichen Zieles die gesichtslosen Menschenmassen mit Massenvernichtungsmitteln, Bomben und Maschinengewehren umbringen und gelegentlich besänftigend von einem Kollateralschaden sprechen, mussten die einzelnen Mitglieder der Kannibalenstämme voll und ganz die Verantwortung für das dem Feind entrissene Leben übernehmen. Wurden die gesellschaftlichen Normen nicht erfüllt, so war das für das Mitglied des Stammes der moralische Ruin. Das versuchte ich unserer Runde klar zu machen.

„Du sympathisierst wohl mit diesen Wilden?" warf Beate ein. Ich antwortete ihr, dass ich meine bisherige Meinung über die so genannten Kannibalen revidiert hätte. Ich war bei meiner Beschäftigung mit dem Wesen des Kannibalismus im Internet auf zwei interessante Quellen gestoßen: die Doktorarbeit mit dem Titel „Kannibalismus in Brasilien" einer Anthropologiestudentin namens Astrid Wendt und das Sachbuch „Kannibalismus" von Ewald Volhard.

Beide beleuchteten den Umstand, dass sowohl in der heidnischen Antike als auch in späteren christlichen Vorstellungen der Kannibalismus als inhumaner, gotteslästerlicher, verwerflicher, archaischer Akt angesehen wurde. Das war seit Jahrhunderten im Bewusstsein der europäischen Bevölkerung verankert worden. Was aber war dann die Transplantation?

„Wenn wir die Transplantation gutheißen", sagte ich, „dann müssen wir rückwirkend auch diesen Menschen die Absolution erteilen, und das muss auch die Kirche."

Während ich so argumentierte und meine Überlegungen schilderte, kam ich mir immer komischer vor, weil ich über ein Thema sprach, das für jemanden, der im Krankenhaus arbeitete oder einen Angehörigen auf einer Transplantationsliste stehen hatte, sehr unangenehm sein konnte. Aber ich hatte damit angefangen und fuhr deshalb fort.

„Jetzt will ich etwas zur Transplantation sagen. Die erste Organtransplantation fand meines Wissens in den 1950er Jahren statt und wurde als medizinische Sensation gefeiert. Was hatten wir Menschen wieder vollbracht! Sofern es einen moralischen Damm gegeben hatte, der uns vor der Verwertung menschlicher Gewebe als Ersatzteile schützte, brach er spätestens jetzt. Die

Transplantation bewies uns aber nicht nur unsere unermesslichen Fähigkeiten, sondern entpuppte sich zudem als ein sehr lukratives Geschäft und ermöglichte der Wissenschaft, aber auch der Industrie einen glamourösen Aufstieg. Die Politik unterstützte von vornherein das Transplantationsbusiness, während die Kirche zunächst einmal abwartete. Meiner Erinnerung nach ist die Organtransplantation in unserer Gesellschaft öffentlich praktisch noch nie in Frage gestellt worden, aber warum eigentlich nicht? Hat es hierzulande zu diesem übergeordneten Thema jemals eine Gesprächsrunde zwischen Kirchenträgern, Politikern und Ärzten gegeben, die der Organtransplantation die Absolution erteilt hätte? Und selbst, wenn das so wäre, warum gibt es dann in Deutschland so wenig Organspender? Haben nicht doch viele Menschen ein ungutes Gefühl, wenn es um dieses Thema geht?"

Was mich irritierte, aber ein unauflösbares Problem blieb, war, dass ich keinen Unterschied sah zwischen der Transplantationsmedizin und dem Kannibalismus. Zwei Organe, hier eine Leber oder eine Niere, da ein Stück Muskulatur: Beide gehörten zum Körper anderer Menschen und beide konnten je nach der jeweiligen Situation zum Überleben dienen. Das eine wurde in einem hochkomplexen Akt ärztlichen Handelns verpflanzt, das andere auf natürlichem Weg verspeist. Egal, wie ich es drehte und wendete, für mich blieben der Akt und die zugrunde liegende Moral sehr ähnlich: Eiweißpakete wurden einem Toten entnommen und einem anderen gegeben. In beiden Fällen diente das dem Überleben des anderen, und dieses war gesellschaftlich akzeptiert, wenn nicht gar erwünscht.

Dazu kam aber noch ein anderes Problem, das von den Transplantationsverfechtern immer gerne als irrelevant abgetan wurde: die Verflechtung von Medizin, Ruhm, Eitelkeit und Kommerz. Vor einigen Jahren wurde man als Arzt von Kollegen schief angesehen, wenn man über die Gefahr des Organhandels sprach, die durch die hohe Nachfrage und das geringe Angebot unweigerlich getriggert werden musste. Nein, hier doch nicht, doch nicht bei uns, das ist doch alles geregelt! Aber wie hatte es denn vor über 20 Jahren ausgesehen, als einem bayerischen Landesfürsten von fast 80 Jahren mal eben zwei Herzen eingebaut worden waren, die beide versagten? Welchem anderen Patienten war dieselbe Behandlung vorenthalten worden, weil er vielleicht nur Mechaniker oder Fließbandarbeiter war? Und wie stand es um jenen Transplantationsmediziner, dem die zahlreichen staatsanwaltschaftlichen Ermittlungen nun tatsächlich Dreck am Stecken nachgewiesen hatten? Stand dahinter eine Verschwörung von Menschen wie mir, die die Organtransplantation kritisch sahen? Oder waren die Fakten einfach nicht mehr von der Hand zu weisen, dass die von ihm durchgeführten Lebertransplantationen durch Bereicherung, durch unmoralische Entscheidungen und persönliche Vorteilsnahme inakzeptabel motiviert waren? Aber wenn jemand wie er zahlreichen wichtigen und international renommierten Wissenschaftsgremien angehörte, dann überlegte man eben lieber ein paar Jahre länger, bevor man ihm das Handwerk legte.

Mittlerweile gibt es Berichte im Deutschen Ärzteblatt, in mehreren anerkannten Nachrichtenmagazinen, von Amnesty International und von Human Rights Watch, die den Verdacht auf einen etablierten Organhandel in China erhärtet haben. China hatte seine erste Nierentransplantation im Jahr 1960 durchgeführt. Seitdem stieg die Zahl der Todesurteile beständig. Bis Ende 2000 wurden 35.000 Patienten in China nierentransplantiert.

So wurden zwischen 1990 und 1998 an der Universitätsklinik Tongji mehr als 1.000 Nieren verpflanzt, die meisten davon von Hingerichteten. Tongji entwickelte sich zum Zentrum der chinesischen Transplantationsmedizin und Organverwertungsindustrie. Eine gut funktionierende frische Niere soll derzeit mit einem Preis von 20.000 Dollar gehandelt werden. Im Übrigen rühmt die Universitätsklinik Tongji sich ihrer Zusammenarbeit mit 11 deutschen Universitäten, darunter die Humboldt-Universität in Berlin und die TU München. Auch auf internationaler Ebene besteht ein reger Austausch zwischen Studenten und Ärzten unter dem Motto: „Den Menschen in den Mittelpunkt stellen", das über dem Eingang zur Universitätsklinik zu lesen ist.

Einigen Quellen zufolge wurden in China lange Zeit auch politische Gefangene, wie z. B. Anhänger von Falun Gong, gezielt mit einem Kopfschuss getötet und anschließend als Organspender missbraucht. Diese zum Tode Verurteilten sahen als Letztes einen Arzt, der ihnen ein Blutverdünnungsmittel spritzte, damit die Organe in besserer Qualität erhalten blieben. Dieser Arzt belog die Hinrichtungskandidaten und gaukelte ihnen vor, er verabreiche ihnen ein Beruhigungsmittel, wofür die Verzweifelten ihm auch noch dankbar waren. Die ausführliche Dokumentation der NS-Zeit ist jedem zugänglich und beweist, wie brutal auch diejenigen Menschen sein können, die den Eid des Hippokrates abgelegt haben und sich fortan Ärzte nennen. Unzweifelhaft im Fall der chinesischen „Organgewinnung" ist wohl auch, dass die Hinrichtungstermine einem Transplantationskalender angepasst wurden. Gefängniswärter, Richter, Ärzte und viele mehr; sie alle verdienen wahrscheinlich auch heute noch am Organhandel in China, obwohl der Staat mittlerweile gesetzlich eingegriffen hat – die Olympischen Spiele in Peking verlangten gewisse Rücksichten. Die Organe hingerichteter Menschen werden in China jedenfalls weiter „verwertet", das ist auch nach der neuen Gesetzgebung möglich.

Immer wieder gab es in den vorangegangenen Jahren auch Reportagen, denen zufolge nicht nur Hingerichtete gegen ihren Willen zu Organspendern werden, sondern die auch belegen, dass Obdachlose und Arme im Namen der Transplantationsmedizin ausgebeutet werden. So werden in Indien jährlich über

15.000 Nieren explantiert, von denen etwa 4.000 an weiße Ausländer gehen. In den meisten Fällen stammen die Spendernieren von verarmten Indern, denen man dafür ca. 1.000 Dollar verspricht. Oft wird das versprochene Geld aber nicht bezahlt. Die Empfänger aus reichen Ländern ohne Krankenversicherung, vorwiegend den USA, haben oft selbst nicht genug Geld, um dort eine Transplantation zu bezahlen. In Indien erhalten sie eine erstklassige Behandlung zu einem erschwinglichen Preis – und ein Organ, auf das sie in ihrer Heimat möglicherweise noch Jahre hätten warten müssen. Dass die Hälfte der ihrer Nieren beraubten Organspender, die übrigens alles andere als erstklassig behandelt werden, später schwere gesundheitliche Probleme erleiden, die sie in die Arbeitslosigkeit treiben, geht an diesen Menschen vorbei. Ist das alles nicht moralisch verwerflich und steht diesbezüglich dem kulturell bedingten rituellen Kannibalismus sogar nach?

„Hier in Europa herrschen doch ganz andere Verhältnisse als in China und Indien", warf Margot ein. „Hier wird alles zentral von Eurotransplant koordiniert. Eine Bekannte von mir mit zwei Kleinkindern wartet schon seit langem auf eine Spenderniere und die kauft sie nicht einfach irgendwo ein. Sie möchte nur noch ein bisschen weiterleben und ihre Kinder wachsen sehen."

„Ich verstehe das", sagte ich, „und ich möchte das auf keinen Fall verurteilen, aber wo so viel Geld im Spiel ist, wird es keine saubere Transplantationsmedizin und gerechte Organverteilung geben. Jeder Mensch denkt letztlich nur an sich. Warum wollen wir immer älter werden, aber trotzdem jünger aussehen. Warum wollen wir nicht sterben? Unser christlich-religiöses Bild der Welt hat mittlerweile einer profanen Weltanschauung Platz gemacht, in der wirtschaftliche Interessen und Egoismus ganz oben stehen. Viele Menschen jagen dem Ruhm nach und sehen darin ihre Möglichkeit zu ewigem Leben. Der Wissenschaft hat sich mit der lebenskonservierenden und lebensver-

längernden Medizin ein riesiges Feld eröffnet, von der Transplantation über die Stammzellforschung bis hin zum Klonen von Organen. Der Industrie winken auf diesem Sektor fette Gewinne. Schon jetzt verdient sie gut an der Transplantationsmedizin, an der Aufbereitung der entnommenen Organe, an der Transplantation selbst und an der sich anschließenden lebenslangen medikamentösen Behandlung."
Ich nannte noch einige Preise, die ich aus dem Internet und anderen Quellen herausgesucht hatte. „Eine Herztransplantation kostet etwa 150.000 Euro und danach dann 50.000 Euro jährlich. Eine Nierentransplantation ist schon für 50.000 Euro zu haben und anschließend etwa 30.000 Euro pro Jahr. Am teuersten ist die Lebertransplantation mit bis zu 200.000 Euro und 60.000 Euro jährlich. Von den lebertransplantierten Patienten können nicht einmal zehn Prozent in den Beruf zurück. Die erdrückende Mehrheit fühlt sich nicht belastbar und dem Alltag kaum gewachsen. Wir sollen mit unserer Spendebereitschaft die Transplantationszahlen steigern. Aber können wir uns das moralisch und finanziell überhaupt erlauben? Und weswegen diskutieren wir in Anbetracht solcher Preise die Kosten für eine einfache Hüft-Prothese, bei der es keine Abstoßung gibt, keine lebenslange medikamentöse Therapie und mit der die meisten sogar wieder arbeiten gehen können?"

Es wurde 03.00 Uhr morgens, ehe wir aufbrachen. Wir gingen ziemlich nachdenklich und ernst auseinander, und ich fragte mich auf dem Nachhauseweg, ob es richtig gewesen war, meine Kolleginnen mit diesem Thema und meinen Ansichten zu konfrontieren. Aber dann fiel mir noch ein weiterer Punkt ein, den ich gar nicht erwähnt hatte. Auch mit dem derzeit zur Diskussion stehenden so genannten Gewebegesetz könnte der Tod eines Menschen künftig lukrativ von der Industrie vermarktet werden. Appellierten wir heute noch an altruistische Motive der Angehörigen, um sie zur Zustimmung für die Organspende eines Nächsten zu bewegen, so könnte ihnen künftig möglicherweise ein finanzieller Gewinn in Aussicht gestellt werden, wenn sie einer Gewebeentnahme bei einem verstorbenen Familienmitglied zustimmten. Wird es die Spendebereitschaft in der Bevölkerung erhöhen, wenn man einen finanziellen Anreiz bietet? Vielleicht ein paar hundert Euro für die Hornhaut der verstorbenen Oma?

Die Faschingsfeier der Abteilung war eines der letzten Treffen mit meinen Kollegen und den Pflegekräften, denn mein Vertrag lief aus. Passend zu unserem Kneipengespräch erschien ich als Kannibale verkleidet mit einem Koffer in der Hand, auf den ich mit Großbuchstaben TRANSPLANTATION geschrieben hatte. Wegen der dunklen Hautbemalung erkannte mich zunächst niemand. Ich trug in meinen Haaren einen alten, noch nicht ganz abgekauten Schinkenknochen und hatte mir ein paar bunte Wäscheklammern an die Ohren geheftet. Dazu trug ich ein schwarzes T-Shirt und einen Bastrock. Die Reaktion auf meine Verkleidung war bei den Insidern gemischt, die anderen waren durchwegs begeistert.

7

Meine erfolglosen Bewerbungen in der Umgebung brachten mir endlich etwas mehr Zeit für mich. Es war ein richtig schöner Morgen, die Sonne schien und eine leichte Brise wehte von der Altstadt herüber, als ich mich in ein Café am Fluss setzte und einen Milchkaffee bestellte. Viele Leute aller Altersstufen spazierten vorbei, gingen einkaufen oder tranken Kaffee an den Tischen, die auf den Bürgersteigen standen. Ich fragte mich, ob all diese glücklichen Menschen nicht zu arbeiten hatten, als sich zwei junge Männer und eine Frau an den Nachbartisch setzten. Sie waren Anfang 20, modisch gekleidet im Business-Look von der Stange, wohlgenährt und sonnengebräunt. Über irgendetwas witzelten und lachten sie lauthals und so ansteckend, dass ich selbst lächeln musste. Ihrer Unterhaltung konnte ich mich dann nicht mehr entziehen.

„Wie lange brauchst du denn für den Kurs?", fragte die junge Frau gerade einen ihrer Begleiter.

„Noch drei Monate", antwortete dieser. „Die Ausbildung dauert insgesamt sechs Monate. Ich genieße es, etwas Neues zu lernen und außerdem zahlt die Versicherungsgesellschaft mir während dieser Weiterbildung mein Gehalt."

„Wow, das ist ja klasse. Was verdienst du denn?", fragte jetzt der andere junge Mann.

„Etwa 1.600 Euro netto, das ist ganz okay für jetzt, aber später kann ich dann finanziell und karrieremäßig weiter aufsteigen."

Ich kam ins Träumen, denn so ein Job bei einer Versicherung schien deutlich besser zu sein als meiner, zumindest was die Bezahlung anging. Wie die Leute hier zeigten, gab es offensichtlich Arbeit, bei der man regelmäßig zum Mittagessen kam, zumindest ein Frühstück zwischendurch einnehmen konnte, vermutlich keinen 24-Stunden-Dienst und keine Wochenendarbeit hatte und überwiegend zu Hause im eigenen Bett schlief. Ich wurde neidisch und schwärmte ein wenig vor mich hin. Mit einem Mal fiel das Wort „Ärzte". Jetzt wurde ich schlagartig wieder aufmerksam und lauschte hin.

„Ich lerne gerade in meinem Kurs, wie man mit Ärzten umgeht", erzählte der junge Mann. „Grundsätzlich schicken wir alle Anträge, die einen Formfehler enthalten, zurück. Die denken nämlich, weil sie studiert haben und so selbstsicher sind, können sie die Fehler ruhig machen, aber Pustekuchen. Wir achten sehr darauf, dass die Anträge korrekt sind und es ist sogar spitzenmäßig, wenn wir einen Fehler finden."

„Wieso denn das?" fragte die Frau.

„Ach, das ist einfach. Bei solchen Fehlern schicken wir die Anträge erst einmal wieder zurück. Dadurch entsteht schon mal eine erhebliche Zeitverzögerung, bis wir der Forderung nachkommen müssen, und manchmal dauert das so lange, dass der Arzt selbst oder der versicherte Patient schon gar nicht mehr daran denken", antwortete der Mann und lachte. „Dazu gehört natürlich auch ein sicheres Auftreten am Telefon und dass man sich nicht von irgendwelchem schicksalhaften Quatsch überreden lässt. Die probieren nämlich meistens, auf die Tränendrüse zu drücken. Na ja, außerdem lerne ich noch ein paar Fachbegriffe, damit mich die Ärzte nicht einfach über den Tisch ziehen können."

Einen Moment durchzuckte mich die Versuchung, diesem arroganten Typen meinen Kaffee ins Gesicht zu schleudern. Ich las schon die Schlagzeile: „Arzt greift friedlichen Passanten an", aber erstens war der Kaffee zu gut und zweitens viel zu schade für diese Leute.

Immer wenn ich Leute fragte, wie viel ihrer Einschätzung nach ein Arzt verdiene, erhielt ich zur Antwort: „Viel!" Wie viel genau konnte mir zwar niemand sagen, aber die öffentliche Meinung war festgelegt. Abgesehen davon konnte sich niemand vorstellen und schon gar nicht glauben, wie viele Stunden wir in der Klinik verbrachten. Wenn ich das mal andeutete, sah man mich mit ungläubigem Kopfschütteln an. Nicht einmal unsere Krankenschwestern realisierten, wie lange wir arbeiteten.

Nach dem Streik im Jahr 2006 wurden die Bruttogehälter für die meisten Krankenhausärzte folgender Höhe vereinbart:

Arzt	3420-4200 Euro
Facharzt	4450-5600 Euro
Oberarzt	5560-6000 Euro
Leitender Oberarzt	-6500 Euro

Ein Assistenzarzt nach sechsjährigem Studium und drei bis fünf Jahren Weiterbildung, lag mit seinem Nettogehalt also um vielleicht 400 Euro besser als der junge Versicherungsmann, der während seiner Weiterbildung kaffeeschlürfend neben mir in der Sonne saß und seine Geschichten zum Besten gab.

Dieses Mal war ich übrigens nicht arbeitslos, nein, dieses Mal war ich „arbeitssuchend" – so nannte man das neuerdings, um die Gemüter der Arbeitslosen zu schonen, denn deren Zahl hatte gerade die 4 Mio.-Grenze überschritten und erregte Besorgnis. Jetzt telefonierte ich wieder häufiger mit Imke. Sie erzählte mir, dass die vergangenen Monate sehr hart für sie gewesen waren. „Die hassen mich", sagte sie. „Letztens hat mir der Leitende Oberarzt gesagt, dass ich kein Talent zum Operieren hätte, obwohl ich bisher nur sporadisch überhaupt an einen Kaiserschnitt rangekommen bin. Außerdem kotzt es mich an, mich ständig bei den Hebammen anzubiedern, aber auf der anderen Seite bekomme ich anscheinend gar keine Operation, wenn es denen nicht gefällt. Die haben mich die letzten sechs Monate völlig abgeschrieben, und ich mache nur noch Geburtsstatistiken."

Kapitel sieben

Leichenfüße widersprechen einem Professor. Die Auswanderung der Ärzte beginnt, dadurch wird auch die Autorin begehrenswert. Balu, der Bär, sorgt für gute Laune, verliert aber die Muttersprache. Ein Flugzeugabsturz in den USA hat gute Konsequenzen. Ein Urologe ist erschrocken, weil die Currywurst kalt wird. Der Unfallchirurg reponiert einen Herzinfarkt.

1

Ich schrieb wieder einmal Bewerbungen. Diesmal auch an weiter entfernt gelegene Krankenhäuser. Das Arbeitsamt verpflichtete mich, in regelmäßigen Abständen an Kursen teilzunehmen z.b. einer einwöchigen Ausbildung als Pharmareferentin. Wäre ich dort nicht hingegangen, hätte man mir die Überweisung meines Arbeitslosengeldes in Höhe 120,- Euro pro Monat und die Bezahlung der Sozialabgaben und Krankenkasse gestrichen. Andererseits behinderten mich diese Kurse in der Suche nach einer ärztlichen Weiterbildung. Ich absolvierte zwischenzeitlich immerhin einen Notarztkurs, wofür ich 400 Euro Kursgebühren bezahlen musste, besuchte an einigen Wochenenden einen Chirotherapiekurs (700 Euro pro Wochenende zzgl. Hotel und Verpflegung) und absolvierte schließlich einen Intensivkurs zur Facharztvorbereitung für den Schnäppchenpreis von 500 Euro.

Auf Empfehlung von Dr. Weissbart brachte ich eine Bewerbung persönlich in der Unfallchirurgie eines nahe gelegenen Spitals vorbei, an dem ich mich Wochen vorher schon auf gut Glück beworben hatte. Mit Herzklopfen suchte ich das Chefarztsekretariat auf und trug mein Anliegen vor. „Guten Tag, mein Name ist Ostmüller und ich suche eine Weiterbildungsstelle in der Unfallchirurgie. Ich weiß, dass im Moment keine Stelle ausgeschrieben ist, aber ich würde mich freuen, wenn die Möglichkeit bestünde, dass der Professor meine Bewerbungsunterlagen anschaut. Dr. Weissbart hat mir geraten …"

In diesem Moment schrie eine Männerstimme aus dem Nachbarraum durch die halb geöffnete Tür: „Ich habe keine Stelle zu vergeben." Die Sekretärin schaute mich höflich und sehr nett an, ignorierte ganz einfach, was sie gehört hatte und sagte: „Ich nehme ihre Unterlagen gerne entgegen. Wir werden das prüfen und Ihnen bei Gelegenheit Nachricht geben."

Nach den Näheren, kamen nun die Krankenhäuser im Umkreis von 150 Kilometern an die Reihe, die ich mit meiner Bewerbung unterm Arm abklapperte. Ich hatte gehört, dass bei Professor Pohl in Otterbach eine Stelle frei würde und meldete mich bei ihm mit der Bitte um eine einwöchige Hospitation in seiner Abteilung. Er hatte nichts dagegen. Bei ihm arbeiteten bislang nur Männer als Ärzte. Sie alle schufteten wie Sklaven. Der leitende Oberarzt war eine sehr sympathische Erscheinung, ein erstklassiger Operateur und ein ruhiger, ausgeglichener und kommunikativer Mensch. Sein Chef war anders. Er operierte seine Privatpatienten nur mit seinem leitenden Oberarzt zusammen, der alles vorpräparierte, ehe Pohl sich steril an den Tisch stellte, die Schlüsselstelle operierte und dann wieder vom Operationstisch abtrat. Er ging danach gerne von einem OP-Tisch zum nächsten, machte sich jedes Mal steril, mischte sich in die Operation ein und kam so manchmal auf mehr als 10 Operationen am Tag, an denen er das Wesentliche selbst durchgeführt hatte. Seine Assistenten nannten das OP-Surfen. Selten sprach er ein persönliches Wort. Zu seinem operativen Vorgehen gab es keine Diskussion und keine Erläuterung. Was er tat, wurde als gottgegebene Wahrheit betrachtet. Widerspruch war nicht erwünscht und erst gar nicht geduldet.

Am dritten Hospitationstag machte er eine Bandplastik am Außenknöchel und ich stand als Dritte am Tisch. Am Ende der Operation hob ich, wie ich es in Chicago gelernt hatte, das Bein für den Verband kurz hoch, wohl beachtend, dass der Knöchel im 90 Grad-Winkel blieb. Pohl war entsetzt und momentan sprachlos. Dann schrie er mich an: „Was machen Sie? Sie zerstören meine Arbeit." Wütend riss er mir den Fuß des Patienten aus der Hand und schimpfte weiter: „Was haben Sie nur gelernt? Wissen Sie nicht, dass das die Außenbänder extrem belastet?"

Ich erwiderte: „So habe ich das schon gesehen, Herr Professor, tut mir Leid. Ich verstehe nicht, warum diese Bewegung die Außenbänder belasten sollte."

Darauf knurrte er: „Mensch, wenn Sie das nicht verstehen, sollten Sie sich mal mit der Statik des Bandapparates auseinandersetzen!", und verließ den Saal.

Am Freitag, dem letzten Tag meiner Hospitation, bedankte der Leitende Oberarzt sich bei mir für meine Mitarbeit und sagte, dass er gerne mit mir zusammenarbeiten würde. Ich saß im Büro von Professor Pohl, aber der beantwortete die Frage nach meiner Aussicht auf eine Stelle bei ihm nur mit einem Schweigen. Um die Stille zu überbrücken, fragte ich ihn: „Warum nehmen Sie Ihren Mitarbeitern eigentlich so viele Operationen aus der Hand? Weil Sie ein guter Chef sind?"

Seine Antwort kam prompt: „Ja, selbstverständlich. Nach meiner Philosophie hat jeder Patient das Recht auf eine gute Operation. Das ist alles, woran sich mein Team zu halten hat. Und ich bin nun mal der beste Operateur in diesem Team."

„Aber warum lassen Sie Ihre Mitarbeiter nicht einfach machen und korrigieren nur?", fragte ich ohne zu überlegen dass ich mich gerade bei ihm bewarb und dass solche Fragen eigentlich völlig fehl am Platz waren.

Interessanterweise aber schaute er mich nun selbst fragend an, überlegte eine Weile und antwortete dann: „Aus Eitelkeit!"

‚Ein ehrlicher Mann', dachte ich, ‚damit könnte ich leben'. Leider hatte er keine Stelle oder wollte mir keine anbieten.

Professor Pohl Bemerkung über meine angeblichen Unkenntnisse der Statik des Knöchels ärgerte mich. Ich sah meine Literatur durch und suchte in den Datenbanken des Internet nach Studien zu dieser Problematik, aber keine Quelle konnte die Frage beantworten, welche Kräfte im Bandapparat des Knöchels entstehen, wenn man ein ausgestrecktes Bein an den Zehen hochzieht.

Die einzige Lösung war, die Kräfte im Bandapparat selber auszumessen. Also ging ich ans Anatomische Institut unserer Universitätsklinik und fragte, ob ich die Spannung am Außenband in verschiedenen Positionen messen könnte und ob man mir die Möglichkeit geben würde, dies im Rahmen des Sektionskurses der Universität zu machen. Meine Idee war, die Knöchel frei zu präparieren und dann am Hauptband die Kräfte bei verschiedenen Bewegungen zu messen. Der Institutsleiter genehmigte mir den Zutritt und verwies mich an einen Mitarbeiter, um das Weitere zu besprechen. Danach ging ich ins Institut für Physik, um mich beraten zu lassen, wie man bei den Messungen vorgehen sollte. Zwei Studenten in der Beratungsstelle für Doktoranden waren von meinem Projekt ganz begeistert und Feuer und Flamme dafür, etwas aus der praktischen Physik in die Medizin einzubringen. Sie rieten mir, die Bänder zu durchtrennen, in der Mitte zu kürzen und anschließend die beiden Enden durch starke, kaum verformbare Federn von derselben Länge des herausgeschnittenen Zwischenstücks miteinander zu verbinden. Mit einem Kraftmesser könnte ich dann die verschiedenen Kräfte messen, die bei einer Dehnung auftraten.

In den folgenden Tagen ging ich nun nachmittags ab 17.00 Uhr in den Sektionssaal des Anatomischen Instituts und begann mit meinen Präparationen. Die Arbeit machte Spaß, auch

wenn ich abends wieder wie in den ersten Semestertagen nach Formalin stank. Dieser Geruch war auch mit einem ausführlichen Duschbad und täglicher Haarwäsche nicht loszuwerden. Mein Mann schnupperte abends an mir herum und meinte nur: „Mmh, absolut betäubend ..."
„Sorry", erwiderte ich, „noch zwei Tage, hältst du durch?"

Nach einer Woche hatte ich meine Ergebnisse. Professor Pohl hatte Unrecht. Beim Hochziehen des Beines auf 45 Grad war die Kraftwirkung auf das Außenband nahezu Null. Die meiste Last lag in dieser Haltung auf dem hinteren Band. Am Ende der Woche konnte ich beruhigt sagen, dass ich über die statische Kräfteverteilung am Sprunggelenk in Ruhe und beim Heben des Beines eine ziemlich genaue Vorstellung hatte. Ich wurde gerade rechtzeitig fertig, denn mein Mann spielte nicht mehr mit. Er fand, dass ich immer nach Leiche roch. Jetzt wollte ich versuchen, meine Untersuchungsergebnisse in einem Fachjournal unterzubringen, und begann, die Arbeit zusammenzuschreiben.

2

Der März kam und noch immer war – mittlerweile deutschlandweit - keine Arbeitsstelle in Sicht. Markus, mein Freund aus den Tagen in Berlin, hatte einige Monate vorher eine Oberarztstelle in Zürich bekommen und brach jetzt seine Zelte in Deutschland endgültig ab. Es wurde ein großer Umzug über drei Tage, bei dem ich ihm erst in Berlin und dann in der Schweiz half. Als wir das Gröbste geschafft hatten, saßen wird abends beim Rotwein und Markus erzählte von seiner neuen Arbeit. Seine Abteilung wurde von einem in der Schweiz sehr bekannten und charismatischen Chefarzt geführt, der nebenbei Extrembergsteiger und Weggefährte von Reinhold Messner war. Dieser Mann, erzählte Markus, war Teamspieler und gleichzeitig ein absoluter Individualist. Er verlangte von sich und seinem Team viel, belohnte aber alle mit der Achtung vor ihrer Arbeit und ihrem Einsatz. So entwickelte sich eine verschworene Gemeinschaft, die der Verwaltungsdirektor des Krankenhauses in einer Auseinandersetzung mit dem Chef auch mal mit „Sie und Ihre Bande" bezeichnet hatte.

„Ein so gutes Gefühl habe ich beim Arbeiten noch nie gehabt", sagte Markus. „Es ist faszinierend, welche Diskussionskultur gepflegt wird. In mehreren Veranstaltungen bespricht das gesamte Team die komplizierten Fälle der Woche, diskutiert die Diagnostik und berät über die Therapie." Man arbeitete härter als in Deutschland, meinte er weiter, aber diese Teamwork sei sehr befriedigend und der Einsatz würde auch finanziell entsprechend honoriert. Es war klar, dass Markus für die medizinische Betreuung von Patienten in Deutschland endgültig verloren war.

„Was macht David denn eigentlich?" fragte ich ihn nach seinem besten Freund. Ich wusste, dass die beiden seit dem Studium noch in engem Kontakt standen.

„Er ist immer noch mit einem Forschungsstipendium in den USA und arbeitet an seiner Habilitation", antwortete Markus. „Sein wissenschaftlicher Output ist gewaltig und er entwickelt sich zu einem Spezialisten für Patienten mit einer seltenen Bindegewebserkrankung."

Plötzlich klingelte das Telefon. Es war mein Mann, der gerade von einer Kongressreise nach Hause gekommen war und den Anrufbeantworter abgehört hatte. Die Nachrichten, die während unserer beider mehrtägigen Abwesenheit aufgelaufen waren, hatten ihn elektrisiert und sofort veranlasst, sie mir weiter zu geben. Es hatte überraschenderweise mehrere positive Reaktionen auf meine Bewerbungen gegeben - insgesamt 16.

„Ich glaube, du solltest morgen heim kommen", sagte mein Mann. „Du wirst es nicht glauben, aber auch der Professor aus Otterbach und der Chef unseres Städtischen Spitals haben sich gemeldet und um Rückruf gebeten."

Der interessanteste Anruf aber war aus dem Krankenhaus in Bruchberg gekommen, in dem kurzfristig eine chirurgische Weiterbildungsstelle freigeworden war. Die Stadt war mit dem Auto von Grafenburg aus leicht zu erreichen, und das Spektrum der operativen Abteilungen erfüllte alle meine Wünsche.

3

Das Krankenhaus Bruchberg war ein so genanntes Haus der Maximalversorgung, an dem auch schwerstverletzte Patienten komplett versorgt werden konnten. In einem solchen Krankenhaus hatte ich bisher noch nicht arbeiten dürfen und war sehr aufgeregt, als ich mich auf den Weg machte. Das Haupthaus bestand aus einem neunstöckigen Betongebäude mit H-förmigem Grundriss und einigen angegliederten Flachbauten. In der Fassade des Gebäudes dominierte bläuliches Glas, in dem sich die Bäume der Umgebung spiegelten. In der Eintrittshalle fielen mir der schmutzige Teppichboden und lose, herabhängende Kabel ins Auge, die ich draußen nicht erwartet hatte. Das Krankenhaus wurde gerade einer größeren baulichen Sanierung unterzogen, und die Suche nach dem Büro des Chefarztes der Unfallchirurgie erwies sich als kleine Odyssee.

„Der Chef ist gerade im OP", sagte Frau Maurer, die Sekretärin, als ich endlich an der richtigen Adresse war. „Sie müssen leider ein wenig warten. Aber hier ist eine Chipkarte, mit der Sie einstweilen in der Cafeteria etwas essen oder Kaffee trinken können. Kommen Sie doch bitte in etwa einer halben Stunde zurück."

Derart freundlich war mit mir selten in einem Sekretariat umgegangen worden, so dass ich mich gut gelaunt auf den Weg in die Cafeteria machte. Von dem hübsch eingerichteten Saal schaute man durch eine große Glasfront direkt auf einen kleinen gepflegten Park und ein größeres Rasenstück, auf dem ab und zu der Rettungshubschrauber landete. Start und

Landung boten jedes Mal einen spektakulären Anblick, weil Staub aufwirbelte und sich alle Bäume in der näheren Umgebung bogen. Dazu kam ein gewaltiger Rotorenlärm, doch die Zuschauer genossen diese willkommene Abwechslung. Das Angebot der Kantine war das eines Autobahnrestaurants, hatte aber eine bessere Qualität. Einige Patienten, viele Angehörige und das Personal genossen hier gemeinsam die Verköstigung und den damals noch in der großen Krankenhausküche selbst gebackenen Kuchen. Die Cafeteria war täglich bis 20.00 Uhr abends geöffnet, was endlich eine Verbesserung der üblichen chirurgischen Versorgungsmisere versprach. Darüber hinaus konnte man beim Pförtner die ganze Nacht über belegte Brötchen und Getränke bekommen - ich fühlte mich an meine Zeiten in Kanada und den USA erinnert und war bester Laune, als ich ins Sekretariat zurückkehrte.

Professor Pfeiffer war im besten Alter, von mittlerer Körpergröße, stämmig, mit vollem braunen Haar, graumelierten Schläfen und einem kleinen Schnurrbart. Er war freundlich und wirkte verbindlich. Ich konnte kaum glauben, dass er mir nach einem 20-minütigen Gespräch eine chirurgische Weiterbildungsstelle anbot, die ich Mitte des nächsten Monats bereits antreten könnte.

„Sie können es wohl kaum erwarten, anfangen zu dürfen, oder? Sehr gut, tüchtige arbeitswillige Ärzte können wir immer gebrauchen", sagte er freundlich und riet mir abschließend, mich auch bei seinem Chefarztkollegen der Allgemeinchirurgie vorzustellen.

Am Morgen meines ersten Arbeitstages fand ich mich zur Frühbesprechung ein und drängte mich mit ca. 25 Kollegen in einen kleinen Raum von ca. 15 qm. Wir teilten uns den Platz mit drei großen Wäschesackständern für die schmutzigen Arztkittel, die vom diensthabenden Arzt als Unterlage für das große Ambulanzbuch benutzt wurden. Alle tuschelten, bis die beiden chirurgischen Chefs den Raum betraten. Zuerst betrat Professor Pfeiffer laut grüßend den Raum und ging auf die für ihn freigehaltene Stelle an der Wand zu. Dann folgte der Chef der Allgemeinchirurgie, Professor Wolf, der feierlich neben seinen Co-Chef trat und diesem dann demonstrativ die Hand schüttelte. Dieses morgendliche Ritual wiederholte sich seit vielen, vielen Jahren täglich und war eine Farce, denn beide Chefs konnten sich nicht ausstehen und führten immerfort einen Grabenkampf.

Die übrigen Ärzte der beiden Abteilungen schienen gut miteinander auszukommen, vielleicht auch, weil sie wussten, dass sie immer wieder aufeinander angewiesen waren. Beide Abteilungen arbeiteten im Bereitschaftsdienst zusammen, in dem immer ein Kollege aus der Unfallchirurgie und einer aus der Bauchchirurgie eingeteilt waren. Entsprechend erstattete man einen gemeinsamen Morgenreport in der Frühbesprechung, ehe sich die Wege trennten und beide Abteilungen ihre OP-Pläne separat besprachen.

Mein neuer Chef galt als ein Operateur, dem - so hieß es - weniger das chirurgische Talent, als vielmehr die Vetternwirtschaft in der Region die Stellung ermöglicht hatte. Sein geschätztes Jahreseinkommen lag bei ca. 650.000 Euro; er besaß noch einen so genannten „alten" Chefarztvertrag.

Schlauerweise hatte er sich drei exzellent operierende Oberärzte organisiert. Der Leitende Oberarzt, Dr. Rupprecht, stand meistens unter starker Spannung und war zudem Choleriker. Bei ihm wusste man nie genau, ob es schlechter war, mit Galle übergossen oder von ihm angelächelt zu werden. Lächelte er, sah er aus wie ein Hai vor dem Zubeißen. Er gehörte zu den Chirurgen, die wie Dr. Varga davon ausgingen, dass die Patienten willentlich verunglückten und entsprechend lauteten seine Fragen bei der Anamnese „Warum sind Sie gerade heute auf das Dach gestiegen?"

Gerne klärte Dr. Rupprecht die Patienten auch über mögliche Operationskomplikationen in derart schonungsloser Weise auf, dass er bei jedem noch so kleinen Eingriff die Möglichkeit des Versterbens mit an die Wand malte. Die völlig verstörten Patienten wussten in solchen Fällen nie, was sie von seiner schlechten Laune und einer solchen Bedrohung halten sollten. Lief im OP etwas nicht so, wie er es wollte, flogen die Instrumente auf den Fußboden.

Andererseits beobachtete ich ihn in der Stadt zufällig gleich zweimal dabei, wie er einem Obdachlosen einen Geldschein in die Tasche steckte und im anderen Fall ein Essen ausgab. Dass er so etwas machte und einen breiten sozialen Horizont hatte, schienen auch andere aus dem Krankenhaus zu wissen, denn trotz seiner schlechten Manieren wurde er vom Personal ausgesprochen geachtet. Abgesehen davon war er der verantwortliche Operateur für komplizierte Brüche, Prothesenwechsel und alles Unvorhergesehene – drohte etwas schief zu gehen, holte man ihn. Mit ihm kam ich gut aus, denn er war immer recht höflich und schrie mich auch in seinen cholerischen Phasen nicht nieder. Leider teilte er mich trotz mehrfacher Bitte in den kommenden Monaten nur selten zum Operieren mit sich ein und brachte mir fast nichts bei. Sein Wissen teilte er nur mit den männlichen Kollegen.

Ein weiterer Oberarzt war Dr. Moorloch, der Spezialist für alle Untersuchungen und Operationen der Schulter. Er war ein hochgewachsenes, wortkarges Wesen, der in seinen Kitteltaschen immer seine berüchtigten „Stullen" mitführte - so nannte er die von seiner Frau vorbereiteten belegten Brote, die er pünktlich um 11.00 Uhr auspackte und vor den Augen der Umstehenden mit sichtbarem Genuss verspeiste. Daheim züchtete er Rosen und trank gerne ein Glas guten Weines. Seiner Auffassung nach gehörten Frauen nicht in die Unfallchirurgie. So assistierte er mir bei ein paar Operationen, ließ mich dann aber einfach machen, ohne mir Tipps und Ratschläge zu geben.

Der dritte Oberarzt war Dr. Schneider, ein rotblonder, schnurrbärtiger ehemals passionierter Amateur-Fußballer, der zu keiner

Süßigkeit „nein" sagen konnte, über 100 kg wog, einen großen Bauch vor sich her schob und seine Kittel und Hosen immer unordentlich und halb zugeknöpft an sich herunter hängen ließ. Seine fetten, weichen Hände waren entgegen meiner ursprünglichen Annahme die eines Virtuosen. Er operierte schnell, geschickt, intelligent und ästhetisch, und kannte sich in allen Operationen, die in der Abteilung durchgeführt wurden, perfekt aus. Wie genial er war, zeigte sich auch daran, dass er von praktisch jeder Stelle am OP-Tisch aus präparieren konnte. Egal ob er als Operateur, oder als erster Assistent für seinen Chef da stand, immer hatte er die Augen für das Wesentliche und dirigierte die Operation. Kein Wunder, dass Dr. Schneider der Einzige war, der nicht nur die Privatpatienten des Chefs operieren, sondern ihm auch ungestraft seine Meinung sagen durfte. Zwischen den Operationen spielte er Solitär am Computer. Meistens war er guter Stimmung, hielt sich mit guten und weniger guten Witzen nicht zurück, wurde aber immer dann übellaunig, wenn er eine seiner Diäten begann. „Bloß keine neue Diät", sagten die OP-Schwestern, „das halten wir nicht durch!"

4

Meine Arbeit in der Unfallchirurgie begann im 9. Stock des Hauptgebäudes mit über 60 Betten. Tobbi, ebenfalls Assistenzarzt, begann hier seinen Rundgang mit mir, zeigte die beiden Stationen und die wichtigsten unfallchirurgischen Arbeitsplätze des Krankenhauses und stellte mich den Schwestern vor. Er erinnerte mich mit seinem Aussehen und seiner freundlichen Art an Balu, den Bären aus dem Dschungelbuch, trank viel Kaffee, rauchte noch mehr Zigaretten, hatte einen scharfen Verstand und war für jeden Witz zu haben. Mit viel Engagement machte er mich in kurzer Zeit mit der ganzen Verwaltungsarbeit vertraut: Aktenführung, Diktierwesen, Suchen nach Röntgenbefunden. Das erste Mal in meinem Leben diktierte ich Entlassungsbriefe. Wir hatten zwei Schreibkräfte, die uns die Arbeit enorm erleichterten und eine Menge Verwaltung abnahmen. Einen solchen Luxus kannte ich bisher nicht. Die Schwestern der Station empfingen mich mit offenen Armen. Sie fanden es gut, endlich einmal eine Frau als Stationsarzt zu haben, und sie bildeten eine exzellent ausgebildete Truppe. Es genügte, einmal etwas zu sagen oder um etwas zu bitten und es wurde sicher erledigt. Nur mit den unglaublich vielen Blutabnahmen hatte ich mich anfangs vertan, denn ich rechnete damit, dass sie mir dabei helfen würden.

„Nein", sagten sie, „das sollen wir nicht machen, und es ist auch nicht unsere Aufgabe. Wir machen sowieso schon dauernd Ausnahmen, wenn wir die tagsüber noch ausstehenden Blutentnahmen für euch übernehmen."

„Früher haben doch aber auch Schwestern diese Arbeit gemacht. Warum gebt ihr all die Dinge ab, die eine gewisse Qualifikation voraussetzen? Ihr schaufelt eurem Berufsstand doch ein Grab", gab ich zu bedenken.

„Ich weiß", sagte Birgit, die dunkelblonde stellvertretende Stationsleitung, „Ich hätte auch nichts dagegen, aber die Pflegedirektion will es nicht und hat uns das Blutabnehmen untersagt."

Um in Zukunft mit den Blutabnahmen nicht mehr in dieser Verlegenheit zu sein, kam ich künftig täglich um 06.30 Uhr auf die Station und hörte den Schwestern mit einer Tasse Kaffee in der Hand bei ihrer Morgenbesprechung zu. Danach hatte ich dann immer noch genügend Zeit, um all die Blutentnahmen zu erledigen. Diese zusätzliche Stunde, die ich in den Stationsablauf investierte, war natürlich unbezahlt.

Meine größte Angst in der Anfangsphase war wieder einmal, in den Ambulanzbetrieb gesteckt zu werden. Ich hatte kein Problem mehr mit normalen Unfällen, aber immer noch Angst davor, ein Polytrauma versorgen zu müssen. Damit war in einem Krankenhaus der Maximalversorgung jederzeit zu rechnen. Der

Notfallkurs gab mir nur wenig mehr Sicherheit. Ich wusste, wie Anfänger in solch komplexen Fällen einfach allein gelassen wurden. Außerdem war klar, dass der Verantwortliche für ein Polytrauma in der Regel der Unfallchirurg ist – im Zweifelsfall spätestens während des Bereitschaftsdienstes also ich. Ich musste zügig die Diagnosen stellen, die Reihenfolge der Diagnostik und eventuell notwendiger Operationen festlegen und entscheiden, welche weiteren Disziplinen mit welcher Priorität alarmiert werden sollten.

„Könntest du nächste Woche einen Dienst von mir übernehmen?" fragte mich am dritten Tag Wendelberg, der als Facharzt für meine Station zuständig war.

„Ich kenne mich doch im Krankenhaus noch gar nicht aus, und ich habe auch noch nie ein Polytrauma alleine aufgenommen", antwortete ich zögerlich.

„Keine Sorge, das ist nicht so wild", erwiderte er. „Du bist doch schon erfahren, du wirst damit kaum Probleme haben. Ich gehe mit dir in den nächsten Tagen in die Ambulanz und zeige dir alles. Mit dem Leitenden Oberarzt habe ich schon gesprochen; er sieht kein Problem darin, dass du den Dienst übernimmst."

In der Ambulanz gab es reichlich Behandlungsplätze und einen extra Schockraum für Schwerverletzte. Die ganze Nacht über hatte eine Schwester Dienst, der Röntgenassistent war im Haus, und auf Anruf kam sogar ein Radiologe vorbei. ‚Also bin ich wenigstens nicht ganz alleine in der Nacht', dachte ich, etwas zuversichtlicher. Ich übernahm den Dienst und hatte Glück, auch wenn ich die ganze Nacht über arbeiten musste und nicht eine Minute ausruhen konnte. Es kam kein Polytrauma. Die Schwestern waren fit und sehr nett und nahmen mir eine Menge Arbeit ab. Da war die gertenschlanke, schwarzhaarige Hedi, immer höflich und nett, kompetent; dann Ady, die sehr viel Verständnis brauchte, weil sie immer mit sich selber sprach; die hoch gewachsene Birgit, immer zu einem Schalk und einem Witz bereit; Michaela mit ihren tollen Haaren, schlagfertig, allein erziehende Mutter; Sabrina, die hübsch gekleidete Polin; Anna, die mit Michaela immer Ausflüge machte; Mutter Birgit, die auch im Dienst ständig aß und ihre Kollegen fütterte; Sabine, die sich in jeder Schicht den Ort aussuchte, wo sie am wenigsten Hektik ausgesetzt war und Walter, der einzige Mann, der wunderschöne Gipsverbände anlegen konnte und immer gut gelaunt war.

Im Laufe meiner Tätigkeit am Krankenhaus Bruchberg lernte ich all diese Leute gut kennen und schloss sie immer mehr in mein Herz. Alle hatten sie wunderbare menschliche Qualitäten, arbeiteten gerne und waren hochprofessionell.

Auch mit den Schwestern auf der Station kam ich gut zurecht. Die Morgenvisiten mit ihnen waren ein Genuss, durchdacht, perfekt vorbereitet und gut organisiert. Wendelberg, der Facharzt, hielt sich komplett aus unserer Arbeit heraus. Moorloch, als zuständiger Oberarzt war so gelangweilt, dass er sich spätestens nach der Visite des zweiten Zimmers verabschiedete. Mein Assistenzarztkollege Tobbi und ich hatten eine ähnliche Auffassung, was die Versorgung der Patienten und den Umgang mit deren medizinischen und menschlichen Problemen betraf und die gemeinsamen Visiten machten Spaß. Die Patienten erwarteten uns schon und wollten vieles wissen. Mit unserer Abstimmung schafften wir es meistens, ausreichend Antworten zu geben und die wichtigsten Dinge zu regeln, ohne in Hektik zu verfallen. Mit unserem Motto „The show must go on!" trieben wir uns an, wenn die Zeit knapp wurde.

Meine neuen Kollegen hatten sich ein gutes System für die Entlassungsbriefe ausgedacht. Auf einem Blatt wurde notiert, wie viele Leute am nächsten Tag entlassen würden und derjenige von uns, der Zeit hatte, fing an zu diktieren. Im Laufe der kommenden Monate konnte man dann sogar direkt in den

PC hineindiktieren, so dass das lästige Suchen nach neuen unbesprochenen und verloren gegangenen alten Diktierkassetten entfiel, ebenso wie der Transport dieser Kassetten ins Sekretariat. Für die Schreibkraft änderte sich dadurch einiges erheblich. Als ich sie einmal fragte, ob sie mit ihrer Arbeit noch zufrieden sei, antwortete sie: „Ach, nein, eigentlich nicht mehr so richtig. Früher kam ich wenigstens wegen der Kassetten noch ab und zu aus meinem Büro heraus. Einerseits musste ich zwar meine Arbeit unterbrechen und stand dauernd unter Zeitdruck, aber immerhin hatte ich noch Kontakt mit anderen Menschen und bin im Haus herumgegangen.

Irgendwie hat mich das auch entspannt. Jetzt werde ich mit Diktaten aus meinem PC bombardiert und bin nicht mehr nur zuständig für die Chirurgie, sondern auch für andere Abteilungen. Ich schreibe ununterbrochen von früh bis spät, ohne mit irgendjemandem ein Wort zu wechseln und der Arbeitsdruck hat sich deutlich erhöht. Wenn ich endlich nach Hause will, sehe ich, wie weitere Diktate auf dem PC erscheinen und ich bekomme ein schlechtes Gewissen. Ich könnte wahrscheinlich die ganze Nacht hier bleiben, denn irgendjemand in dieser Klinik diktiert immer irgendwo einen Brief in seinen PC."

„Komm", sagte ich zu ihr, „ich koche Ihnen einen Kaffee und diktiere live ein paar Briefe, damit Sie nicht immer nur Computerstimmen hören."

Sie lachte. Später sah ich sie praktisch gar nicht mehr, denn wir gingen tatsächlich nicht mehr zu ihr und ihrer Kollegin Die beiden hatten keinen Grund mehr, ihr Büro zu verlassen und zu uns zu kommen.

5

Nach der dritten Woche rotierte ich in die chirurgische Notfallaufnahme und wurde nun auch regulär zum Bereitschaftsdienst eingeteilt. Mit maximal sechs Diensten pro Monat erschien mir das nach den bisher bekannten Belastungen geradezu paradiesisch. Die Zeit in der Notfallaufnahme begann ruhig, denn die Schulferien hatten angefangen. Für sehr viele Patienten, die für spezielle Operationsfragestellungen von den niedergelassenen Ärzten oder den Berufsgenossenschaften zugewiesen wurden, gab es extra Ambulanzen, so dass ich in der Notfallaufnahme, anders als ich es gewohnt war, tatsächlich nur akut erkrankte und verletzte Patienten zur Versorgung sah. Die meisten dieser Patienten machten mir keinen Kummer.

Sorgen machten mir nach wie vor die Polytraumatisierten – es war nur eine Frage der Zeit, bis der erste lebensgefährlich verletzte Patient mit schweren inneren Blutungen, zahlreichen Knochenbrüchen oder sonstigen Problemen eingeliefert werden würde. Niemand hatte mich in den Ablauf einer solchen Situation eingeführt, der Alarmplan war schwammig, wer mein Ansprechpartner im Falle war, dass die erfahrenen Chirurgen im OP und nicht abkömmlich waren, blieb offen.

Am zweiten Tag in der Notaufnahme sah ich gerade entspannt bei einer Tasse Kaffee einige Akten durch, als das Notfalltelefon klingelte. Birgit reichte es mir: „Für die diensthabende Chirurgin", und legte mir den Protokollblock für Notfälle auf den Tresen. Die Rettungsleitstelle teilte mit, dass der Rettungswagen in 5 Minuten eintreffen werde. „Es handelt sich um einen männlichen Patienten nach einem Arbeitsunfall, stabil, nicht intubiert, großflächige Verätzungen durch Schwefelsäure."

Wen konnte ich von meinen Kollegen zu Rate ziehen? Da der Mann möglicherweise giftige Gase eingeatmet hatte und sich von der Lungensituation her schnell verschlechtern konnte, musste man ihn möglicherweise intubieren und künstlich beatmen, wovon ich praktisch nichts verstand. Ich rief zuerst den Anästhesisten an, da wie befürchtet keiner meiner Kollegen frei war und alle im Operationssaal am Tisch standen. Dann überflog ich schnell in meinem Notizbuch die Kapitel über Schwerverbrannte und notierte die Formeln für Flüssigkeitszufuhr und Initialtherapie. In diesem Moment traf der Rettungswagen bereits ein.

Die bisherige ruhige und entspannte Atmosphäre wandelte sich jetzt schlagartig in ein buntes Treiben, und der Geräuschpegel stieg drastisch an. Der Schockraum füllte sich mit drei Sanitätern, die uns in ihrer Straßenmontur mit den klobigen Stiefeln und der orangefarbigen Schutzkleidung fast erdrückten und eine Trage hereinbrachten. Auf dieser lag ein kräftiger junger Mann, dessen gesamtes Gesicht, der Hals, der Brustkorb, die Arme und Beine auf der Vorderseite tief dunkel gerötet und mit Blasen übersät waren. Vom blauen Arbeitsoverall waren nur noch Fetzen sichtbar und das ganze Gesicht war aufgequollen. Zitternd und jammernd lag der Patient in nassen Tüchern. Der Notarzt hatte einen Gefäßzugang am rechten Unterarm gelegt, der Patient schien unterkühlt zu sein und offensichtlich war er stark schmerzgeplagt. Ich stellte mich kurz dem Notarzt vor, um vorzubeugen, dass die Übergabe des Patienten an den einzigen Mann des Notaufnahmeteams, einen älteren weißhaarigen Pfleger, ging.

Er berichtete dann: „47-jähriger Patient, der an der Arbeitsstelle ein Ventil geöffnet hat, so dass heiße Schwefelsäure ausgetreten ist und die Verätzungen verursachte. Abgesehen von dem, was wir auf der Vorderseite sehen, hat er am Rücken ebenfalls ausgedehnte Verätzungen und Verbrennungen, die er sich zugezogen hat, als er sich umdrehte, um weg zu rennen. Seine Kollegen haben ihn sofort unter eine Dusche gestellt. Er hat einen intravenösen Zugang, und wir haben ihm bislang Tramal gegen seine Schmerzen und 500 ml Infusionen gegeben." Dann vervollständigte er sein Notarztprotokoll und verschwand mit den Rettungsassistenten so schnell, wie er gekommen war. Nun stand ich alleine da – nicht ganz, denn da waren ja die Schwestern und flößten mir Ruhe und Sicherheit ein!

Birgit hatte dem Patienten zwischenzeitlich einige Teile der Arbeitskleidung entfernt und die Fetzen um den in die Haut eingebrannten Stoff abgeschnitten. Nebenbei hatte der Patient einen Tetanusschutz erhalten. Ich schlug dem zwischenzeitlich eingetroffenen Anästhesisten vor, dass er den Patienten intubieren solle, da ich bei der massiven Schwellung und Blasenbildung im Gesichts- und Halsbereich mit Atmungskomplikationen rechnete und ihm außerdem starke Schmerzmedikamente geben wollte, die seine Atmung ebenfalls beeinträchtigen könnten. Ob auch seine Lunge etwas abbekommen hatte, konnten wir noch nicht sagen. Während der Anästhesist die Intubation vorbereitete, befragte ich den Mann noch kurz zu verschiedenen Dingen wie seinem Sehvermögen, denn sein rechtes Auge war durch die Säure in Mitleidenschaft gezogen worden. Ich erklärte ihm, dass er nun Schmerzmittel bekäme und bald schlafen würde, damit wir seine Wunden besser versorgen könnten und dass wir ihn anschließend in ein Verbrennungszentrum verlegen würden. Während der Anästhesist die künstliche Beatmung einleitete, organisierte ich ein Bett im nächstgelegenen Verbrennungszentrum, das mir erfreulich schnell und unkompliziert zugesagt wurde. Dann forderten wir einen Hubschrauber an und versorgten bis zu dessen Eintreffen die Wunden mit sterilen Tüchern, legten einen zentralvenösen Katheter und verabreichten dem Patienten weitere Infusionen.

Während wir den Mann auf den Transport vorbereiteten, tauchte plötzlich Professor Pfeiffer auf, der sich nach meinem Kurzbericht fürchterlich aufregte, weil ich den Patienten in ein Verbrennungszentrum verlegen wollte. Er tobte, dass das rausgeschmissenes Geld sei und dass wir für die Versorgung dieses Patienten bestens geeignet seien. Auf meine Argumente, dass der Mann Verbrennungen von über der Hälfte der Körperoberfläche hätte und damit die Kriterien für eine Verlegung in ein Verbrennungszentrum klar erfüllt seien, wir zudem keine augenärztliche Akutversorgung leisten könnten, reagierte er nicht, sondern drehte sich zu meinem Erstaunen wortlos um und ging.

Ich überlegte noch, was ich falsch gemacht hätte, als eine Frau im Arztkittel zu mir trat, die wohl zwischenzeitlich in den Schockraum gekommen war und mir zuflüsterte: „Lass nur, das war schon eine richtige Entscheidung, auch wenn er ihn gerne selbst hier versorgt hätte." Schweigend half sie mir dann, den Patienten weiter zuzudecken, wozu wir 10 x 25 cm große sterile Kompressen nehmen mussten, um eine Hautoberfläche von zwei Quadratmetern abzudecken. Größere Kompressen gab es nicht, denn sie waren, wie ich später erfuhr, aus finanziellen Gründen abgeschafft worden.

Als der Patient vom Hubschrauber abgeholt wurde, hatte ich endlich Zeit und Gelegenheit, meine Kollegin näher zu betrachten. Ich schätzte sie auf Mitte 30, sie trug einen kurzen Haarschnitt, wie Demi Moore in dem Film „Ghost", hatte blaue Augen, und schaute mich interessiert an. „Ich habe schon gehört, dass Sie hier in der Unfallchirurgie neu angefangen haben, herzlich willkommen", sagte sie. „Mein Name ist Krüger, ich bin Oberärztin in der Bauchchirurgie."

Wir tauschten ein freundliche Floskeln aus, zu mehr hatten wir keine Zeit, denn in der Ambulanz waren mehrere Patienten eingetroffen, die auf mich warteten. Mein erster größerer Notfall war gut verlaufen. Ich war guter Dinge; zum einen hatte ich den Patienten vernünftig versorgt und zum anderen hatte ich eine nette Kollegin kennen gelernt.

In den kommenden drei Wochen stiegen die Unfallzahlen auf ein Vielfaches der ersten beiden Tage; vielleicht lag es am traumhaft schönen Sommer, der die Leute übermütig und unvorsichtig machte, oder an der Ferienzeit. Insgeheim wünschte sich jeder in der Ambulanz regnerisches und kaltes Wetter.

Ich sah auch Verletzungen, die ich mir vorher nie vorgestellt hatte. Zwei Tage nach dem Säureunfall brachte uns der Hubschrauber einen intubierten und beatmeten Patienten, der versucht hatte, sich zu kastrieren. Er hatte beim Eintreffen des

Notarztes bereits einen großen Blutverlust erlitten. Wieder bekam ich keine oberärztliche Hilfe, denn alle waren im OP. Ich bat um Unterstützung aus der Allgemeinchirurgie und freute mich, dass die freundliche Oberärztin aus der Bauchchirurgie kommen würde. Schnell füllte sich der Schockraum mit Sanitätern, Praktikanten und Röntgenassistenten sowie einem Anästhesieteam, so dass ich mich in diesem Menschengedränge regelrecht zum Patienten durchschlagen musste.

Wegen des Lärmpegels war der berichtende Notarzt kaum zu verstehen, nur dass sich der Patient bei einem Selbstmordversuch mehrere tiefe Schnitte am Arm und später an den Genitalien zugezogen hatte. Nachdem das Hubschrauberteam abgezogen war, konnte man in dem Raum wenigstens wieder atmen.

Ich untersuchte den Patienten. Er war blutbeschmiert, glücklicherweise fanden sich keine schwere Verletzungen an Hals und Rumpf. Dagegen sahen wir im Genitalbereich einen aufgeschnittenen Hodensack, aus dem beide Hoden in einer Blutlache heraushingen und an ihren Versorgungsgefäßen zwischen den Oberschenkeln des Patienten baumelten.

„Kati", bat ich die Schwester, „lass uns erst die Kleidung des Patienten komplett aufschneiden und nach weiteren Verletzungen sehen. Ich brauche außerdem den Urologen und ein Wundversorgungsset sowie feuchte sterile Tücher, um die Genitalien abzudecken." Ich funkte den Urologen an. Als ich ihm den Fall schilderte, antwortete er gelassen: „Kein Problem, Frau Kollegin, ich bin gerade beim Mittagessen. Ich esse noch schnell meine Currywurst, die wird ja sonst kalt. Sie müssen eh noch einiges an Diagnostik machen."

‚Hat der sie nicht alle?', fragte ich mich, wollte es mir aber als „Neue" im Haus nicht gleich mit ihm verderben und legte den Hörer kommentarlos wieder auf.

Die bizarre Art der Verletzung meines Patienten hatte sich zwischenzeitlich wie ein Lauffeuer im Krankenhaus herumgesprochen. Binnen 10 Minuten füllte sich der Schockraum mit Neugierigen. Plötzlich standen ein Neurochirurg, ein Internist, ein Intensivmediziner und zwei Intensivpfleger herum. Dann kam sogar noch einer der Oberärzte aus der Unfallchirurgie dazu.

Während ich die Schnittwunden am Arm versorgte, liefen sie wie Schaulustige um den Patienten herum, deckten die Genitalien auf und zu und ergossen sich in überflüssigen Kommentaren. „Huuh, der hat sich aber wehgetan", war die einhellige Fachmeinung. Schaudernd zeigte man sich gegenseitig die Verletzungen, und der Schockraum verwandelte sich zusehends in einen Jahrmarkt. Als die feuchten Tücher zum dritten Mal angehoben wurden und alles unsteril wurde, verlor ich die Geduld. Für mich war die Arbeit ein Kampf um das Wohlergehen des Patienten, den ich mit innerer Anspannung, wenig ärztlicher Erfahrung und einiger Unsicherheit auf diesem Gebiet führte. Niemand hatte mich in die Versorgung solch schwerer Verletzungen eingewiesen. Nur die Oberärztin aus der Allgemeinchirurgie hatte mir bislang zur Seite gestanden. Jetzt aber lief mit einem Mal die geballte Fachkompetenz auf und benahm sich wie im Affentheater, anstatt dem Patienten und mir zu helfen.

Ausgerechnet der für mich zuständige Oberarzt Moorloch diskutierte am lautesten über das Verletzungsmuster und forderte eine Kamera ein, damit man das festhielte. Das brachte das Fass zum Überlaufen. Ich stand auf, zog meine Handschuhe aus und sagte ganz laut: „Wenn hier noch jemand die Verbände meines Patienten berührt, bringe ich ihn um. Alle raus hier, die hier nichts zu suchen haben. Sofort raus hier!"

Damit schien ich den richtigen Ton getroffen zu haben, denn ohne jeglichen Protest gegen meinen rüden Ton wurde es plötzlich ganz still und die Herrschaften verließen den Schockraum. Ich hörte noch das Gemurmel: „Man muss nicht alles gleich so ernst nehmen, du liebe Güte, was ist denn das für eine!" und „Hast du das gesehen. Mein Gott, da kriegt man ja eine Gänsehaut."

Erst jetzt bemerkte ich Frau Dr. Krüger, die das Ganze schon schweigend verfolgt hatte und näher kam, um sich nach den Befunden zu erkundigen. Ich sagte ihr, dass ich die kleineren Schnittwunden an den Armen versorgt hätte, aber dass das Hauptproblem die Genitalien wären.

„Hast Du den Urologen schon geholt?", wollte sie wissen.

„Er weiß Bescheid", erwiderte ich, „aber sein Mittagessen wird kalt. Er will erst kommen, wenn er gegessen hat."

„Wie bitte?", fragte sie ungläubig und während ihr Gesicht ganz blass wurde, griff sie nach dem Telefon.

„Genau das!", sagte ich, während sie auf den Rückruf des Urologen wartete. Als er sich meldete, schrie sie in den Hörer hinein: „Wenn Sie nicht innerhalb von zwei Minuten hier im Schockraum stehen, dann werden Sie innerhalb von zwanzig Minuten Ihre Stelle los. Sie haben hier wie jeder andere Facharzt auch im Notfall präsent zu sein, wenn man Sie ruft. Zwei Minuten oder ich bin beim Ärztlichen Direktor!"

Der Urologe war nach einer Minute schon da, und wenig später fuhr der Patient in den Operationssaal. Harte Töne und ein rüder Umgang, meine Güte, das also schien notwendig zu sein, um einen Patienten in einer solchen Notsituation zügig und angemessen zu versorgen. ‚Bravo', dachte ich, ‚das ist Frauenpower'.

6

Immerhin hatte ich bald gelernt, dass es eine strukturierte Ausbildung in der Notfallversorgung in deutschen Krankenhäusern offenbar nicht gab. Wenn ich gute Arbeit leisten wollte, müsste ich mich um so eine Ausbildung selber kümmern. Ich fragte herum, wie meine Kollegen es gemacht hatten und hörte zum ersten Mal von einem so genannten ATLS-Kurs.

Im Internet fand ich schnell heraus, dass das Kürzel ATLS für „Advanced Trauma Life Support" steht und die medizinische Versorgung eines Schwerverletzten innerhalb der ersten Stunde nach dem Unfall bezeichnet. Die Idee zu so einer Ausbildung stammte von einem Chirurgen namens James Steiner, der mit seiner Familie im Jahr 1976 beim Absturz seines Kleinflugzeuges in Nebraska/USA schwer verletzt worden war. Seine Frau starb noch an der Unfallstelle. Die Erstversorgung, die er und seine vier Kinder in der nächstgelegenen Klinik erhielten, war aus seiner Sicht vollkommen inadäquat, und das veranlasste ihn dazu ein Verbesserungskonzept zu entwickeln. Auf Grund seiner Initiative wurden zunächst in Nebraska große Anstrengungen unternommen, die Traumaversorgung in den Notaufnahmen zu verbessern. Nach zwei Jahren intensiver Entwicklungs- und Forschungsarbeit, für die auch öffentliche Mittel bereitgestellt worden waren, wurde der ATLS-Kurs ins Leben gerufen. Rund 25 Jahre nach Beginn dieser Kurse stellen sie heute einen wesentlichen Pfeiler zur Schulung von erstversorgenden Ärzten in der modernen Unfallversorgung dar. Inzwischen wurden mehr als 350.000 Ärzte in 39 Ländern mittels 21.000 Kursen nach diesem Konzept ausgebildet. Die Ausbildung lehrt ein standardisiertes Schockraum-Management, dessen Ziel es ist, das Verletzungsmuster des Patienten schnell und genau einzuschätzen, die Behandlung der verschiedenen Verletzungen zu priorisieren („treat first what kills first") und früh zu entscheiden, ob die eigenen Ressourcen zur Behandlung ausreichen oder ob der Patient schnellstens in ein anderes Krankenhaus gebracht werden muss. Der Kurs vermittelt hierzu systematisches Wissen, Techniken sowie Fertigkeiten und lehrt einen das systematische Vorgehen in Diagnostik und Therapie.

„Charly, was meinst du?", fragte ich den Kollegen, der mich auf ATLS aufmerksam gemacht hatte, „Kann man in zwei Tagen tatsächlich alles lernen, was man braucht, um hier in unserer Notfallaufnahme zu bestehen? Der Kurs kostet ja mit allem drum und dran knapp ein Monatsgehalt."

„Ich versteh' dich gut, aber glaube mir, „der Kurs ist es wert. Du musst dich allerdings gut vorbereiten, denn es gibt eine Eingangsklausur und wenn du die nicht bestehst, ist deine Anmeldegebühr weg, ohne dass du den Kurs überhaupt besucht hast."

Das dämpfte meine Begeisterung erheblich, aber er sagte: „Das ist schon okay, zwar sehr streng, aber sinnvoll. Die können die Kurse nur deswegen in zwei Tagen durchziehen, weil man schon vorbereitet dorthin kommt. Sonst wäre das gar nicht möglich. Diese zwei Tage sind gewissermaßen eine Wiederholung, aber du bist richtig fit, wenn du das hinter dich gebracht hast."

Also suchte ich mir passende Kurstermine heraus, bezahlte für den Kurs 625 Euro und legte für die weite Anreise und zwei Übernachtungen in einem drittklassigen Hotel noch einmal 320 Euro drauf.

Nach meiner Anmeldung zum ATLS-Kurs bekam ich ein 420-seitiges englischsprachiges Manual zugeschickt, das ich durcharbeiten musste, um die Eingangsklausur bestehen zu können. Zwei Wochen lang saß ich jeden freien Abend mehrere Stunden da, um mich durch den Text zu arbeiten. Am Anfang war das schwierig, aber im Laufe der Zeit gewöhnte ich mich wieder an Englisch und es ging flotter voran. Der Inhalt deckte sich genau mit dem, was ich an kritischen Situationen aus der Notfallaufnahme kannte und machte mich immer gespannter auf das, was der Kurs zu bieten hatte. Ich bestand die Eingangsklausur, absolvierte den Kurs mit Erfolg und bestand auch die Abschlussklausur. Tatsächlich war der Kurs sein Geld wert. Denn ich kehrte viel aufgeräumter und ruhiger in die Notfallaufnahme zurück.

Mit dem, was ich vorher schon gelernt hatte, konnte ich jetzt nahezu alle polytraumatisierten Patienten nach den Regeln der Kunst versorgen und behielt in den entscheidenden Minuten den Überblick. Bedauerlich nach dem Abschluss des ATLS-Kurses war nur, dass die meisten Kollegen, insbesondere die Oberärzte und Chefs, eine solche Ausbildung nie gemacht hatten und wegen ihrer jahrelangen Erfahrung auch nicht mehr für notwendig hielten. So war es zu erklären, dass vieles im Schockraum weiterhin völlig konzeptlos vonstatten ging. Am schlimmsten war es, wenn nicht ein, sondern zwei oder drei Oberärzte mit mir im Schockraum waren. Sie alle gaben die unterschiedlichsten Anordnungen und verwirrten die Schwestern, die nicht wussten, was sie zuerst tun sollten. Das war für die Patienten nicht ungefährlich. In diesen Situationen fehlte es an einem Verantwortlichen, der das Szepter in die Hand nahm. Glücklicherweise ließen die Oberärzte mich in vielen Situationen aber auch einfach machen, was ich für richtig hielt.

Am besten gelang mir die Schockraumbehandlung während der Bereitschaftsdienste, wenn ich allein verantwortlich war und zusammen mit dem Anästhesisten ein effizientes Management etablieren konnte. Die Zusammenarbeit mit den Schwestern wurde noch besser, die Kommunikation mit anderen Diensthabenden verbesserte sich, die Abläufe wurden straffer. Nach einiger Übung versorgten wir viele Schwerverletzte in Rekordzeit. Mal hatte einer bei einer Auseinandersetzung mehrere Messerstiche in seine Leber bekommen und drohte zu verbluten, mal war ein anderer als Motorradfahrer nach einer Kollision mit einem Lastwagen von diesem kilometerweit über den Asphalt mitgeschleift worden, so dass ein Drittel seines Beines an der Außenseite so sauber abgeschliffen war, als wäre man mit einer Schleifmaschine darüber gegangen. Andere Patienten waren im Auto verunglückt, von Bäumen gefallen oder von einem Gabelstapler an die Wand gedrückt worden. Der Schockraum war jetzt mein Routinearbeitsplatz. Dennoch hatte ich nicht selten einen heftigen Adrenalinausstoß, denn trotz all meiner neu gewonnenen Sicherheit ging es oft um Leben oder Tod der Patienten.

Meine Begeisterung für diese Arbeit konnte ich noch sechs Wochen ausleben, dann brachte das Rotationssystem mich zurück auf die Station. Jetzt übernahm einer meiner Assistenzarztkollegen aus der Allgemeinchirurgie im Rahmen seiner Weiterbildung den Schockraum, und das Chaos begann von vorne.

7

Meine Rückkehr auf die Station wurde zu einer traurigen Erfahrung. Nun war ich zwar wieder im OP eingeteilt, durfte aber selbst nichts machen. Die wenigen Ausnahmen waren kleine Materialentfernungen – d.h. Schrauben oder Nägel aus wieder zusammengewachsenen Knochen entfernen - und einige sonstige Anfängereingriffe. Es macht keinen Sinn aufzuzählen, was ich alles nicht operieren durfte und was mir nicht beigebracht wurde. Die Taktik meines Chefs im OP war klar: Es operierte immer derjenige, der die betreffende Operation am besten durchführen konnte. Oberarzt Rupprecht übernahm die komplizierten Fälle inklusive der Hüftoperationen, Oberarzt Schneider die privaten Fälle und Oberarzt Moorloch die Schulteroperationen. Für den Nachwuchs blieben dann nur die Materialentfernungen und ab und zu als Brosamen etwas mehr Mitwirkung bei einer größeren Operation. Die Geübten wurden immer schneller, die Ungeübten lernten nichts dazu. Als ich nach mehreren Monaten die traurige Bilanz meines unfallchirurgischen Operationskataloges zog, war ich entsetzt. Zudem fehlten mir noch sämtliche bauchchirurgischen Eingriffe.

Eines Nachts saß ich mit der Oberärztin Krüger im Aufenthaltsraum der Notfallaufnahme zusammen. Ich hatte gerade den letzten Patienten untersucht und nach Hause geschickt und musste noch ein paar Dinge auf den Stationen erledigen. Krüger war in letzter Zeit öfter meine Ärztin im Hintergrund gewesen. Die Arbeit mit ihr war angenehm, weil sie mir und meinem Urteil vertraute. Ich hatte beispielsweise bemerkt, dass sie meine Patienten nicht nachuntersuchte, weil sie sich zusehends auf mich verließ.

„Was macht die Ausbildung?", fragte sie mich.

„Geht so", antwortete ich, „Ich fürchte aber, dass ich mir bald eine andere Stelle suchen muss, denn ich brauche für meinen Operationskatalog noch etliche Eingriffe in der Bauchchirurgie."

„Warum willst du dann weggehen?" sagte sie, „die kannst du doch alle hier am Haus machen!?"

„Ich will ja gar nicht gehen, aber ich habe gehört, dass unsere beiden Chefs sich nicht gerade gut verstehen und ich kann mir nicht vorstellen, dass dein Chef mich in absehbarer Zeit einstellt."

„Das ist aber doch wirklich nur eine Frage der Zeit", meinte sie daraufhin. „Unsere Chefs haben die Weiterbildungsermächtigung für Chirurgie nur gemeinsam und ein Assistenzarzt von uns ist beispielsweise im Moment bei euch. Lass' dir doch mal einen Termin bei Professor Wolf geben und frage ihn, ob du zu uns wechseln könntest. Ich fände das toll."

Sie erzählte mir, dass sie und ein anderer Oberarzt in der Allgemeinchirurgie einige Jahre vor mir ebenfalls an der Sophienklinik bei Grafenburg gewesen waren. „Aus der Sophienklinik kommen immer nur gute Leute", sagte sie und lachte mich dabei herzlich an.

8

Bei einer Besprechung in der folgenden Woche fragte Professor Pfeiffer, wer ihm eine PowerPoint-Präsentation für einen populärwissenschaftlichen Vortrag anfertigen könnte. Er steckte in der Klemme, denn mit PowerPoint konnte er nicht umgehen und wollte das auch nicht mehr lernen. Alle Jungs taten so, als hätten sie nichts gehört, beschäftigten sich mit etwas anderem und ignorierten die in den Raum gestellte Frage. Der Chef schaute unentschlossen in die Runde. ‚Vielleicht', dachte ich, ‚funktioniert das hier auch so wie mit Dr. Weissbart'. Ich würde seinen Vortrag zusammenstellen und verlangte als Gegenleistung eine häufigere Einteilung bei großen Operationen gemeinsam mit Oberarzt Schneider.

Es klappte tatsächlich. Noch vor Weihnachten lieferte ich zwei Präsentationen ab, eine für einen Vortrag in unserem Krankenhaus in Bruchberg, die andere für einen englischsprachigen Vortrag in Vietnam. Von nun an durfte ich in der Tat mehr operieren. Während einer Operation erfuhr ich, dass auch der Oberarzt Schneider in der Klemme steckte. Professor Pfeiffer hatte ihm gesagt, er müsse für eine Patientenschulung einen Vortrag halten und hatte ihm eine meiner Präsentationen als Vorlage übergeben. Aber auch Schneider kannte sich mit PowerPoint noch nicht aus.

„Ich schaff das nicht und habe auch keine Lust dazu", stöhnte er, „Ich habe gestern Stunden damit verbracht und bin nicht weitergekommen." Ich traute meinen Ohren nicht, als sich schon wieder die Chance eröffnete.

„Okay, der Deal gilt!" sagte er prompt. Es begann eine tolle Zeit. Ich lieferte ihm in den kommenden Wochen sogar mehrere Vorträge - er hatte jetzt keine Scheu mehr, diese anzunehmen - und er ließ mich dafür operieren und unterrichtete mich sogar dabei. Ich operierte spezielle Handfrakturen, Schlüsselbeinbrüche, Karpaltunnel-Syndrome am Handgelenk und fünf Hüftprothesen. Allerdings hatte ich ihm noch eine weitere Bedingung für den Deal gestellt, um ihn bei guter Laune zu halten: Keine Diät, solange ich mit ihm operiere! Er nahm sofort an.

Während dieser Zeit beschloss die Geschäftsführung, eine der beiden unfallchirurgischen Stationen zu schließen, um Betten abzubauen und die Sparmaßnahmen auszuweiten. Das Personal wurde umverteilt, Verbandsmaterial und Geräte wurden abgeräumt, und eine ganze bis dahin durchschnittlich gut belegte Station stand plötzlich leer. Mitten im Winter wurden täglich fünf bis acht Patienten notfallmäßig mit Knochenbrüchen zur operativen Versorgung aufgenommen, die wir jetzt alle zusätzlich auf einer Station mit 30 Betten unterbringen mussten. In die Zwei- und Dreibettzimmer wurden jeweils zwei weitere Betten eingeschoben. Die Enge machte das Arbeiten unerträglich. Bei dem Gedanken, dass in einem dieser Zimmer einmal etwas passieren sollte, war mir unwohl. Ein Patient mit einem Herzstillstand hätte hier schlechte Überlebenschancen gehabt.

Weil die eine Station wegen Überbelegung nun täglich aus allen Nähten platzte und das bei den Patienten große Proteste hervorrief, wurde die inzwischen geschlossene Station „inoffiziell", wie es hieß, ein paar Wochen später wieder reaktiviert und eingeräumt. Nur ausreichend Pflegepersonal gab es jetzt nicht mehr. So wurden die Schwestern der benachbarten Gynäkologiestation angehalten, doch ein Auge auf die chirurgischen Patienten zu haben. Mit diesem Schachzug hatte die Geschäftsführung es innerhalb kurzer Zeit geschafft, die Personalkosten zu reduzieren. Niemand traute sich eine Beschwerde vorzubringen, jeder bangte langfristig um seine Arbeitsstelle, alle arbeiteten wie die Verrückten.

Die Geschäftsführung gab dann in einer Personalversammlung bekannt, dass sie durch das Arbeitszeitgesetz gezwungen worden sei, mehr Geld in den ärztlichen Bereich zu stecken. Zudem hätten die Ärzte sich geweigert, bestimmte Kosten senkende Bedingungen zu akzeptieren. Diese Hetze belastete die Zusammenarbeit zwischen der Pflege und dem ärztlichem Bereich. Man verschwieg jedoch, dass vielen Ärzten schon seit 5 Jahren kein Urlaubs- und Weihnachtsgeld mehr gezahlt worden war. Mit den in dieser Zeit abgeschlossenen Dienstverträgen waren die Ärzte mehr oder minder freiwillig verpflichtet worden, die Beträge für die Sanierung des Hauses zur Verfügung zu stellen.

Während der folgenden Diskussionen überall im Krankenhaus stellte sich heraus, dass die Pflegekräfte alle der Meinung waren, dass wir sehr viel mehr verdienten, als dieses der Fall war. Auch auf unserer Station gab es zu diesem Thema immer wieder Gespräche.

Mit einer aktuellen Bezügemeldung in der Tasche schlug ich einer Stationsschwester folgenden Handel vor: „Schwester Birgit, da Sie so überzeugt davon sind, dass ich sehr gut verdiene, schlage ich Ihnen vor, wir tauschen unsere Gehälter. Sie überweisen Ihr Gehalt auf mein Konto und ich meines auf Ihres."

Sie schaute mich verdutzt an. „Das ist doch nicht Ihr Ernst?"

„Doch", sagte ich, „lassen Sie uns gleich damit anfangen. Wir übergeben unsere Lohnstreifen an einen Treuhänder und da Sie doch so überzeugt sind, dass Sie ein gutes Geschäft machen, lassen Sie uns den Tausch gleich hier besiegeln."

Damit drückte ich meinen Lohnstreifen einer anderen Schwester in die Hand, die mich ungläubig ansah.

„Mach` es nicht, Birgit!", sagte sie, „Du zahlst drauf. Sie hat nur knapp 2.000 Euro netto", sagte sie und staunte gleichzeitig.

„Und das, obwohl ich eine 60-80-Stunden-Woche habe und meine Überstunden unbezahlt leiste", erledigte ich das Thema. Im Gehen traf mich jedoch der folgende Satz von Birgit im Nacken:

„Hättest Du halt etwas Gescheites gelernt wie wir!"

9

Unser Kardiologe, den wir wegen seiner Haare und seines scheinbar lockeren Auftretens den grauen Joe nannten, war eine wichtige Person und sehr stolz auf das neu eingerichtete Katheterlabor. Das sollte seine Goldgrube sein. Wenn man der

Statistik trauen dürfte, dann schaufelten die Kardiologen ca. ein Drittel der gesamten Einnahmen über dieses Katheterlabor ins Haus. Entsprechend war der Kardiologe das Lieblingskind der Geschäftsführung und besaß Narrenfreiheit. In seiner Abteilung existierten keine Überstunden. Diejenigen Assistenzärzte, die Überstunden aufschrieben, bekamen keine Weiterbildungszeugnisse und keine Rotationen in die kardiologischen Funktionen. Entsprechend blieben die meisten bis 22.00 Uhr. Auch nach einem 24-stündigen Dienst gingen die Kollegen nicht vor dem späten Nachmittag heim. Wir Chirurgen hatten Mitleid mit diesen ausgemergelten Schatten. Wir wussten, dass jeden Monat mindestens einer einen Nervenzusammenbruch hatte. Wer sich nicht anpasste, wurde aus der Rotation genommen und bekam seinen Weiterbildungskatalog nicht voll. Trotzdem - oder gerade deshalb - erwähnte die Geschäftsführung bei jeder Gelegenheit, wie gut die kardiologische Abteilung organisiert sei, und dass dies die einzige Abteilung des Hauses sei, in der keine Überstunden zustande kämen. Und wenn man dann noch diese Einnahmen am Kathetermessplatz betrachten würde …, hieß es. Wie schnell ein Patient auf dem Kathetertisch landete, zeigte die folgende Geschichte.

Ich hatte Bereitschaftsdienst und nähte gerade eine Schnittwunde an der Hand, als Oberarzt Dr. Schneider in die Ambulanz kam: „Die Kardiologie möchte, dass noch jemand zum Konsil kommt. Könntest Du das erledigen? Ich muss heim, mein Sohn spielt Tennis und ich muss ihn abholen."

„Klar, geht in Ordnung. Geh` ruhig, ich erledige das."

Ich führte die Wundversorgung zu Ende und machte mich auf den Weg in die Kardiologie, wo ich den Stationsarzt kurz zum Patienten befragte. Es ging um eine leicht übergewichtige 50-jährige Patientin, die privat versichert war.

Eines Nachts hatte sie plötzlich Schmerzen in der linken Schulter bekommen und war mit der Verdachtsdiagnose Herzinfarkt ins Krankenhaus gekommen. Mittlerweile waren ihre Herzkranzgefässe in der Kardiologie zweimal katheterisiert worden, aber die Schmerzen bestanden weiterhin und die Koronarien schienen gesund. Nun waren die Kardiologen auf die Idee gekommen, dass ein anderes Problem zugrunde liegen könnte, und hatten uns eingeschaltet.

Getreu dem Motto meines alten Chefs Weissbart, der zu sagen pflegte: „Bei Unklarheiten schaue den Patienten an!" stellte ich mich der Dame vor. „Welche Probleme haben Sie?"

„Ach, Frau Doktor, seit drei Tagen plagt mich meine linke Schulter, und die Mittel helfen nicht", antwortete sie mit schmerzverzerrtem Gesicht.

„Und was ist vor drei Tagen passiert?" wollte ich genau wissen.

„Gar nichts. Wir haben ein wenig gefeiert," sagte sie und lächelte mich gequält an, „und dann wachte ich mitten in der Nacht auf und hatte diese fürchterlichen Schmerzen. Sie waren so stark, dass ich meinen Arm nicht heben konnte."

„Haben Sie noch andere Krankheiten?"

„Nein, Frau Doktor, ich habe noch nie irgendetwas gehabt. Ich bin vielleicht ein wenig mollig, aber sonst ziemlich gesund."

Vorsichtig untersuchte ich den rechten Arm der Patientin von unten nach oben. Das Gefühl und die Bewegungen an der Hand und im Unterarm waren normal, den Oberarm aber konnte die Frau in der Schulter nicht bewegen, und das war kein Wunder, denn der Gelenkkopf saß nicht in der Gelenkpfanne.

„Sie haben Ihre Schulter ausgekugelt", sagte ich zu ihr, als ich sicher war. Sie schaute mich überrascht an und fragte dann: „Wie ist denn das passiert?"

„Das weiß ich auch nicht, aber es ist so. Wir machen jetzt eine Röntgenaufnahme und schauen uns das mal an."

Die Aufnahme bestätigte meinen Verdacht auf eine Schulterluxation. Nachdem ich sie reponiert hatte, waren die Schmerzen nahezu verschwunden. Die Kollegen der Kardiologie waren so fixiert auf einen möglichen Herzinfarkt gewesen, dass sie überhaupt nicht an einen anderen Grund für die Schulterschmerzen gedacht hatten – die zwei Herzkatheteruntersuchungen hatten dem grauen Joe und dem Krankenhaus gut Geld gebracht. Glücklicherweise bestanden nach diesen 3 Tagen der unbehandelten Schulterluxation keine Nervenschäden, wie der herbei gebetene Neurologe feststellte. Mindestens eine Woche lang kursierten nach diesem Vorfall in der chirurgischen Abteilung die Witze darüber, wie schnell wir in der Lage waren, einen Herzinfarkt zu heilen.

10

Weihnachten näherte sich und Professor Pfeiffer ließ mich rufen. „Wie kann ich mich bei Ihnen für die fünf Vorträge erkenntlich zeigen, die sie mir zusammengestellt haben?", fragte er mich freundlich.

„Herr Professor, für meinen Facharzt fehlen mir sämtliche bauchchirurgischen Operationen", antwortete ich.

„Sprechen Sie mit Professor Wolf. Ich werde Ihnen keine Steine in den Weg legen, wenn Sie für eine Zeitlang in seine Abteilung wechseln."

Kapitel acht

Die Autorin schmuggelt sich als reguläre Mitarbeiterin ein. Eine inakzeptable Vorbedingung wird akzeptiert. Eine gar nicht zarte Quotenfrau in Führungsposition hat seelischen Störungen. Ein Affe intrigiert in der Halbzeit. Der Tod kümmert sich nicht um Professorentitel.

1

Wenige Tage später bekam ich einen Termin bei Professor Wolf, dem Chef der Allgemeinchirurgie. Während ich wartete, beobachtete ich seine Sekretärin. Sie war um die Dreißig und gefiel mir von Anfang an gut: eine dynamische Frau, die mit jedem sehr höflich und klar umging, und die ich später als eine gerade und auch energische Person kennen lernte. Obendrein war sie eine richtige Motorradbraut, die in ihrer Freizeit eine alte Harley-Davidson fuhr. Wir verstanden uns von Beginn an. Später zeigte sich, dass sie verschwiegen war, keine Gerüchte in die Welt setzte und sich mehr als einmal für mich einsetzte. Sie ließ sich in gesundheitlichen Fragen von mir beraten, weil sie mir als Ärztin vertraute. Bisweilen setzte sie sich auch gegen ihren Chef durch und das wurde für mich wichtig.

Professor Wolf war ein um die 60 Jahre alter feingliedriger Mann von niedrigem Wuchs, den seine Oberärzte den „kleinen Klaus" nannten. In diesem Spitznamen schwang keine Liebe mit. Er trug weiße, maßgefertigte lederne Herrenschuhe, die mindestens 30 Jahre alt waren und vor ca. 50 Jahren modern gewesen waren. Seine Haare waren noch voll und so gewellt, als trüge er zu Hause Lockenwickler. Er war der Cäsar, der sprach und sich bewegte, als lebe er in einer Seifenblase. Das Alltagsleben und ein kleiner Plausch mit der Umgebung schienen bei ihm keinen Platz zu haben. Seine Gedanken schienen erhaben über alles Normale, und zumindest im medizinischen Kontext kommentierte er mehr, als dass er es besprach. Entfernt erinnerte er mich an den Orthopädie-Professor aus Berlin. Redete er über seine Assistenten, dann nur über „die kleinen Assistentenlichter", die die Gunst erfuhren, bei ihm in die Lehre gehen zu dürfen. Ob seine Mitarbeiter ihm das dankten und ihn mochten, interessierte ihn nicht. Und natürlich machte man sich hinter seinem Rücken lustig über ihn und seine Sonderheiten. Es wurde darüber gelacht, dass er während der Operationen mit sich selbst zu reden pflegte, und er wurde legendär mit seinem Versuch einen PC zu massakrieren, weil der nicht das tat, was er ihm abverlangte. Über eine Sache aber waren sich alle einig und zollten ihm großen Respekt: Er war ein herausragender Operateur. Man konnte höchstens bemängeln, dass er hoffnungslose Fälle nicht in Würde sterben ließ, sondern auch noch zu einem letzten Versuch auf den OP-Tisch zerrte.

Erst später erfuhr ich, wie verbittert er war. Eigentlich hatte er als Sohn eines seinerzeit in Fachkreisen sehr bekannten Universitätsprofessors für Chirurgie selbst einen chirurgischen Lehrstuhl angestrebt und konnte schon früh eine hoffnungsvolle wissenschaftliche Karriere vorweisen. Die Leitung einer Chirurgischen Universitätsklinik und der damit verbundene Lehrstuhl waren ihm angemessen erschienen und hätten viel Ruhm und mehr Geld als eine Chefarztstelle bedeutet. Seine Berater hatten ihn dann angeblich überredet, eine aktuelle Chance auf eine Chefarztstelle zu nutzen, und sich von dort auf den Lehrstuhl zu bewerben. Doch er scheiterte und blieb auf der Chefarztstelle sitzen. Weiterhin mit wissenschaftlichen Vorträgen und Veröffentlichungen im Gespräch, fehlten ihm jedoch in seiner Position die Optionen um die Meriten eines Ordinariats zu erlangen. Nun lebte er wie ein verkanntes Genie in der Abgelegenheit von Bruchberg. Dazu musste er sich mit einem „Bauerntölpel wie Professor Pfeiffer"(so einmal seine Worte) die Chefarztstelle der Chirurgie teilen. „Der hat ja keine Ahnung von der Wissenschaft. Das Einzige, was für ihn zählt, ist das Geld." So lautete seine Meinung über diesen Kollegen. Sie waren ganz offensichtlich beste Freunde.

Während bei Professor Pfeiffer alles nach einem straffen Zeitplan lief, war Professor Wolf die Primadonna, die alle Untergebenen stundenlang warten ließ. Als ich endlich in sein Büro eintrat, deutete der Professor auf einen Stuhl direkt neben seinem mit Akten und tausenderlei Papieren voll bepackten Schreibtisch.

„Was kann ich für Sie tun?", begann er das Gespräch.

„Herr Professor, ich bin jetzt im fünften Jahr meiner Ausbildung und möchte meinen Operationskatalog bei Ihnen vervollständigen, weil ich noch etliche bauchchirurgische Eingriffe benötige."

„Ach, da sind Sie bei mir komplett falsch," erwiderte er. „Sehen Sie, ich habe gar keine Stelle, weil ich jetzt gerade einen Kollegen von Ihnen aus der Unfallchirurgie übernehmen muss."

Das klang so endgültig, und ich sagte enttäuscht im Aufstehen: „Dann entschuldigen Sie mich bitte wegen der Störung. Ich hatte mit Frau Dr. Krüger gesprochen. Sie war der Meinung, dass zwei Kollegen zu den Unfallchirurgen gehen könnten, während Herr Meyer und ich zu Ihnen kommen. Aber das scheint so nicht zu gehen."

„Warten Sie mal," erwiderte er jetzt nachdenklich. „Sie meinen, es könnte eine Art Ringtausch geben und haben das mit Frau Krüger erörtert? Nun ja, . . ." Einen Moment überlegte er und fuhr fort: „Sie könnten bei mir im März anfangen, aber Sie müssten Ihren gesamten Resturlaub aus dem Vorjahr und anteilig den Urlaub in diesem Jahr bei Professor Pfeiffer nehmen ... das sind so etwa sechs Wochen, richtig?"

Ich fand diese Aufforderung eigentlich inakzeptabel, denn gerade jetzt hatten wir in der Unfallchirurgie sehr viel zu tun. Auch hatte ich gar keine Ambition auf Urlaub, ich wollte arbeiten und operieren lernen. Darüber hinaus könnte mein Mann auch nicht mal so eben ein paar Wochen Urlaub nehmen. Aber ich konnte die Zeit nutzen, um zu lernen und überhaupt sollte meine chirurgische Ausbildung nicht an dieser Kleinigkeit scheitern.

Außerdem waren wir wegen eines beruflichen Wechsel meines Mannes noch dabei, uns in unserem neuen Zuhause in 100 km Entfernung einzurichten. Der Urlaub würde mir die notwendige Zeit dafür geben.

„Soll ich bei Ihnen pro forma noch meine Bewerbung abgeben?"

„Nein, das brauchen Sie nicht, Sie sind hier im Haus schon in der Chirurgie eingestellt. Ich benötige nur einen Lebenslauf und Ihren OP-Katalog."

2

„Sehr schön, wir machen gleich einen Frauenabend," sagte Dr. Krüger, als ich ihr die Nachricht überbrachte. „Da wirst du die anderen Frauen in der Abteilung kennen lernen."

Ein paar Tage später trafen wir uns in der Kneipe eines Jagdvereins irgendwo in der Pampa. Der Weg war kompliziert, wir waren die einzigen Gäste, und das Ganze hatte den Charakter einer konspirativen Gemeinschaft. Vier Frauen in der Chirurgie! Ich war begeistert, denn ich würde mit diesen netten Kolleginnen zusammen arbeiten und wir würden uns gegenseitig unterstützen. Der Abend war lustig und locker und ich war gespannt, was mir die Zukunft in dieser Abteilung bringen würde.

Wie ein Lauffeuer verbreitete es sich, dass ich die Abteilung wechseln würde. Ab dieser Zeit wurde ich nicht mehr für die unfallchirurgischen Operationen eingeteilt. Manche schienen mich als Verräterin zu betrachten, die sie nur als Sprungbett benutzt hatte. Das war Unsinn, denn ich wollte später unfallchirurgisch und orthopädisch arbeiten. Außerdem hatte nicht ich die Weiterbildungsordnung gestaltet. Das Fach Chirurgie hatte sich selbst auseinander genommen; das alte Kaiserreich war nun in Königreiche wie die Allgemein- bzw. Bauchchirurgie, die Unfallchirurgie, die Neurochirurgie, die Gefäßchirurgie und andere gesplittet und diese Königreiche wurden zumindest in einigen Krankenhäusern von Persönlichkeiten regiert, denen grenzübergreifende Ausbildungen ein Dorn im Auge waren: schwierig zu organisieren, wechselnde Untertanen, Investitionen, aus denen sich später nicht genug schöpfen ließ.

„Na, Frau Kollegin," sagte Dr. Mott, einer meiner neuen Oberärzte acht Wochen später. „Sie sind eine verkappte Bauchchirurgin, oder? Willkommen an Bord. Natürlich werden wir unseren Charly vermissen, da müssen Sie sich ordentlich anstrengen, um ihn zu ersetzen." Mott war ein langer Lulatsch und Halbprofi-Radfahrer, und Charly war sein Stationsarzt gewesen, der im Tausch gegen mich in die Unfallchirurgie gewechselt war.

Der alte Oberarzt Herrmann war der Älteste unter den Bauchchirurgen. Ich kannte ihn schon von einigen Diensten. Weißhaarig und mit einer allergisch rötlichen empfindlichen Haut bewegte er sich meistens ein bisschen steif durch das Krankenhaus und grinste, als er hörte, dass ich wechseln würde. „Er mag dich", flüsterte Krüger mir bei einer Morgenbesprechung ins Ohr. Ich freute mich darüber, denn er war mir sympathisch.

Professor Wolf hatte fünf Oberärzte: vier Männer und Frau Dr. Krüger. Leitender Oberarzt war Dr. Bessner, der sehr schnell, virtuos und aus meiner Sicht fast genial operieren konnte. Allerdings wurde hinter seinem Rücken immer getuschelt, dass seine Schnelligkeit zu manchen Komplikationen führte. Sofern er das wusste, schien es ihn jedoch nicht sonderlich zu berühren. Er war der Liebling von Professor Wolf und dadurch der Eifersucht seiner Kollegen ausgesetzt. Zudem hieß es, dass nur er ein Oberarztgehalt bezog und ebenfalls nur er an den privatärztlichen Einnahmen des Chefs beteiligt sei.

Neben Bessner war Dr. Schubert ein weiterer Oberarzt. Er war ein Hüne mit der athletischen Figur eines Basketballspielers, der mich ein wenig an Arnold Schwarzenegger erinnerte. Als ich mich bei ihm im OP vorstellte, war er gerade dabei sich die Hände zu waschen. Er schaute auf und murmelte etwas von einem Artikel, den ich vor einigen Monaten in unserer Fachzeitschrift veröffentlicht hatte. Ich war überrascht, denn ich hatte nicht damit gerechnet, dass hier jemand von dem Artikel wusste.

Bei den Assistenzärzten fiel Oskar mir optisch zunächst am meisten auf. Er hatte eine auffällig starke rotblonde Körperbehaarung, die er sich im Hals- und Nackenbereich regelmäßig abrasierte. Zudem hatte er ein sehr auffälliges Gangbild. Er rollte die Füße bei jedem Schritt betont ab und hob sie dann mit einem kleinen Schwung der Fußspitze vom Boden. Er war zur Zeit als Stationsarzt auf der Privatstation eingeteilt, was gut passte, denn wie Professor Wolf war auch Oskar ein Wortfetischist. Als mittelmäßiger Operateur versuchte er sich gegenüber Professor Wolf durch seine Sprachfertigkeiten in Szene zu setzen. Mit Intelligenz pickte er ständig kleine Probleme, Komplikationen oder ein irrelevantes Fehlverhalten seiner Kollegen heraus und verstand es, diese in sprachlich fein aufgearbeiteter Form an Professor Wolf weiterzuleiten.

Ausgerechnet bei Frau Dr. Krüger kamen diese Arschkriecher-Manieren besonders gut an. Wenn er bei einem Gespräch mit ihr dazukam, versuchte er sich mit Sätzen wie diesem einzuklinken: „Oh, lasst mich an Euren heiligen Intuitionen teilnehmen, ihr Frauen, auch wenn ich nur ein kleiner Diener bin." Das erzeugte bei Krüger immer ein Lächeln und entlockte ihr Wohlwollen.

Besonders schien Oskar ein Auge für junge Kolleginnen zu haben, die wegen Professor Wolf oder sonst wem ein Problem hatten und nicht gerade glücklich aussahen. Er ergriff die Initiative, ging in seiner unverkennbaren Affenart auf sie zu und bot ihnen allen Ernstes seine Schulter zum Ausweinen an. „Komm zu mir …", sagte er dabei in väterlichem Ton und legte den Arm um ihre Schulter. Keine ließ das mehr als einmal zu, aber ausgerechnet Frau Dr. Krüger gefiel das irgendwie, während ich den Mann und seine Art nur bescheuert fand. Er entpuppte sich als einer der schlimmsten Intriganten, die ich je kennen gelernt habe und wurde vielleicht deshalb zu einem der besten Freunde von Dr. Krüger. Ausgerechnet sie machte verschiedenen Kollegen in der Abteilung die Hölle heiß und hatte mit Oskar einen seelenverwandten Opportunisten, der sie dabei bestens unterstützte. Oskar wurde später Oberarzt bei Professor Wolf.

Ein weiterer neuer Kollege war Frank, ein Freund von Oskar, der mit seiner Glubschaugen an einen Frosch erinnerte. Er war nicht halb so erfolgreich wie Oskar, obwohl er seinen Gang recht erfolgreich kopierte und ab und zu dieselben Sprüche riss. Der klassische Mitläufer, der die Meinung seines Gegenübers automatisch und dankbar annahm. Es war wunderbar, zu allem was ich sagte oder kommentierte, von ihm sofort eine Bestätigung zu bekommen. 100% anpassen, schien seine Devise zu sein. Daher überraschte es mich nicht, dass er mir schon nach zwei Tagen bei einer Tasse Kaffee anvertraute, dass er gerne mit mir zusammenarbeite. Das löste bei mir neben eitler Freude sofortiges Unbehagen aus, denn er schien mit viel Spürsinn erkannt zu haben, dass ich mich nach guten Kollegen und einem vertrauensvollen Umgang sehnte. Aber diese Beteuerung seinerseits kam zu früh. Er stufte mich wahrscheinlich als Günstling von Krüger ein und probierte das für sich zu nutzen. Als ich von Professor Wolf, Dr. Krüger und Dr. Bessner später fallengelassen wurde, mied er mich wie eine Aussätzige.

Hilda bereitete sich gerade auf die Facharztprüfung vor. Sie war Dr. Krüger treu ergeben und unterstützte sie in allem, was sie sprach und tat. Andersherum war es leider so, dass Krüger nichts unternahm, um Hilda den für den Facharztkatalog noch fehlenden letzten operativen Eingriff zu vermitteln. Acht Jahre hatte Hilda schon auf die Facharztprüfung hingearbeitet und seit fast drei Jahren fehlte ihr nur eine Operation: ein Eingriff an der Leber.

Hilda war in einer misslichen Situation. Vermutlich wollte Professor Wolf sie zwar als Stationsärztin behalten, sie war aber als Nicht-Fachärztin preiswerter. Vielleicht lag es auch daran, dass Frau Dr. Krüger der Ansicht war, sie eigne sich nicht zur Fachärztin. Denn Krüger brauchte sie als Kuli auf ihrer Station.

Um irgendwann einmal fertig zu werden, nutzte Hilda die Weihnachtsfeier von Professor Wolf. Nach einem fetten Gänseschmaus sagte sie brav ein Gedicht auf, in dem sie freundlich um den noch ausstehenden Lebereingriff bat. Professor Wolf erwies sich als väterlicher Freund und in seiner Antwort bei der Weihnachtsfeier als Witzbold besonderer Güte, denn er formulierte seine Gnade gleich als lyrische Zusage.

Hilda durfte ein paar Wochen später einen Leberfleck aus der Haut eines Patienten herausoperieren, bekam von Professor Wolf den weiterhin fehlenden Eingriff bescheinigt und bestand vor der Landesärztekammer die Facharztprüfung. Anschließend beendete sie ihre Krankenhauslaufbahn und adoptierte ein Kind.

Die vierte Frau bei den Allgemeinchirurgen war Katrin, eine schlanke kleine Frau und Kettenraucherin. Ihre mittelbraunen Haare hatte sie oft zu einem Zopf zusammengebunden, der ihr bis zur Taille hing. Offenbar mochte Professor Wolf sie gerne, denn er hatte ihr eine Doktorarbeit angeboten. Jetzt wechselte sie gerade in die Unfallchirurgie, um dort die ausstehenden Operationen zusammenzukriegen. Immer höflich und nett, hielt sie sich aus allen Intrigen völlig heraus. Andererseits ging sie für die Wahrheit auch nicht gerade auf die Barrikaden, sondern passte sich an. Von Krüger wurde sie gehätschelt, nutzte das aber nicht aus.

Meyer, ebenfalls Assistenzarzt, war ein hochgewachsener junger Mann mit verklemmtem Charakter, einem glatten Milchgesicht, schütterem Haar und einem Bauchansatz. Er war der einzige Sohn eines Chirurgen. Sein Vater und Professor Pfeiffer waren schon seit vielen Jahren befreundet gewesen, dadurch hatte er seine Stelle bekommen. Das war für ihn auch etwas unglücklich, denn seinem Ruf zufolge, hätte er ohne seinen Vater nie eine Chance in der Chirurgie bekommen. Dieser war vor kurzem verstorben und darunter litt Meyer sehr. Von Anbeginn an und besonders bei Krüger galt er als ungeschickt. Er hatte seine Abwehrmechanismen entwickelt, vermied alle Auffälligkeiten, äußerte keine eigene Meinung und separierte sich zunehmend. Zur Absicherung dokumentierte er alles 110 %-ig. Bemerkenswert war sein unglaubliches lexikonartiges Wissen. Er kannte die Kolibris in der Medizin, kannte Dosierungen selten eingesetzter Medikamente, wusste um die Details zahlreicher Krankheiten und deren Behandlung – nur hatte er Probleme, diese Kenntnisse sinnvoll in die Behandlung der Patienten einzubringen. Vor lauter Wald sah er manchmal die Bäume nicht und das ließ ihn bei Krüger alt aussehen. Manuell war er nicht ungeschickt, aber er durfte nicht ran an die Operationen, weder in der Unfallchirurgie noch bei Professor Wolf. So konnte er nach drei Jahren in der Chirurgie noch nicht einmal eine saubere Hautnaht setzen. Er war um die 30, hatte noch immer keine Freundin und lebte bei der Mutter.

Ein weiterer Kollege war Mike Braun, schlank, strohblond, mit blauen Augen. Ein PC-Fanatiker, deswegen wurde er eingestellt. Professor Wolf benötigte jemanden, der seine Vorträge in elektronische Form brachte. Das war für Mike manchmal sehr schlecht, denn als Professor Wolf einmal mit einer PowerPoint-Präsentation nicht zurechtkam, wurde Mike aus seinem Urlaub in Amsterdam zurückbeordert. Später stellte er im Urlaub immer sein Handy aus. Überhaupt war diese Unfähigkeit von Professor Wolf im Umgang mit den modernen Medien lästig. Jede kleine Änderung eines Vortrages musste von Mike umgesetzt werden. Da Professor Wolf nie etwas recht war, fielen ihm bis kurz vor dem Vortrag immer irgendwelche Dinge ein, die Mike noch schnell einarbeiten musste, gegebenenfalls auch mitten in der Nacht. Aber wozu hat man denn schließlich seine Sklaven?

3

Zuerst arbeitete ich mit meinem speziellen Freund, Schleimer Frank, auf einer Station zusammen. Der für uns zuständige Oberarzt war Dr. Mott, der uns freie Hand ließ, uns bei Problemfällen beriet und mit uns zweimal pro Woche eine richtige Lehrvisite machte. Er gewann bei mir schnell an Sympathie, weil er mit den Patienten höflich umging, gut erklärte, wo die medizinischen Probleme lagen und dabei die menschlichen Bedürfnisse und Ängste der Patienten beachtete. Ich lernte viel bei ihm.

Auch meinen ersten Rufdienst, bei dem man nachts zu Hause sein konnte und nur in extremen Notfällen ins Krankenhaus gerufen wurde, absolvierte ich mit ihm. Natürlich klingelte in der ersten Nacht gleich das Telefon. Ich stand senkrecht im Bett: „Du musst sofort kommen", sagte die OP-Schwester, „Dr. Mott wäscht sich schon."

Über die Autobahn nach Bruchberg brauchte ich länger als erwartet. Dr. Mott operierte schon, als ich in den OP kam.

„Hallo Klara, wir mussten dich rufen, weil alle Bereitschaftsdienste feststehen und ich Assistenz brauche. Wir haben hier einen 40-jährigen Mann, der angeblich ausgetickt ist und eine Schusswaffe hatte. Jedenfalls kam es zu einem Schusswechsel mit der Polizei, und dabei ist er dreimal getroffen worden ... Dein erster Rufdienst fängt also vielversprechend an", lachte er mich trotz der späten - oder besser frühen - Stunde freundlich an.

Er drückte mir die Haken in die Hand und wir zogen vorsichtig den gesamten Darm aus der Bauchhöhle, um ihn auf Verletzungen zu untersuchen. Im Dünndarm entdeckten wir mehrere kleine Löcher, die wir mit feinen Nähten verschlossen. Von den drei Projektilen konnten wir nur eines im Bauchraum bergen; die anderen steckten in den Hüftknochen und in der Wirbelsäule. Uns fiel die schon während der Operation rasch zunehmende Schwellung des gesamten Körpers auf, die so schnell nicht zu erwarten gewesen war. Immerhin lag der Schusswechsel erst ungefähr zwei Stunden zurück.

„Wieso schwillt er so an?", fragte ich Mott.

„Ich weiß auch nicht", erwiderte er. „So etwas habe ich noch nie gesehen."

Dann erinnerte ich mich flüchtig daran, dass ich während meines Medizinstudiums in den Vorlesungen zur Rechtsmedizin einmal auf Dias und in den kühlen Sektionsräumen der Gerichtsmedizin ähnliche Körperschwellungen gesehen hatte, die durch so genannte Hochenergieschüsse verursacht worden waren.

Während ich noch darüber nachdachte, ging es unserem Patienten zusehends schlechter. Er war im Schockzustand, verfärbte sich bläulich und seine Schwellung nahm langsam groteske Form an. Er benötigte jetzt ungewöhnlich hohe Dosen an kreislaufunterstützenden Medikamenten, und der Narkosearzt hatte alle Hände voll zu tun, um den Patienten zu stabilisieren, obwohl die größten Blutungen gestillt waren. Wir waren ratlos, was diesen Zustand verursachte und uns darüber einig, dass so eine heftige Reaktion durch keine normale Schusswaffe verursacht wurde.

Wir operierten so schnell es ging und übergaben den Mann anschließend der Intensivstation, wo er im Verlaufe des Tages am anhaltend schweren Schockzustand und Organversagen verstarb. Kurz vorher war ich noch zum Verbandswechsel bei ihm und konnte nicht fassen, wie er aussah: geschwollen wie jemand, der schwere Hautverbrennungen davongetragen hat oder jemand, dessen allergische Reaktion nicht aufzuhalten gewesen war; sein Körper schien kurz vor dem Aufplatzen. Mit einem der Polizisten, der dem Schusswechsel beigewohnt hatte, konnte ich über das Geschehen sprechen. Er erzählte mir, dass die Polizei kürzlich neue Schusswaffen bekommen habe. Mehr konnte er nicht dazu sagen. Von der Gerichtsmedizin erfuhren wir leider auch nichts.

Weil mir das Ganze keine Ruhe ließ, begann ich meine alten Vorlesungsunterlagen herauszusuchen und hatte Glück. Damals im Studium waren uns Schussverletzungen vorgestellt worden, die durch neu entwickelte Schusswaffen verursacht worden waren, mit denen Projektile auf eine bis dahin unerreichte Hochgeschwindigkeit gebracht wurden. Diese Hochgeschwindigkeitsgewehre waren in Schweden entwickelt worden und wurden zunächst mit kleinen dünnkalibrigen Pfeilen anstelle von Projektilen bestückt. Dem lag die Idee zugrunde, dass man einen Täter auf der Flucht mit solchen Pfeilen vom Weiterlaufen abhalten könne, ohne ihn jedoch gleich schwer zu verletzen. Wegen des besonders schnellen und geradlinigen Durchdringens des Gewebes, z.B. der Beinmuskulatur, sollten schwerere Gewebeverletzungen ausbleiben. Der hohe Wasseranteil im menschlichen Körper, führte jedoch zu einer ungewöhnlich breitgefächerten Energieausbreitung, wenn der Pfeil in das Gewebe eindrang. Fotos belegten, dass beim Einsatz von Projektilen ein Streifschuss aus einem solchen Hochgeschwindigkeitsgewehr ausreichte, um das Gewebe zu zerfetzen und aus dem Körper herauszureißen. Diese Gewehre wurden früher in Deutschland nicht zugelassen. Ich konnte mir jedoch vorstellen, dass basierend auf dem Hochgeschwindigkeitsprinzip mittlerweile andere Schusswaffen entwickelt worden waren, die diesen unerwartet fatalen Verlauf bei unserem Patienten möglicherweise erklärten. Doch leider kam ich trotz aller Anstrengungen nicht dahinter, ob ich richtig lag.

Meine Eingriffe für den Facharztkatalog kamen nicht anders als erwartet auch in der Bauchchirurgie nur mühsam zusammen, denn ich war neben der Arbeit auf der Station auch für die chirurgischen Patienten auf der Intensivstation zuständig. Die meisten chirurgischen Komplikationen im Intensivbereich wurden durch Platzbäuche verursacht, also durch Bauchnähte, die nicht hielten und Bauchdeckengewebe, das nicht heilte. Meist handelte es sich bei diesen Patienten um Menschen mit einer fortgeschrittenen Tumorerkrankung, auf die Professor Wolf sich im Laufe der Jahre spezialisiert hatte. Er behandelte auch hoffnungslose Fälle, die nach der Operation wegen der Komplikationen oft viele Wochen lang intubiert und beatmet auf der Intensivstation lagen. Bei vielen handelte es sich um Privatpatienten, somit drängte sich die Frage auf, ob die Entscheidung zur Operation hier und da nicht durch finanzielle Vorteile für Professor Wolf und das Krankenhaus überlagert gewesen war.

Die Platzbauchproblematik war mir grundsätzlich nicht neu, aber in diesem Krankenhaus der höchsten Versorgungsstufe sah ich erstmals Fälle, die ich noch nicht kannte: Schwere Wundheilungsstörungen bei einer insgesamt schlechten Abwehrlage des Körpers, die entweder durch Krebs oder eine chronische Entzündung verursacht war. Die zahlreichen Versuche, den Bauchraum zu sanieren und die Bauchdecke zur Heilung zu bringen, mündeten nicht selten in erschreckenden Ergebnissen, bei denen der gesamte Darm zusammenklebte und einen so genannten Konglomerattumor bildete, oder bei denen sich Darmperforationen und Fistelgänge bildeten, durch die der Darminhalt – der Kot – sich einen Weg bahnte. Manchmal stank es kurz nach einem Verbandswechsel schon wieder erbärmlich, die Schwestern mussten die Verbände erneut wechseln. Das kostete sie Zeit und viel Kraft, denn viele Patienten mussten hierfür vorsichtig gedreht und neu gelagert werden. Wenn dann gleichzeitig irgendwo bei einem anderen Patienten ein Alarm ging, wenn Angehörige anderer Patienten etwas wissen wollten, wenn die beiden Telefone in der Zentrale gleichzeitig läuteten, wenn der Arzt einer anderen Abteilung etwas wollte, dann war die Inanspruchnahme perfekt.

Die Arbeit auf der Intensivstation machte mir Spaß und forderte mich heraus. Zudem kam ich mit dem Pflegepersonal sehr gut zurecht. Es war mein Vorteil, dass ich früher schon als Schwester im Krankenhaus gearbeitet hatte und die bauchchirurgischen Probleme auch im Intensivbereich kannte. Kollegen wie Meyer und Mike, die aus einer sauberen Welt stammten und gerade mit dem Studium fertig geworden waren, standen diesen Aspekten des Arztseins hilflos gegenüber. Sie waren durch den Geruch bei solchen Patienten angewidert, keiner hatte ihnen das Handwerk im Umgang mit stinkenden Verbänden beigebracht.

„Was wäre, wenn wir hier ein Absaugsystem basteln würden?", fragte ich einmal die Schwestern, die gerade einen „offenen Bauch" von Professor Wolf versorgten.

„Wenn das dem armen Mann hilft, machen wir alles mit", erwiderte Mechthild und hängte noch voller Missmut dran: „Es ist eine Schande, dass er nicht sterben darf."

Wir bastelten einen speziellen Verband, den wir mit einem Schlauchsystem verbanden, eine Art Drainagesystem, das erstaunlich gut funktionierte und die Anzahl der täglichen Verbandswechsel deutlich reduzierte. Die Industrie hatte solche Systeme zwar schon lange vorher auf den Markt gebracht, doch waren sie teuer und daher nicht beschafft worden. Unser System kostete dagegen nur ein paar Cent und war kaum schlechter.

Gewöhnlich machte ich mehrmals am Tag Visite auf der Intensivstation, eigentlich immer dann, wenn ich zwischen Patientenaufnahmen und -entlassungen, Büroarbeiten, Operationen und sonstigem ein wenig Zeit hatte. So kümmerte ich mich selbst vor allem um die komplizierten Verbände, was bei den Schwestern teilweise Erstaunen auslöste, denn sie waren durchaus daran gewöhnt, dass gar kein Arzt auftauchte und erst kam, wenn er mehrfach gerufen worden war. Dafür gab es eine einfache Erklärung: Ich wurde weniger im OP eingeteilt als die anderen. Und wenn ich im OP eingesetzt wurde, war die Arbeit auf der Intensivstation für mich nicht immer nur Freude, denn wenn ich mit der Assistenz für die Eingriffe um 18.00 Uhr fertig war, warteten noch zwei Stunden Verbände, fünf oder mehr Entlassungsbriefe und sonstige Verwaltungstätigkeiten auf mich.

4

Meine Einarbeitung in der allgemeinchirurgischen Abteilung war insgesamt unspektakulär. Ich hatte mehr zu tun und auch mehr Bereitschaftsdienste als in der Unfallchirurgie, aber das störte mich nicht. Was mir bald aber zunehmend auf die Nerven ging, war die Intriganz und das Mobbing gerade durch diejenige Kollegin in meiner neuen Abteilung, auf die ich sehr gehofft hatte, unsere Oberärztin Frau Dr. Krüger. Vorneherum machte sie den Meisten gegenüber ein freundliches Gesicht, während sie hinter deren Rücken schnell in üble und diffamierende Bemerkungen verfiel. Diese mischten sich bei einigen Assistenten mit den feinen Methoden des Kaltstellens und der Behinderung. Hierfür hatte sie als Oberärztin, die die Einteilung der Assistenten zu Operationen vornahm und unserem Chef ins Ohr flüsterte, wer gut und wer schlecht sei, alle Macht.

Anfangs fiel mir das nur gegenüber Mike Braun auf, denn Frau Dr. Krüger schien es sich zur Aufgabe gemacht zu haben, ihm zuzusetzen, wo sie konnte. Nach Krügers Meinung war

Mike chirurgisch gesehen „ein Fehlkauf", wie sie sich mir gegenüber einmal offen ausdrückte. Sie ließ dann bald keine Gelegenheit mehr aus, ihn das spüren zu lassen. Sie begann ihn zu schikanieren und bloßzustellen, wo sie konnte. Einmal brüllte sie ihn vor allen anderen im OP an, er sei ein Dummkopf, der alles komplett falsch mache und dann eröffnete sie die von ihm gesetzten Nähte dreimal hintereinander mit der Begründung, sie seien unbrauchbar und jedes Mal musste er wieder von vorne anfangen.

Man merkte ihm an, dass er damit psychisch immer weniger klar kam. Eines Tages sprach ich ihn auf dieses Problem an. Er erzählte mir, dass er schon einiges unternommen habe und sogar schon einmal beim Betriebsarzt gewesen sei, der ihm aber nicht habe helfen können. Er war auch zu Professor Wolf gegangen und hatte darum gebeten, ihn nicht mit Frau Dr. Krüger zusammen im OP einzuteilen. Was aber hatte unser feiner Chef gemacht? Er hatte abgesegnet, dass Mike nun fast ausschließlich nur noch mit Krüger im OP eingeteilt war. Das sollte ihn wohl abhärten, doch Mike hatte mittlerweile begonnen, abends regelmäßig ein Beruhigungsmittel einzuwerfen. Die vielen Bereitschaftsdienste mit den gestörten Tag-Nacht-Rhythmen und der nie abreißende Strom von Patienten, die behandelt werden wollten, waren schon anstrengend, aber wenn dann auch noch Druck durch eine Oberärztin und Verachtung durch einen Chefarzt hinzu kamen, wurde es zu viel.

Von den anderen Oberärzten war in dieser Situation nichts zu bemerken. Sie kommentierten nicht, sie schützten nicht, sie taten gar nichts. Auch der so genannte Leitende Oberarzt Bessner zuckte nur gelangweilt mit den Schultern, als ich ihn fragte, warum Mike nur mit Krüger eingeteilt war, wo die beiden doch offensichtlich nicht gut miteinander auskamen. Nur der alte Herrmann sagte einmal zu mir, es sei eine Schande, was mit dem Jungen gemacht werde; so könne keiner das Operieren lernen.

Wusste Professor Wolf, unser Meister der Mitarbeiterführung, eigentlich, was in seiner Abteilung vor sich ging? Rückblickend bin ich ganz sicher, dass er es wusste. Egomanen brauchen solche kleinen Spielwiesen.

Zu Beginn meiner Zeit in der neuen Abteilung hatte ich noch gehofft, dass die höhere Anzahl von Frauen auch das Arbeitsklima für mich als Frau angenehmer machen würde. Ich setzte auf eine Art Solidarität, mit der wir uns gegenseitig unterstützen und voneinander lernen würden. Aber Hilda war ausgeschieden und Katrin befand sich bei den Unfallchirurgen. Neben Krüger war ich jetzt die einzige fest angestellte Frau in der Abteilung; ansonsten gab es nur noch eine Studentin, die ihr Praktisches Jahr als letzten Teil des Studiums absolvierte und eine griechische Ärztin, die in ihrer Heimat keinen Job gefunden hatte und durch eine Hospitation in Deutschland ihre Chancen verbessern wollte.

Je länger ich mit Krüger zusammenarbeitete, desto distanzierter wurde unser Verhältnis. Auch vor dem Chef machte sie keinen Halt. Von ihm redete sie als dem „Kleenen", der gar nicht wisse wie man richtig operiere, der nach veralteten Methoden arbeite und der zahlreiche Komplikationen in Kauf nähme. „Schau' mal, was alles auf der Intensivstation liegt ... er hätte besser ... es wäre besser ... ich hätte ..." waren ihre Standardbemerkungen.
Wenn er aber dabei war, buckelte sie, wo sie konnte. „Ja, Herr Professor, bitte ... gerne ... wird sofort erledigt ...!" Er brauchte nur mit dem Finger zu schnipsen, schon sprang sie. Um eine halbe Stunde später wieder über ihn zu lästern. Professor Wolf mochte ich nicht, aber mit Krüger war es anders. Sie begann mich anzukotzen.
Meine Reaktion auf ihre unangenehme Art bestand darin, auf Gegenkurs zu gehen. Immer wenn sie einem Kollegen übel nachredete, begann ich denjenigen zu loben und seine Vorzüge

herauszustellen. Sie schaute mich anfangs oft verwundert an, aber langsam begriff sie, dass wir keine Freunde mehr sein könnten. Das Mobbing von Mike Braun hatte extrem und für alle wahrnehmbar zugenommen. Jede von ihm gestellte Diagnose, beinahe jede Handlung wurde von Krüger persönlich und vor allen öffentlich auf den Prüfstein gestellt. Ihr nächster Schritt war, die Operationen, bei denen Mike als Operateur eingeteilt war, im Laufe des Tages so zu verschieben, dass er keine Chance mehr hatte, daran teilzunehmen. Da sie alle Vollmachten für die Einteilung von uns Assistenten hatte, war das ganz einfach und sie bemühte sich auch nicht, das zu verbergen. Zufällig bekam immer öfter Oskar diese Eingriffe zugeschoben, so dass seine Zahlen für den Facharztkatalog fleißig kletterten, während Mikes stagnierten.

„Könnte ich mal mit dir sprechen?", fragte ich Krüger eines Tages, weil ich merkte, dass unser Verhältnis den Bach runter ging. Widerwillig stimmte sie zu und am selben Nachmittag trafen wir uns in einem Schwesternzimmer. Ich war nervös und fürchtete mich vor einer echten Konfrontation, denn das würde zur Folge haben, dass ich meinen Katalog wohl nie zusammenbekommen würde.

„Na, worüber willst du mit mir reden?", fragte sie abweisend.

„Über Mike", erwiderte ich. „Ich finde es nicht gerecht, wie mit ihm umgegangen wird."

„Das ist sein Problem. Warum geht er nicht woanders hin?", antwortete sie kurz angebunden und mit gereiztem Unterton. „Er wird nie ein Chirurg werden. Ich jedenfalls werde ihn nicht ausbilden."

„Das ist unfair", wagte ich mich vor. „Warum sagt ihr ihm das nicht. Er verbringt viel Zeit hier, er ist im vierten Ausbildungsjahr und er ist fix und fertig. So wie ihr mit ihm umgeht, kann er kein Chirurg werden. Vielleicht will er gar kein so großer Operateur wie Professor Wolf oder Dr. Bessner werden, sondern vielleicht später einmal nur in einer kleinen Praxis arbeiten."

Für einen Moment herrschte eisiges Schweigen. „Nun, ich werde ihn jedenfalls nicht ausbilden, das steht fest und überhaupt, was geht dich das an?" Sie stand auf und ging.

In den kommenden Tagen vermied sie den Kontakt mit mir, aber dafür verbesserte sich ihr Verhalten gegenüber Mike. Ich sah die beiden sogar einmal gemeinsam über irgendetwas lachen. Dann aber wurde Mike als Assistent genau der Station zugeteilt, die oberärztlich von Krüger betreut wurde. Seit dem sah ich beide nicht mehr lachen. Mike war einige Wochen später zermürbt und hatte genug. Er bewarb sich für eine Stelle in der Inneren Medizin eines benachbarten Krankenhauses und sagte der Chirurgie nach vier Jahren „Auf Nimmerwiedersehen."

Ich stand während eines Bereitschaftsdienstes gerade in der Ambulanz, als er mit seinen Habseligkeiten an mir vorbeiging. „Was ist denn mit dir los?", fragte ich ihn erstaunt und er erzählte mir, dass Professor Wolf seinen Auflösungsvertrag kommentarlos unterschrieben hatte. Als wir am kommenden Morgen offiziell über seinen Weggang unterrichtet wurden, gab es einen kollektiven Aufschrei. Allen voran Krüger schimpften sie über ihn, weil er so kurzfristig gegangen war, ohne die Kollegen zu informieren.

Während Krüger und Oskar am lautesten krakeelten, machte ich einen entscheidenden Fehler im Hinblick auf mein künftiges Wohlgefühl an der Abteilung. Ich sagte: „Ihr habt doch wirklich alles unternommen, damit er weggeht, warum seid ihr jetzt so aufgeregt, wo es endlich gelungen ist?" Keiner antwortete, böse Blicke trafen mich und dann wurde es still, denn Herr Professor Wolf betrat den Raum und eröffnete die Besprechung. Von diesem Tag an ging die Anzahl meiner OP-Einteilungen drastisch zurück.

Durch Mikes Ausscheiden mussten die restlichen Assistenten jeweils zwei zusätzliche Dienste übernehmen. Die allgemeine

Anspannung in der Abteilung wuchs, ohne Anzeichen für die weiteren Gründe. Immer häufiger gab es zwischen den operativen Abteilungen ein Hauen und Stechen um OP-Kapazitäten. Wer durfte wann seine Notfälle wo versorgen? Die Bauchchirurgen verfeindeten sich zusehends mit den Unfallchirurgen, was manchmal in den morgendlichen Besprechungen zu bisher nicht erlebten Auseinandersetzungen führte.

„Ihr unfallchirurgischer Oberarzt hat seinen Patienten ohne Zustimmung und Rücksprache mit uns in den OP geschoben. Wir mussten mit unserem akuten Bauch vier Stunden warten. Die Patientin starb, weil wir zu spät operiert haben!"

Professor Pfeiffer und seine Oberärzte waren über diesen Vorwurf zu Recht so empört, dass es fast zu Handgreiflichkeiten gekommen wäre.

„Wieso vier Stunden, wir waren nach einer Stunde mit unserer Operation fertig", erwiderte Professor Pfeiffer laut. „Das war eine offene Fraktur, die unverzüglich versorgt werden musste."

Krüger beschuldigte ihn, für den Tod der 95-jährigen Frau mit einem Darmverschluss verantwortlich zu sein, weil er die Notfalloperation eines 45-Jährigen mit einer offenen Unterschenkelfraktur vorgezogen hatte.

Dr. Krüger brüllte meinen früheren Chef so an, dass ihre Worte im gesamten Flur vor dem Besprechungsraum widerhallten: „Danach kam ein Kaiserschnitt ... und dann ein Subduralhämatom. Und so konnten wir mit dem Bauch erst um Mitternacht anfangen."

„Dafür können wir doch nichts", schrie Professor Pfeiffer zurück. „Und hören Sie gefälligst auf hier herum zu schreien. Ich werde nachher mit ihrem Chef darüber sprechen!"

Nun rastete Krüger völlig aus und ihre Stimme überschlug sich fast, als sie sagte: „Sie bestimmen überhaupt nicht, wie ich rede und wie ich mich zu verhalten habe, Herr Professor Pfeiffer, ist das klar?"

Dass Krüger gerne herumbrüllte, war mir nicht mehr neu. Ihre Taktik bestand darin, in unklaren Situationen oder fraglichen Verantwortlichkeiten „den Männern erst einmal in die Eier zu treten", wie sie mir in besseren Zeiten unseres Verhältnisses einmal anvertraut hatte.

5

Endlich war ich wieder einmal zu einer OP eingeteilt worden. Dr. Mott, mein Oberarzt, sollte mir bei meiner ersten eigenständigen minimal invasiven Gallenblasenentfernung assistieren. Ich freute mich darauf, denn ich schätzte seine ruhige Art, die einem Anfänger wie mir Sicherheit vermittelte. Für diesen „Schlüsselloch-Eingriff" benötigt man ein Kamera- bzw. ein Endoskopiesystem, das durch eine kleine Perforation in der Bauchwand in den Bauchraum des Patienten vorgeschoben wird. Während ich den zugehörigen Endoskopie-Turm für die Operation vorbereitete, erzählte mir eine der OP-Schwestern, mit der ich mich gut verstand, dass Krüger und Oskar in letzter Zeit am OP-Tisch offen über mich lästern würden. „Pass auf, die machen hier Stimmung gegen dich!", warnte sie mich. „Ich danke dir", sagte ich nur und arbeitete weiter. Aber die Warnung hatte mich nervös gemacht und mir die Laune verdorben.

Als Mott an den Tisch trat, fing ich an. Anfänglich arbeiteten wir Hand in Hand, dann aber passierte es. Beim Ausschälen der Gallenblase hatte ich wohl ein kleines Blutgefäß erwischt und jetzt blutete es in das Operationsfeld. Ich wollte die Stelle zuerst ausspülen, um herauszufinden, wo die Blutungsquelle saß und platzierte ein Saugspülgerät. Weil es sich um meine erste endoskopische Gallenblasenentfernung handelte, war ich den Umgang mit diesen Geräten jedoch nicht gewohnt, so dass mir ein Fehler unterlief und ich einen Schalter an dem Saugsystem zu stark drückte. Es passierte nicht viel, außer dass das Operationsfeld einen Moment lang nicht mehr gut einsehbar war. Ein typischer Anfängerfehler. Aber aus unerklärlichen Gründen rastete Mott aus, ließ die Kamera fallen, so dass ich das OP-Feld gar nicht mehr sehen konnte, schmiss eine Pinzette an die Wand und schrie herum: „Jeder Hinz und Kunz bekommt hier ein Instrument in die Hand, ohne es bedienen zu können …" Dabei rannte er im OP-Saal herum wie ein Bekloppter.

Ich war perplex, weil ich nicht verstand, worüber er sich so aufregte. Im Bauch blutete es derweil weiter. Mit Hilfe der OP-Schwester stellte ich die Geräte und die Kamera richtig ein und hatte die Blutungsquelle glücklicherweise schnell wieder im Bild. Sorgfältig spülte ich und konnte die Blutung stoppen. Mittlerweile hatte Mott sich anscheinend beruhigt, war wieder an den Tisch getreten und hatte die Kamera wortlos übernommen. Ich arbeitete ruhig weiter, aber in mir tobte ein Sturm. So kann man nicht lernen, dachte ich. Das ist ungerecht, ich habe noch kein einziges Mal diesen Eingriff selbst durchgeführt, da kann so etwas doch mal passieren.

Nach der Operation ging ich zu ihm, weil ich die Sache nicht unausgesprochen lassen wollte und sagte: „Ich bin nicht einverstanden damit, wie du gerade mit mir umgegangen bist. Das war nicht fair!"

Er war erfreulich offen für mich und erwiderte: „OK, schon gut, du hast dann ja alles richtig gemacht und die Blutung gestoppt."

Aber ich musste noch nachsetzen, denn ich kochte innerlich und war zutiefst empört: „Meinst du, wenn man einen Anfänger anbrüllt, wird das Operationsergebnis besser? Ist das der Weg um Chirurgie zu lernen?"

„Schon gut, du hast ja Recht …", versuchte er mich zu beschwichtigen, aber ich konnte mich nicht beruhigen.

Seit dieser Episode traute ich ihm nicht mehr. Später verstand ich, dass auch er unter erheblichem Druck stand. Seit Jahren war er Facharzt für Chirurgie und Oberarzt. Er wollte bei Professor Wolf seine Zeit und die Eingriffe für die Zusatzbezeichnung

Abdominalchirurgie zusammenbekommen, er war eigentlich längst soweit, die Prüfung abzulegen. Danach wollte er sich weiterentwickeln und sich für Chefarztstellen an kleineren Krankenhäusern bewerben. Aber Professor Wolf verweigerte ihm das Zeugnis und die Zeit lief ihm langsam davon.

Dazu passend hatte ich mit Mott ein anderes, allerdings netteres Erlebnis. Eines Tages war ich neben ihm als zweiter Assistent bei einer Operation eingeteilt, die Professor Wolf selbst durchführen wollte. Wir warteten vier Stunden lang, aber Professor Wolf war noch immer nicht da. „Wenn ihr jetzt nicht mit der Operation anfangt, werde ich den Patienten wieder aus der Narkose aufwecken", drohte uns mittlerweile schon der Anästhesist.

Dann fing Mott an zu operieren. Eine weitere Stunde verging, bis dann wider Erwarten doch Professor Wolf endlich hinzutrat. Sein erster Kommentar war eine Frage:

„Herr Mott, warum haben Sie so einen großen Schnitt gemacht? Ich schaffe das auch mit einem 8 cm-Schnitt!", ergänzte er, als er die Operation übernahm.

Mott lief rot an und man sah, dass ihm die Galle hochstieg, denn dieser Kommentar traf sein Ehrgefühl; er war ein feiner Operateur und machte immer sehr kleine Zugänge.

„Das sind genau 8 cm, Herr Professor!", konterte Mott, als er sich etwas gefasst hatte.

Aber Professor Wolf erwiderte: „Nein, Herr Mott, ich bitte Sie, der ist doch größer als 8 cm ..."

„Schwester ...", sagte Mott nun und konnte kaum noch schlucken. „Bitte bringen Sie mir eine sterile Messlatte".

Als er das Instrument in der Hand hielt, legte er es an den Schnittverlauf und siehe da: Es waren exakt 8 cm, die er geschnitten hatte. „Herr Professor, sehen Sie, es sind genau 8 cm."

Jetzt lief Professor Wolf rot an. „Was erlauben Sie sich?", schrie er Mott an, der jetzt wiederum auch nicht mehr an sich halten konnte.

„Ich mache diesen Affenzirkus nicht mehr mit!", schrie er zurück, schmiss die Instrumente auf den Tisch, entledigte sich seiner Handschuhe und seines sterilen Kittels und verließ den Saal ohne weitere Worte. Professor Wolf sagte nichts mehr und setzte die Operation fort.

Tags darauf war Mott wieder bei Professor Wolf als erster Assistent eingeteilt. Er setzte sich steril neben den OP-Tisch und begann auf Professor Wolf zu warten. Er wartete solange und krümmte keinen Finger, bis Professor Wolf kam. Professor Wolf kam aber erst vier ganze Stunden nach der Narkoseeinleitung und hatte gedacht, dass die Operation schon fertig sei. Pustekuchen … das gab ein wahrhaft einmaliges Theater, bei dem es hoch herging … Mott bekam drei Monate OP-Verbot, das aber von Professor Wolf einen Monat später mangels kompetenter Operateure wieder aufgehoben werden musste.

In meinem zweiten Jahr am Klinikum Bruchberg, meinem insgesamt fünften chirurgischen Jahr, wurde ich dann endlich an eine Struma-Operation gelassen. Ich war bei Dr. Bessner eingeteilt, der mir assistieren sollte. Ich war nervös und fragte ihn, ob ich alles richtig mache.

„Mir ist es egal, wie du das machst", sagte er wörtlich zu mir. „Mach' deine Scheiß-Struma wie du willst." Dabei war er ganz ruhig und blickte mich erwartungsvoll an.

„Ich habe noch nie eine ganze Struma operiert", klärte ich ihn auf. „Meine bisher einzige OP an der Schilddrüse fand vor drei Jahren statt und da wurde nur die Hälfte der Struma entfernt."

„Wie?", fragte er ungläubig. „Du hast noch nie eine Struma operiert?" Er konnte das nicht glauben, und ich – ehrlich gesagt – auch nicht. Aber so war es nun einmal.

„Ich wurde nie eingeteilt … nie Zeit, nie Möglichkeiten …", Bessner staunte. Er riss sich dann aber am Riemen, lenkte ein, änderte sein Verhalten und begann mir die ganzen Schritte zu erklären und mich richtig anzuleiten. In den kommenden Wochen habe ich weitere vier Struma-Operationen mit ihm zusammen machen können, dann hatte ich die Sollzahl für den Facharztkatalog zum Thema Schilddrüse zusammen.

6

Nachdem Mike Braun nicht mehr da war, gab es einen neuen Prügelknaben. Nein, nicht ich, sondern Meyer war erst einmal dran. Sobald Meyer weg war und es um irgendeine Sache oder einen Patienten von ihm ging, schimpfte Krüger los. Und beinahe automatisch rückte er als Nachfolger von Mike auf die Station von Krüger vor.

„Er kann gar nichts", war das routinemäßige Blabla von Krüger. „Drittes Jahr Chirurgie und ich muss ihm das Nähen beibringen ... Er kann nicht mal die Befunde interpretieren, er benutzt seinen Kopf nicht ... ich muss ihm immer genau sagen, was er alles machen soll ...", so ging es mit den Beschuldigungen bei jeder Gelegenheit.

Wie üblich stimmte keiner zu und wie üblich widersprach keiner. So werden Leute langsam tyrannisiert. Sensible Charaktere wie Mike gehen daran fast kaputt, andere halten durch und werden später vielleicht genauso: nach oben lecken, nach unten treten. Heute genoss Dr. Krüger die Protektion von Professor Wolf, aber welchen Weg hatte sie beschreiten müssen, um dahin zu gelangen? Ich begann sie langsam zu hassen, denn ich unterstellte ihr einen bösartigen Spürsinn dafür, die Konformisten innerhalb unserer Arztgruppe auf ihre Seite zu ziehen und einzelne wie Meyer auf diese Weise im Kollektiv fertig zu machen. Sie streute Gift in der Abteilung.

Ich konnte mich nicht zurücknehmen und stellte sie immer wieder zur Rede, war aber wohl die einzige, die Widerstand leistete. In gewisser Weise hatte ich ja einen Sonderstatus: Ich war schon ein paar Jahre länger im Geschäft als Mike und

Meyer, ich war ein gutes Stück erfahrener im Arbeitsleben und ich war älter und hatte schon einiges mehr erlebt.

„Es ist nicht in Ordnung, jetzt auch noch Meyer immer schlecht zu machen", warf ich ihr einmal vor versammelter Mannschaft vor. „Wenn er nicht nähen kann, liegt das ja wohl auch an seiner schlechten Ausbildung. Wenn er es nicht kann, musst du es ihm eben beibringen. Du bist seine Ausbilderin. Du hast bei Mike bemängelt, dass er nicht macht was du ihm sagst; jetzt kritisierst du, dass Meyer immer nur das macht, was du ihm sagst. Was erwartest du von den Assistenzärzten denn eigentlich?"

Die Jungs schauten überrascht zu uns rüber. Sie murmelte etwas, aber trotz dieses offenen Affronts griff sie mich nicht an. Dafür, und das war eigentlich von vornherein klar, wurde ich in den folgenden drei Wochen nicht ein einziges Mal im OP eingeteilt.

Einen Erfolg hatte ich dennoch errungen. Meyer war ab jetzt häufiger im OP und die anderen gingen wieder freundlich mit ihm um und zeigten etwas mehr Respekt, zumindest wenn Krüger nicht dabei war. Auch sie schien ihn mehr in Ruhe zu lassen und sagte auf dem Flur im Vorbeigehen einmal zu mir: „Dein Meyer macht sich ganz gut." Ich fand das toll und Meyer war glücklich, dass er nicht mehr länger im Mittelpunkt stand. Immer wenn Krüger dabei war, vermied er allerdings den Kontakt zu mir, und spätestens da wurde mir klar, dass das System zurückschlug: Denn jetzt rückte ich in den Mittelpunkt der Schmierenkomödie!

7

Professor Wolf operierte viele hoffnungslose Fälle. Er konnte nach vielen Jahren als Chef einer chirurgischen Abteilung viel, wenn nicht fast alles, aber eine Sache konnte er nicht: den Patienten oder Angehörigen mitteilen, dass eine Krankheit keine

Aussicht auf Heilung hatte. Nach seiner Auffassung schwächte das den Willen der Patienten. Ich sah in seiner Abteilung viele Patienten, bei denen -zig Schläuche aus dem Bauch ragten und die das Krankenhaus nicht mehr lebend verlassen würden, aber stets beteuerte er gegenüber den immer schwächer werdenden Patienten, dass ihr Zustand nur vorübergehend sei und sie bald gesund nach Hause könnten.

Seine Patienten kamen oft von weit her. Einmal stellte sich ein 50-jähriger Mann mit einem fortgeschrittenen Gallenwegstumor zur operativen Versorgung vor. Zusammen mit seiner Ehefrau war er Hunderte von Kilometern angereist, weil Professor Wolf der einzige war, der ihn zu operieren wagte. An mehreren Krankenhäusern war die Operation wegen der Aussichtslosigkeit des Unterfangens abgelehnt worden. Er war keineswegs privat versichert, trotzdem operierte Professor Wolf persönlich und verlegte ihn nach der Operation auf meine Station. Seine Ehefrau wohnte derweil in einem Hotel in unserer Nähe, damit sie möglichst viel Zeit mit ihrem Mann verbringen konnte.

Bei der Operation hatte sich bestätigt, dass es sich um einen hoffnungslosen Fall handelte. Deswegen hatte Professor Wolf den Eingriff auf das Wesentliche begrenzt und lediglich einen Schlauch zur Drainage der Galleflüssigkeit eingelegt. Der Professor kam in unregelmäßigen Abständen auf die Station und visitierte den Patienten, aber er unterließ es, den Mann darüber zu informieren, dass die Prognose sich durch den Eingriff nicht verbessert hatte. Auch mit der Ehefrau vermied er ein ehrliches Wort.

Auf meine Frage antwortete sie: „Der Herr Professor hat mir gesagt, dass mein Mann auf eigenen Füßen das Krankenhaus verlassen wird. Jetzt ist er noch zu schwach um zu laufen, aber die Operation ist gut gegangen."

Ich hatte ihr die Frage direkt am Bett ihres Mannes gestellt, der aufgeschaut hatte und mich jetzt aufmerksam ansah. Ich glaube, er hatte den Hintergrund für meine Frage sofort verstanden.

„Frau Doktor", sagte er zu mir. „Wenn es schlecht um mich steht, möchte ich gerne meine Kinder noch mal sehen. Beide leben weit weg und brauchen ein paar Tage um herzukommen. Bitte sagen Sie mir die Wahrheit, habe ich noch eine Chance?"
Ich war in der Klemme. Was sollte ich machen? Professor Wolf würde mich umbringen, wenn ich den Patienten aufklärte. Andererseits konnte ich einem Sterbenden doch nicht die Wahrheit verschweigen, wenn er ausdrücklich um diese bat. Gemäß den Empfehlungen meines Gatten für solche Situationen versuchte ich es also auf die diplomatische Art und sagte feige: „Ich war nicht Ihr Operateur, aber wenn der Herr Professor kommt, fragen Sie ihn bitte so direkt wie mich."

Die Tage vergingen und Professor Wolf war mehrfach da gewesen. Er betonte tatsächlich jedes Mal, dass alles in Ordnung sei. Ich beobachtete am Verlauf der Laborwerte, dass die Leberfunktion langsam versagte. Der Mann wurde zuerst zitronengelb, dann orange und zuletzt hellbraun und jeden Tag wurde er schwächer. Er konnte sich jetzt schon nicht mehr allein aufsetzen. „Bitte sagen Sie mir doch die Wahrheit", sagte er dann einmal zu mir und begann still zu weinen. „Keiner sagt mir die Wahrheit!"
Es war grausam wie ich spürte, dass er keine Chance mehr hatte. Aber das uneingeschränkte Festhalten von Professor Wolf an der Unwahrheit machte ihm zu schaffen. Die Situation musste für ihn wie das Saugen an einem Strohhalm sein, der in einem leeren Glas steckt. Und er wusste, dass keiner das Glas füllen konnte.
Also fragte ich Mott und Bessner um Rat. Mott hatte nur ein Schulterzucken übrig und sagte: „Gott sei Dank, dass ich damit nichts zu tun habe!" Bessner riet mir klar ab, auf die Fragen des Patienten direkt und wahrheitsgetreu zu antworten: „Du weiß doch, wie der Chef darauf reagieren wird."

Professor Wolfs Anordnungen hatte ich mit einer Ausnahme immer befolgt. Damals hatten neue Untersuchungsergebnisse vorgelegen, und da ich ihn zur Rücksprache nicht erreicht hatte, wandelte ich die Anordnungen einfach den Befunden entsprechend um. Ich war überzeugt gewesen, im Sinne von Professor Wolf gehandelt zu haben.

Als er dann abends auf die Station kam und ich ihm die Situation schilderte, begann er mich mitten auf dem Flur der Station zusammen zu falten. „Wie kommen Sie überhaupt dazu, das was ich angeordnet habe, in Frage zu stellen ... Sie ... Sie ... Sie sind nicht einmal Facharzt!"

„Herr Professor", versuchte ich mich zu erklären, „kurz nachdem Sie gegangen waren, kamen diese Ergebnisse hier ...", aber er unterbrach mich aufgebracht.

„Ich möchte Ihre Entschuldigungen gar nicht hören. Ihre Aufgabe ist es, sofort zu erledigen, was ich angeordnet habe!" Und damit ließ er mich stehen.

In wenigen Augenblicken war mein gesamtes Selbstbewusstsein als Ärztin vorübergehend zu vernichten. In der Ausbildung wünschte ich mir einen Chef, der mir zuhörte und meine Entscheidungen mit mir diskutierte, korrigierte oder bestätigte. Das hatte ich in Kanada und den USA so sehr genossen und das entsprach auch meinen Vorstellungen von ärztlichem Ethos. Hier aber sollte ich mich verhalten wie ein Befehlsempfänger, der kritiklos umsetzt, was der Vorgesetzte angeordnet hatte. So ist es in Deutschland in der Medizin immer noch weit verbreitet.

Nachdem ich mit dem leitenden Oberarzt Dr. Bessner über die Angelegenheit gesprochen hatte, ließ der Professor mir von Bessner ausrichten, ich solle mir nicht alles so zu Herzen nehmen, er, Professor Wolf, hätte diese Ergebnisse selbst noch einmal überprüft und meine Entscheidung für richtig befunden.

Dennoch war mir klar, dass ich in Zukunft noch einige Schwierigkeiten mit ihm haben würde, denn ich konnte meinen

Kopf nie ganz ausschalten und würde immer das machen, was ich als Ärztin auch vertreten konnte, egal ob er es nachträglich absegnen würde oder nicht. Also versuchte ich wie die anderen auch, so wenig wie möglich mit seinen Patienten zu tun zu haben, um solcherlei Konflikten aus dem Weg zu gehen.

Im Fall des Mannes mit dem unheilbaren Gallenwegstumor konnte ich mich jedoch nicht aus der Affäre ziehen, denn er hatte mir eine Frage gestellt. Ich blieb allein mit meiner Überlegung, diesem todkranken Menschen zu sagen, dass er nur noch wenige Tage zu leben hätte, oder es zu unterlassen.

‚Was würde ich mir wünschen, wenn ich an seiner Stelle wäre?', fragte ich mich. ‚Ich würde mir einen Arzt wünschen, der meine Fragen ehrlich beantwortet.'

Der Patient sollte Zeit haben, um offen stehende Sachen zu erledigen, sich von seinen Liebsten zu verabschieden, sich mit jemandem noch versöhnen können, mit dem etwas schief gelaufen war und anderes.

Bei der nächsten Visite, ohne Professor Wolf, riet ich ihm, dass er seine Kinder anrufen und einen Familientreff machen solle, egal welchen Ausgang seine Krankheit nähme.

An die Frau gewandt fügte ich hinzu: „Ich glaube, dass Ihrem Mann die Anwesenheit der Kinder sehr wichtig ist." Ich versuchte dabei überzeugend und ernst auf sie zu wirken, denn sie war in den vorangegangenen Tagen stets der Ansicht gewesen, die Kinder sollten nicht unnötig in Unruhe versetzt werden. Anscheinend hatte sie noch nicht begriffen.

„Ich rufe die Kinder noch heute an", versprach sie mir nach einem Moment des Zögerns.

Am folgenden Tag war der Mann nur noch teilweise ansprechbar und glitt langsam in einen anhaltenden Dämmerzustand.

„Haben Sie die Kinder angerufen?", fragte ich die Frau mit einem üblen Geschmack im Mund, denn ich spürte, dass ich zu lange gewartet hatte, das auf den Weg zu bringen.

„Nein", antwortete sie. „Der Herr Professor war gestern Abend da und hat gesagt, das sei nicht notwendig und ich solle die Kinder nicht beunruhigen."
Die Frau strahlte eine so unglaublich naive Zuversicht aus, als sie sagte „Der Herr Professor hat es gesagt…", dass ich mich beherrschen mußte und sah sie nur schweigend an.
Am Nachmittag desselben Tages starb der Mann, ohne seine Kinder noch einmal gesehen zu haben.

8

In den Nachtdiensten gab es immer wieder unerwartet Neues. Einmal meldete sich die Rettungsleitstelle um 2.30 Uhr und fragte an, ob wir notfallmäßig einen jungen Mann mit einem Tumor im Halsbereich versorgen könnten. Er war vor einigen Wochen in der Zahn-Mund-Kiefer-Chirurgie des Universitätsklinikums in Grafenburg operiert worden. Man hatte zwar große Teile, nicht aber den gesamten Tumor entfernen können, weil der Krebs auch die großen Blutgefässe bereits angegriffen hatte, und der Mann war mittlerweile wieder zu Hause. Jetzt hatte seine Ehefrau wegen einer plötzlich aufgetretenen starken Blutung den Notarzt gerufen, der den Mann zu uns verlegen wollte. Ich rief die Intensivstation an, die mir auf meine Frage antwortete „…wir haben keinen freien Intensivplatz und können auch keinen schaffen, sie müssen ihn ablehnen, der Notarzt muss ihn woanders hinbringen."
Ich überlegte kurz. Die Anästhesisten standen zu Notfallversorgungen im OP fest, mein diensthabender Oberarzt operierte, wir hatten keine Spezialisten für hals- oder kieferchirurgische Operationen. Allein diesen Patienten mit einer Blutung im Halsbereich zu versorgen, der möglicherweise schon bald in einen Schock zu geraten drohte und das ganze auch noch ohne ein Intensivbett - ich wusste, dass ich das alleine nicht schaffen würde. Deshalb meldete ich der Leitstelle, dass eine Versorgung

zurzeit bei uns nicht möglich sei und bat, den Mann in die Zahn-Mund-Kiefer-Chirurgie des Universitätsklinikums zu bringen. Die Leitstelle quittierte meine Erklärung und versprach den Patient weiterzuleiten.

Doch eine halbe Stunde später stand der Notarztwagen vor unserer Ambulanz. Ich war nicht nur erschrocken, sondern auch überrascht, denn der Patient wurde ohne ärztliche Begleitung eingeliefert. Warum kein Notarzt dabei war, konnten die Rettungssanitäter mir nicht sagen.

Der junge Mann war sehr ängstlich und zitterte, doch blutete er glücklicherweise im Moment kaum. Wahrscheinlich war der Krebs in ein Blutgefäß hineingewachsen und hatte es eröffnet. Ich konnte nur das vom Tumor zerstörte Gewebe sehen, aber keine Blutungsquelle ausmachen. Es schien aus der Tiefe zu kommen, aus der Nähe der Halsschlagader und der großen Halsvene. Das war mit Sicherheit kein Fall für uns und dieser Mann musste schleunigst in eine Spezialklinik.

Ich rief die Zahn-Mund-Kiefer-Chirurgie des Universitätsklinikums an. Sie waren von der Leitstelle schon informiert worden und warteten auf den Patienten. Von einer Intubation rieten sie ab, weil sie meinten, dass das problematisch sein könnte und rieten mir, den Mann schnellstmöglich zu ihnen zu bringen, wie es ja auch geplant gewesen war.

Über die Leitstelle forderte ich einen Notarzt und einen Rettungswagen an und bereitete den Mann auf den Transport vor. Ich legte ihm noch eine weitere Venenverweilkanüle für den Fall, dass er erneut bluten würde, ließ eine Infusion einlaufen, lagerte ihn mit erhöhtem Oberkörper und legte eine Halsmanschette mit Eis an, damit die Blutgefässe sich zusammenziehen.

Dann erklärte ich der mittlerweile eingetroffenen Ehefrau und der Tochter, dass ihr Mann bei uns nicht gut aufgehoben sei, da wir keine Spezialisten für Zahn-Mund-Kiefer-Chirurgie im Haus hätten, und dass ich den Mann so schnell wie möglich in das Universitätsklinikum verlegen wolle.

„Ich verstehe das", sagte die Ehefrau. „Ich habe beim Rettungsruf von vornherein gesagt, dass mein Mann dorthin muss und ich verstehe nicht, warum er jetzt hier gelandet ist." Glücklicherweise war der Mann stabil, konnte gut atmen und war nun auch etwas ruhiger, aber es war ihm anzumerken, dass er einiges Blut verloren hatte. Im Labor hatte sich mittlerweile herausgestellt, dass er eine seltene Blutgruppe und zudem irreguläre Antikörper hatte, so dass ich auch Schwierigkeiten mit der Transfusion erwarte, wenn es ernst werden würde. Es war mittlerweile schon 4.00 Uhr geworden und ich rief erneut die Leitstelle an, um zu fragen, wann wir mit dem Transport rechnen könnten. Die Antwort war schockierend, denn sie lautete: „Wieso Transport, Frau Doktor, der wurde von Ihrem Haus doch abgesagt."

„Wie kommen Sie denn darauf?", fragte ich. „Ich habe keinen Transport abgesagt. Ich sitze hier mit dem Patienten und warte."

„Ja", war die Antwort. „Wir wollten noch einige Informationen zu dem Patienten haben und da haben wir die Intensivstation angerufen und der Arzt dort hat abgesagt, tut uns leid, aber das ist so, da können wir doch nichts dafür!"

Ich war so aufgebracht, dass ich kaum sachlich mit dem diensthabenden Arzt auf der Intensivstation reden konnte. „Was haben Sie gemacht? Wie kommen Sie denn dazu, diesen Transport abzusagen?", brachte ich gerade noch heraus.

„Ich habe das gemacht, weil ein Transport Ihres Patienten in notärztlicher Begleitung von unserem Krankenhaus bezahlt werden muss. Es ist kostengünstiger, wenn Sie dafür einen Intensivtransport anfordern, dann zahlen wir viel weniger."

Leider hatte der schlaue Kollege es versäumt, selbst einen Intensivtransport zu bestellen und er hatte mich über die Abbestellung nicht informiert.

Also fing ich wieder an zu telefonieren. Der Intensivtransportwagen des Universitätsklinikums war im Einsatz und konnte erst gegen 15.00 Uhr da sein, das war zu spät. Dagegen war der Intensivtransportwagen des zweitnächsten Universitätsklinikums glücklicherweise verfügbar und würde um 8.00 Uhr morgens bei uns eintreffen. Es begann eine bange Warterei; was käme zuerst: die Blutung oder der Transport ... mein Gott.

Am liebsten hätte ich mich hingelegt, denn eine bleierne Müdigkeit breitete sich in mir aus, meine Augen brannten und es waren keine weiteren Patienten in Sicht. Ich traute mich nicht. Das Warten mit meinem übermüdeten Hirn erwies sich schwieriger als die Arbeit. Aber ich durfte und konnte den Patienten mit seinen Angehörigen nicht nur mit den Schwestern allein in der Ambulanz lassen, denn er konnte jeden Moment erneut anfangen zu bluten. Mit dem Warten sank aber langsam mein Adrenalinspiegel und damit verschwand auch meine Angst, den Fall nicht beherrschen zu können. Ich war so müde, ich wollte heim, ins Bett kriechen und meinen Mann bitten, dass er mich zudeckt.

So saß ich mit den beiden Frauen bei dem schwerkranken Mann, probierte sie alle zu beruhigen und wusste doch, dass ich nichts tun könnte, wenn es jetzt zu einer schweren Blutung aus der Halsschlagader kommen würde. Ich betete, dass der Intensivtransport bald käme, und dann war er gegen 08.00 Uhr endlich da.

Um diese Zeit war ich schon ausgelöst worden und saß bereits in der Morgenbesprechung, wo ich von Dr. Krüger auseinander genommen wurde, bevor ich den Nachtbericht überhaupt abgeschlossen hatte. „Wie konntest du denn nur einen Notarzt für diesen Transport bestellen! Gott sei Dank, dass der Kollege von der Intensivstation das verhindert hat; Mensch, das hätte uns viel Geld gekostet. Im schlimmsten Fall hättest du ja selbst als Arzt mitfahren können!" Das alles garnierte sie mit spitzen Bemerkungen zu meiner Arbeitsweise und beklagte lauthals das fehlende Kostenbewusstsein der Assistenzärzte.

Ich glaube allen Ernstes, sie tickte nicht ganz richtig. Oder ging es ihr nur darum, mir eins auszuwischen? Wenn der Mann bei uns angefangen hätte massiv zu bluten, wäre er bei uns in der Ambulanz gestorben, versuchte ich ihr und meinen Kollegen klarzumachen. Ich hätte ihm nicht helfen können, ich war ungeübt mit der Intubation, und es war undenkbar, dass ich die Ambulanz verlasse und einen Patienten auf einem Transport in ein anderes Krankenhaus begleite. Das waren Fakten. Ich war so müde, jetzt musste ich dieser blöden Kuh auch noch Rede und Antwort stehen. Dabei stand dieser Idiot von der Intensivstation auch noch in der Ecke und hörte stillschweigend zu.

‚Das soll dir mal mit deinem Mann passieren, Krüger, dachte ich, ‚dann wirst du anders denken! Mir war das Geld egal gewesen, ich hatte nur gewollt, dass der Mann so schnell wie möglich in das Universitätsklinikum kommt und vernünftig versorgt wird.

Innerlich war ich so aufgebracht über die Ignoranz und das dumme kleinkarierte Kostengeschwätz, mit dem dieser kritische Fall gewürdigt wurde, dass ich vor Wut hätte heulen können. Genau da wollte Krüger mich wahrscheinlich haben, denn als sie mir ins Gesicht sah, fing sie an zu grinsen und feierte wahrscheinlich den Triumph, mich aus der Ruhe gebracht zu haben.

Ich drehte mich wortlos weg und fuhr nach der Besprechung heim. Während ich vormittags schlief, träumte ich von den ganzen Ereignissen der vergangenen Nacht so unruhig, dass ich um 14.00 Uhr schweißgebadet in einem völlig zerwühlten Bett wieder aufwachte. Obwohl ich immer noch todmüde war, stand ich auf, um im Tag-Nacht-Rhythmus zu bleiben. Ich machte mir etwas zu essen und schaute Fernsehen. Erst Stunden später wachte ich völlig verkatert im Sessel wieder auf, als mein Mann nach Hause kam.

Eine Woche schrieb mir die Ehefrau des Patienten. Neugierig begann ich zu lesen und mit jedem Satz wurde ich trauriger, weil ich es einfach nicht fassen konnte, was in diesem modernen Gesundheitssystem alles schief ging, und welche Hohlköpfe dies zu verantworten, aber nicht zu bezahlen hatten.

„Sehr geehrte Frau Dr. Ostmüller,
als Anlage übersende ich Ihnen eine Kopie meines Schreibens an die Rettungsleitstelle zur Information, falls diese wirklich den Geschehnissen nachgeht und bei Ihnen nachfragen sollte.
Ihnen persönlich möchte ich herzlich für Ihre Fürsorge für meine ganze Familie in den Stunden bei Ihnen danken.
Mein Mann hatte am nächsten Tag nach einigen Stunden des Erholens noch starke Blutungen und verstarb kurz vor Mitternacht.
Mit herzlichen Grüßen U.C."

Diesem Schreiben war ein weiteres in Kopie beigelegt, in dem die Frau sich bei der Rettungsleitstelle danach erkundigte, wie es im Falle ihres Mannes zu einer solchen Missorganisation hatte kommen können. Es gab viele Fragen, die sie aufwarf:

1. Warum war zunächst kein Notarzt gekommen, obwohl sie diesen ausdrücklich angefordert hatte?
2. Warum musste sie erst die Rettungssanitäter intensiv bedrängen, einen Notarzt nachzufordern?
3. Warum weigerte sich der Notarzt, ihren Mann in das Universitätsklinikum bringen zu lassen, obwohl die dortige Kieferklinik die sofortige Aufnahme zugesagt hatte? Das Argument, die Straßenverhältnisse seien zu schlecht, war nicht nachvollziehbar gewesen.
4. Warum wählte der Notarzt ein Krankenhaus aus, in dem es keine Spezialabteilung für derartige kieferchirurgische Komplikationen gab?
5. Warum hielt der Notarzt seine Anwesenheit beim Transport ins Klinikum Bruchberg für nicht erforderlich?

6. Warum dauerte es in dieser lebensbedrohlichen und psychisch schwer belasteten Situation mehr als 4 Stunden, bis der Mann dann doch vom Klinikum Bruchberg aus ins Universitätsklinikum nach Grafenburg verlegt wurde?

Ich war sehr beeindruckt, wie höflich diese Frau, die gerade ihren Mann verloren hatte, ihre Fragen vortrug. Dass die Antwort auf ihre letzte Frage in unserem kleinkarierten, allen ärztlichen Regeln widersprechenden Kostenbewusstsein und einer unsäglich schlechten Kommunikation lag, daran mochte ich gar nicht denken. Am liebsten wäre ich in meiner Wut zur Krüger gegangen, um ihr den Brief mit ein paar bösen Worten an den Kopf zu werfen. Noch heute verspannt sich mein Magen, wenn ich an diese Nacht und die Morgenbesprechung denke.

Kapitel neun

Die Operationen sind gezählt, dies irritiert den Professor. Bekenntnis: Ich habe Sie eingestellt, aber ich wollte Sie nicht ausbilden. Viel Blut im Operationssaal. Grappa gegen Schönheitsoperationen. Ein Chef revanchiert sich, es brechen goldene OP-Zeiten an.

1

Es war schon Ende Januar. Meine Zeit in der Allgemeinchirurgie sollte im März enden. Anschließend würde ich wieder in die Unfallchirurgie wechseln. Immer noch fehlten mir für den Facharztkatalog 17 bauchchirurgische Operationen. Seit vier Wochen war ich nicht im OP eingeteilt gewesen, weniger aus persönlichen Gründen, als aus Mangel an langfristigem Nutzen für Professor Wolf. Denn ich würde ein paar allgemeinchirurgische Techniken lernen und wieder aus seiner Abteilung rausgehen. Warum also sollte er mich ausbilden? Ich aber musste dort ausgebildet werden, denn das - verdammt noch mal - sah die Weiterbildungsordnung der Bundesärztekammer nun mal vor.

„Diese Eingriffe werde ich bis Ende März nicht mehr zusammenbekommen", sagte ich daheim zu meinem Mann, und er schlug vor, mir einen Termin bei Professor Wolf geben zu lassen und das Thema mit ihm zu besprechen, denn immerhin hätte ich auch ein verbrieftes Anrecht auf Ausbildung.

Beim ersten regulären Termin wartete ich eineinhalb Stunden, bis seine Sekretärin, die Motorradbraut auf mich zukam und entschuldigend den Termin absagte. Beim zweiten Mal waren es zwei Stunden, bis ich mich unverrichteter Dinge wieder meiner Arbeit zuwenden durfte. Professor Wolf war eben ein sehr beschäftigter Mann. Erst beim dritten Mal klappte es.

Ich saß in seinem Büro. Die Stapel an quer übereinander liegenden Schriftstücken, Akten, Prospekten und weiterem Chaos auf dem Schreibtisch waren nicht weniger geworden.

„Herr Professor, ich möchte mit Ihnen besprechen, wie ich meinen Facharztkatalog innerhalb der verbleibenden Zeit in Ihrer Abteilung erarbeiten kann. Es fehlen mir noch 17 Operationen und ich habe nur noch drei Monate Zeit."

Er schaute mich übel gelaunt an und dann explodierte er aus dem Nichts heraus. „So etwas Unverschämtes habe ich noch nie gehört … was bilden Sie sich ein? Ich wollte Sie gar nicht in meiner Abteilung haben … Sie haben sich hier eingeschmuggelt, Sie passen gar nicht zu meinen Leuten, ich wollte Sie gar nicht ausbilden …", und so weiter.

Ich war völlig überrascht und perplex von diesen Anschuldigungen. Er hatte mich in meinem Stolz durch diesen massiven Angriff auch sehr verletzt, so dass ich mit den Tränen kämpfen musste. Was hatte er denn gegen mich zu sagen? Ich hatte für diese Abteilung seit mehreren Monaten hart gearbeitet, viele Überstunden gemacht und etliche Dienste geschoben!

Ich konnte ihm nicht antworten und als er keine Anstalten mehr unternahm, weiter mit mir zu reden, stand ich wortlos auf, um zu gehen. Im Hinausgehen riss ich mich wieder etwas zusammen und sagte zu ihm: „Wenn Sie mit mir nicht zufrieden sind, hätten Sie mir das früher sagen können. Ich kann Ihre Abteilung morgen verlassen, wenn Sie das möchten." Aber er schien gar nicht zuzuhören und sagte nur: „Sie müssen schon Ende dieses Monats wieder zurück in die Unfallchirurgie, aber Sie haben ja gesagt, dass Ihnen bei mir noch 17 Operationen fehlen. Mein Angebot ist, dass Sie noch die drei Monate Ihres Vertrages in der Unfallchirurgie arbeiten und danach für ein paar Monate als Halbtagskraft zu mir zurückkommen. Natürlich müssen sie aber vorher Ihren angesammelten Jahresurlaub bei den Unfallchirurgen nehmen."

Das war bitter. Ich war sprachlos. Ich fand es unverschämt. Musste sich ein Chef nicht auch einmal an Absprachen halten? Und musste ich mich wie der letzte Arsch behandeln lassen? Mir war langsam alles egal: meine Facharztprüfung, meine berufliche Zukunft. Ich kämpfte innerlich, diesem Menschen meine Meinung zu sagen, aber meine Vernunft siegte - oder war ich nur feige? 17 Operationen fehlten mir. Wenn ich sie bei ihm nicht machen konnte, musste ich irgendwo neu anfangen, erst einmal wieder reinkommen, vielleicht wieder auf Gnade angewiesen sein, mit anderen konkurrieren, die schon länger da waren. Das könnte Jahre dauern, bis ich dann endlich fertig wäre und mich zur Prüfung anmelden könnte.

Und warum? Weil ein Chefarzt und Professor kein strukturiertes Ausbildungsprogramm hatte, sich nicht an Abmachungen hielt, reine Willkür walten ließ, die Mitarbeiter gleichgültig und ungerecht behandelte, und zudem in seinen Eitelkeiten badete, anstatt seinen Pflichten als Führungskraft nachzukommen. Offensichtlich kontrollierte ihn zumindest bezüglich der Ausbildung keiner, weder die Ärztekammer noch der Träger des Krankenhauses. Dadurch, dass er mir meine Eingriffe in der noch verbleibenden Zeit verwehrte und eine Halbtagsstelle anbot, die ich an die unfallchirurgische Zeit anknüpfen sollte, verbaute er mir meinen Weg zur Facharztprüfung und auch die Übernahme als Fachärztin in die Unfallchirurgie.

„Ich muss mir das noch einmal überlegen", sagte ich und ging.

Draußen im Sekretariat konnte ich meine Tränen nicht mehr zurückhalten. Die Motorradbraut sah mich erschrocken an.

„Was ist denn passiert?"

„Es fehlen mir nur noch 17 Operationen und er will, dass ich in die Unfallchirurgie zurückkehre und danach als Halbtagskraft wieder hierher komme. Eine andere Chance gibt es nicht."

Sie tröstete mich in ihrer freundlichen Art und sagte dann: „Geben sie mir doch mal die Liste mit den Operationen, ich werde schauen, ob ich sie nicht bei der einen oder anderen

Operation platzieren kann." Ich konnte kaum danke sagen, weil meine Tränen und meine Nase nur so liefen. Mittlerweile war ich in diesem Krankenhaus richtig angeschlagen.

Auch mein Mann war der Meinung, dass Professor Wolf sich zuviel herausnahm. Aber er mahnte auch an, dass ich mich nicht so beeindrucken lassen solle, so archaisch ginge es nun mal im Krankenhaus zu. Krüger als Personaloberärztin, tippte er, war Drahtzieher für Professor Wolfs Stellenpolitik. Er half mir, einen Brief aufzusetzen, mit dem ich mich wenigstens ein wenig wehren wollte. Sinngemäß schrieb ich Professor Wolf sehr höflich, dass ich mich gegen seine Vorwürfe verwahre, mich bei ihm eingeschlichen zu haben und bat darum, mir mitzuteilen, ob mir die Durchführung der für die Facharztprüfung noch nachzuweisenden Eingriffe an seiner Klinik ermöglicht würde. Natürlich bekam ich keine Antwort – zumindest keine direkte. Denn in den verbleibenden Wochen wurde ich nicht zu den fehlenden Operationen eingeteilt. Ich wurde die ersten zwei Wochen nach dem Gespräch mit Professor Wolf gar nicht mehr eingeteilt. Weder im OP, noch auf Station, noch in der Notfallaufnahme. Ich verschwand komplett vom Tagesplan.

Das war genug. Ich rief die Landesärztekammer an. Die zuständige Sachbearbeiterin, der Leiter der Weiterbildungsabteilung und ein Anwalt, an den ich weitergeleitet wurde, waren empört. Ich solle sofort Unterlagen zu diesem unmöglichen Vorgang einreichen, dagegen könne und müsse man unbedingt vorgehen. Doch je länger das Gespräch dauerte und je deutlicher es wurde, welche Konsequenzen erwachsen würden, desto vorsichtiger wurden meine Ratgeber. Es würde zu einem gemeinsamen Gespräch mit dem Professor kommen, der seit vielen Jahren angesehener Prüfer und geschätzter Gutachter bei der Landesärztekammer sei. Er wäre natürlich auch derjenige, der mein Zeugnis ausstellte und das ganze Beschwerdeverfahren könnte sich zudem locker über zwei Jahre erstrecken. Die anderen Prüfer und Fachkollegen kenne Professor Wolf natürlich gut - würde ich meine Facharztprüfung nicht auch hier an der Landesärztekammer ablegen? Ich sollte vielleicht doch besser gleich einen Rechtsanwalt nehmen. Und unter uns gesprochen: Wenn ich meine Ausbildung in absehbarer Zeit abschließen wolle, wäre es besser, von meiner geplanten offiziellen Beschwerde Abstand zu nehmen. Die freundliche Sachbearbeiterin warnte mich noch deutlicher: „Wenn Sie Ihr Zeugnis erzwingen, wird er Sie bei ihrem zukünftigen Arbeitgeber fertig machen, fürchte ich, das haben wir auch schon gehabt."

Als nächstes wandte ich mich an eine Standesvertretung der Ärzte, den Marburger Bund, wo ich schon seit Jahren Mitglied war. Deren Rechtsberater war eindeutig: „Wir haben noch keinen Prozess gewonnen. Die Professoren haben bei den bisherigen Fällen immer eine für das Gericht akzeptable Erklärung für ihr Verhalten gehabt. Ich muss Ihnen leider raten alles hinzunehmen, wenn Sie in absehbarer Zeit Fachärztin werden wollen."

Bis zu meinem Interimswechsel in die Unfallchirurgie zeigte mir Frau Dr. Krüger, was sie konnte. Da ich nicht mehr im OP eingeteilt wurde, verbrachte ich immer mehr Zeit in der Notaufnahme und sichtete die bauchchirurgischen Notfälle. Sie untersuchte alle Fälle nach und prüfte die Diagnosen. Mir blieb es nicht verborgen, dass es ihr weniger um die Patienten ging, als darum, Fehler zu finden und sie mir unter die Nase zu reiben.

2

Eines Tages rief mich die Motorradbraut an und teilte mir im Auftrag des Professors mit, ich müsse zu einem von mir mitbehandelten Fall eine Stellungnahme abgeben.

Es ging um eine 36 Jahre alte Patientin, die einige Monate vorher während meines Dienstes bereits morgens als Notfall angekündigt worden war und von einem kleineren Krankenhaus in der Umgebung schnellstens zu uns verlegt hatte werden sollen. Es war schließlich 19.00 Uhr geworden, bis sie eintraf – keiner wusste warum so spät. Als der Rettungswagen sie ablieferte, herrschte in der Ambulanz das normale Chaos. Gerade waren fünf GIs der US-Army nach einer Schlägerei bei uns gelandet. Alle Untersuchungstische der Notaufnahme waren mit blutenden Soldaten teils in Uniform belegt. Das sah fast aus wie im Krieg. Einer hatte eine tiefe Kopfplatzwunde, in deren Tiefe der Schädelknochen grauweiß schimmerte; andere bluteten aus der Nase oder hatten blutunterlaufene Schwellungen im Gesicht. Bei mehreren tropfte und spritzte das Blut; glücklicherweise sind solche Verletzungen oft nicht so dramatisch, aber als Laie realisiert man das nicht. Also hatten wir auch noch alle Hände voll zu tun mit zwei deutschen Frauen, die die Hände ihrer US-Boys hielten und ununterbrochen kreischten: „Baby, I am with you, I love you, halt` durch, I am with you!"

Die Frau, die der Rettungswagen brachte, klagte über Bauchschmerzen und war völlig verunsichert. „Im anderen Krankenhaus haben die Ärzte gesagt, dass ich hier sofort operiert werde, weil ich eine Blinddarmentzündung habe. Geht es gleich los?"

Ich wollte sie nicht weiter damit verunsichern, dass uns zu oft Patienten mit falscher Diagnose zuverlegt wurden und sprach zunächst beruhigend auf sie ein, dass wir uns um sie kümmern würden, auch wenn es nicht gleich zu einer Operation käme.

„Wie hat es denn angefangen?", fragte ich. Sie schilderte mir, dass sie schon seit mehreren Tagen Bauschmerzen und zuletzt bis zu 17mal am Tag Durchfälle gehabt hätte. Ich wurde hellhörig. Für eine Blinddarmentzündung war das eher ungewöhnlich. Mehrere andere entzündliche Darmerkrankungen, wie eine bakterielle Infektion mit Salmonellen oder eine chronische Darmschleimhautentzündung, wie bei Morbus Crohn, konnten hinter diesen Symptomen stecken. In solchen Fällen würde eine Operation fatale Folgen haben, abgesehen davon, dass sie unnötig war.

Bei der körperlichen Untersuchung war der Bauch der Frau butterweich, was gegen die Diagnose Blinddarmentzündung sprach. Auch die Laborwerte waren nicht eindeutig, Fieber hatte sie auch nicht. Deshalb versorgte ich die Patientin zunächst mit Schmerzmitteln und meldete ein internistisches Konsil an. Mein Oberarzt im Hintergrunddienst war heute Abend Dr. Bessner, den ich ohnehin wegen eines anderen Patienten anrufen wollte und mit dem ich nun telefonisch den Fall der Frau besprach. Auch er fand den Fall unklar und sah zunächst keine Indikation für eine sofortige Operation.

Zwei Stunden später wurde die Frau von den Internisten zurück gebracht. Sie hielten eine Blinddarmentzündung für hochwahrscheinlich. Wieder rief ich Dr. Bessner an, der sich schlaftrunken am Telefon meldete. „Sorry", sagte ich, „aber du musst doch kommen. Die Internisten sind sicher, dass das ein Blindarm ist. Wir müssen sie operieren."

Aber Bessner zögerte. „Langsam, langsam", meinte er. „Die Symptome hat sie nicht erst seit heute. Warum ist sie eigentlich erst so spät zu uns geschickt worden? Wahrscheinlich waren die sich auch nicht sicher. - Gib` ihr doch erst einmal Antibiotika und setze sie auf die erste Stelle des OP-Plans. Morgen früh werden wir sie operieren, wenn es ihr nicht besser geht."

So wurde die Frau erst am nächsten Tag operativ versorgt. Die Internisten hatten Recht gehabt. Mittlerweile war der Blinddarm unter der Entzündung sogar an einer Stelle aufgeplatzt, aber wir hatten Glück, denn es war zu keiner stärkeren Bauchfellentzündung gekommen und die Frau konnte nach zehn Tagen als geheilt nach Hause entlassen werden. Doch jetzt begannen die eigentlichen Probleme.

Nach der Entlassung aus dem Krankenhaus war die Frau von ihrem Hausarzt dauerhaft krank geschrieben worden und arbeitete nun schon seit fünf Monaten nicht mehr. Sie hatte zwei Kuren hinter sich und sah sich nicht mehr in der Lage, ihrem Beruf als Lehrerin weiter nachzugehen. Als Begründung gab sie an, dass sie ständig unter Albträumen leide, weil sie von uns nicht sofort operiert worden sei. Mit ihren 36 Jahren hatte sie nun einen Antrag auf vorzeitige Berentung gestellt. Die Unterlagen waren mit einer entsprechenden Anfrage der Krankenkasse an unser Krankenhaus gegangen, und ich sollte nun also Stellung zu meinem Vorgehen beziehen.

Ich ging erst einmal zu Bessner. „Was soll ich schreiben?", fragte ich ihn. „Das ist dein Fall", sagte er abweisend. „Da mische ich mich nicht rein."

„Wie kannst du das sagen", entgegnete ich. „Du warst doch mein Hintergrund. Ich habe dich benachrichtigt und wir haben den Fall besprochen."

Seine Antwort werde ich nicht vergessen, denn er sagte das Unglaubliche: „Ich erinnere mich nicht daran."

Jetzt wurde es schwer für mich, denn ich hatte keine Gesprächsnotiz in den Akten gemacht und die Schwestern, die damals Dienst gehabt hatten, erinnerten sich nicht mehr an die Sache. Zwar konnte ich das Telefonat über die Dokumentation unserer Telefonzentrale nachweisen, aber nicht seinen Inhalt.

Professor Wolf informierte mich, dass er ein schlichtendes Gespräch mit der Patientin wünsche, samt deren Bruder, ihrem Rechtanwalt, sowie der gesamten Abteilung. Da ich mittlerweile keinen Rückhalt mehr in der Abteilung hatte und hier Aussage gegen Aussage stehen würde, bekam ich Angst.

Mein Mann, der ewige Berater in Sachen Krankenhauskrise, machte sich sehr viele Sorgen um mich. „Wenn es geht, dann versuche Bessner aus dem Spiel zu lassen und vermeide, ihn zu beschuldigen. Er war der diensthabende Oberarzt und du bist kein Facharzt, deshalb trägt er die Verantwortung und erinnert sich wahrscheinlich zu seinem eigenen Schutz nicht."

Auch Dr. Schneider, der unfallchirurgische Oberarzt, der sich gut um mich gekümmert hatte, war empört, riet mir aber, es auf den Konflikt mit Bessner ankommen zu lassen. Mit den anderen sprach ich nicht über den Fall und keiner redete mich an, obwohl alle wussten, in welch heikler Situation ich steckte.

Als es zu der Besprechung kam, wie Professor Wolf es sich vorgestellt hatte, rutschte mein Herz in die Hose. Ich fühlte mich so, als säße ich auf der Anklagebank.

Professor Wolf moderierte vor versammelter Mannschaft den Fall ausgesprochen sachlich, ich schilderte die diagnostische Unsicherheit aus meiner Sicht, beschrieb die fehlende Eindeutigkeit der Beschwerden und die objektiven Befunde und begründete mein Vorgehen, ohne Bessner mit einer Silbe zu erwähnen. Die Frau wirkte labil, hilflos und auch ein wenig durcheinander, weil sie unter anderem meinte, sie hätte keine Schmerzmittel bekommen und im nächsten Satz von Morphinträumen sprach. In den Unterlagen war die Gabe der Schmerzmittel gut dokumentiert und ebenso hatte ich seinerzeit alle Schritte meines Vorgehens – mit Ausnahme des Gesprächs mit Bessner – niedergelegt. Sie schilderte dann sehr authentisch, wie sie bei der Rehabilitation von einer Psychologin auf ihr eigenes Verhalten an jenem Tag angesprochen worden sei und nach und nach ihre Albträume in Zusammenhang mit der Einlieferung in unser Krankenhaus gebracht worden waren. Vielleicht gab es ja so einen Zusammenhang, aber hatte ich dafür die Verantwortung zu tragen?

Nachdem ich mein Vorgehen noch einmal zusammenfassend erklärt hatte, bedauerte ich ihr gegenüber, dass ich ihr so viel Kummer verursacht hätte. Aber ich unterstrich auch noch einmal, dass ich heute in derselben Situation nicht anders handeln würde als damals. Abschließend beschrieb ich noch den mir bekannten Fall, bei dem einem Patienten mit einer derartigen Fehldiagnose ein künstlicher Darmausgang angelegt hatte werden müssen und dass ich ein solches Risiko unter keinen Umständen hatte eingehen wollen.

Während die Frau sich zurückhielt, äußerten der Bruder und der Rechtsanwalt ihr Verständnis und damit ging der „Prozess" zu Ende.

„Du hast sehr gut gesprochen", kam Bessner anerkennend auf mich zu, und er meinte es ernst. Aber er widerte mich an und ich traute ihm nicht mehr über den Weg. Meine Angst wegen des Falls hatte sich ein wenig gelegt, doch mein Vertrauen in die Abteilung, in meine Kollegen und insbesondere in meinen leitenden Oberarzt war dahin – keine gute Grundlage, um meine Facharztausbildung mit Anstand und Zuversichtlichkeit zum Abschluss zu bringen.

Der Fall meiner Patientin trieb noch einige Blüten, denn der Antrag auf Frühberentung war mit unserer „öffentlichen" Anhörung keineswegs vom Tisch. Ich wurde noch Monate später von Mitarbeitern und dem medizinischen Dienst der Krankenkasse (MDK) und von der Schlichtungsstelle der Landesärztekammer zu dem Fall befragt. Doch alle gaben mir Recht. Das Problem der Lehrerin, das sie zu ihrem Antrag verleitete, hatte nichts mit der wegen meiner Sorgfalt verzögerten chirurgischen Behandlung ihrer Blinddarmentzündung zu tun.

3

Die letzte Woche in der Allgemeinchirurgie wurde ich auf Krügers Betreiben Professor Wolfs Privatassistent. Wie ich mich darüber freute! Lächelnd teilte Krüger mir die Neuverteilung mit. Als Privatassistent war man zumindest bei unserem Herrn Chefarzt ein besserer Kellner. In anderen Fächern und anderen Krankenhäusern war das häufig nicht anders. Fachlich hatte der Assistenzarzt jetzt gar nichts mehr zu sagen, musste sich bei den Privatpatienten aber um Leib, Seele und Service sorgen. Schließlich sollten die Herrschaften nicht nur eine scheinbar erstklassige medizinische Behandlung durch einen namhaften

Arzt erhalten, sondern sich auch wohl fühlen. Die Vorteile des Jobs: Ich durfte dem Professor bei den operativen Eingriffen zur Hand gehen, um nicht zu sagen, Haken halten. Super!

Die Tätigkeit als Privatassistent war mit vielen Überstunden verbunden. Keiner der Patienten fragte nach, warum er dich schon morgens um 7.00 Uhr gesehen und gesprochen hatte, und jetzt abends um 22.00 Uhr immer noch nett mit dir plaudern konnte. Die Uhren tickten einfach anders. Auch bei Professor Wolf, der als Gott die Zeit für unendlich dehnbar hielt.

„Du solltest doch um 8.00 Uhr im OP sein, warum kommst Du denn so spät?", hörte ich die OP-Schwestern und meine Lieblinge unter den Oberärzten eine Woche lang sagen. Ich war es müde zu antworten, sie wussten wie es war, mit Professor Wolf auf Visite zu sein. Es gab kein Zeitmanagement, es gab keine Anderen, es gab nur ihn! Die Patienten im OP lagen immer schon mindestens eine Stunde in Narkose, bevor ich an den Tisch trat.

Während dieser Visite mit Professor Wolf wurde ich regelmäßig mehrfach über meinen Funk angepiepst, denn alles, was die allgemeinchirurgischen Privatpatienten im OP betraf, lief jetzt über mich. Natürlich störte ihn das sehr – wie bei allen anderen vor mir auch. „Rennen Sie doch nicht ständig raus!", meinte er, wenn ich mal wieder aus dem Patientenzimmer ging, um meinen Funk zu beantworten, während er mit einem Patienten über sich und die Welt sprach. Immer mahnte der OP, endlich zu kommen, die Lagerung des Patienten abzunehmen, mit der Desinfektion der Haut zu beginnen und den Schnitt vorzubereiten. Wenn ich den Funk nicht gleich beantwortete, fühlte ich mich schlecht, denn ich wusste nie, worum es ging.

Eines Morgens stürzte eine Schwester ins Zimmer und rief: „Professor Wolf, Sie müssen sofort in den OP kommen, es gibt dort ein Problem in Saal 4. Frau Dr. Krüger bittet um Ihre Hilfe."

In solchen Fällen war Professor Wolf schnell. „Sie visitieren weiter, ich gehe in den OP", wies er mich kurz an und eilte mit schnellen Schritten davon.

Dr. Schubert war zur OP bei einem Patienten eingeteilt worden, bei der ich Haken halten sollte. Er hatte die OP allein angefangen und dabei eine Schlagader verletzt. Es blutete sehr stark, und ohne Assistenten verlor er schnell die Übersicht im Operationsgebiet. Deswegen hatte er Krüger um Hilfe gebeten, die nebenan einen anderen Eingriff machte. Sie hatte ihre Operation unterbrechen müssen und ging nun Schubert zur Hand. Die Schwestern hatten wohl versucht, mich über Funk zu erreichen, aber ich hatte nicht reagiert. Das brachte mir weitere Minuspunkte bei Krüger ein, was sie mir lauthals und unmissverständlich zu verstehen gab. In solchen angespannten Situationen brodelte mittlerweile der schiere Hass zwischen uns auf.

Als Privatassistent verließ ich die Klinik oft erst spät abends. Einmal ging ich kurz vorher an Professor Wolfs Büro vorbei, um seiner Sekretärin neue Patientenakten auf den Schreibtisch zu legen. Durch die offene Tür zu seinem Büro sah ich Professor Wolf reglos an seinem Schreibtisch stehen und aus dem Fenster über den Park schauen. Ohne dass er den Kopf wendete, hörte ich ihn sagen: „Unglaublich, wie schnell dieses Jahr wieder vorbeiging."

Die Szene blieb haften. Auf der Heimfahrt dachte ich darüber nach, was passieren könnte, wenn ich noch lange für ihn arbeitete. Es würden wahrscheinlich positive Gefühle aufkommen für jemanden, dem ich völlig egal war, der mich und meine Kräfte nach allen Regeln der Kunst aussaugte und der sich nicht ein klitzekleines bisschen irgendwann einmal dankbar zeigen würde. Dafür wäre ich vielleicht eines Tages jemand aus seiner „harten Schule". Das wollte ich nicht werden.

Am nächsten Morgen musste ich wie immer um 5.30 Uhr aufstehen. Eine Woche hatte komplett gereicht, um zu lernen warum der Job des Privatassistenten so wenig begehrt war wie kein anderer.

4

Zurück in der Unfallchirurgie, war Professor Pfeiffer für ein paar Wochen mein Chef. Er begrüßte mich sehr freundlich in seiner Abteilung und hatte alles Organisatorische für mich erledigen lassen. Ich war gerade dabei, ihm auf meinem Laptop einen weiteren Vortrag, diesmal vor dem Lyons-Club, zusammenzustellen. Die unfallchirurgischen Kollegen behandelten mich wie eine kranke geschundene Angehörige aus den eigenen Reihen. Alle waren nett zu mir. Sogar Dr. Moorloch, dieser wortkarge Typ, wechselte ab und zu ein paar Worte mit mir. Oberarzt Rupprecht vertraute sich mir an und bat mich, bei ihm unter örtlicher Betäubung zwei Fettwülste herauszuoperieren – als ein echtes Zeichen seines Vertrauens. Er schenkte mir dafür eine Flasche Grappa.

Am liebsten aber war mir Dr. Schneider, dieser große Bär, der immer die Wahrheit sagte und mich in den schrecklich werdenden Zeiten in der Allgemeinchirurgie nicht hatte fallen lassen. Er hatte mich immer aufzumuntern versucht, wenn ich ihn irgendwo im Haus traf. Das erzählte ich irgendwann einmal Professor Pfeiffer, der mich ab diesem Zeitpunkt regelmäßig zu Operationen mit Schneider einteilte. Ich begann wieder Kraft und Lust an der Chirurgie aufzutanken.

Es war drei Uhr nachmittags, als alle Kollegen der Allgemein- und Unfallchirurgie in der Röntgendemonstration saßen. Bei dieser täglichen Veranstaltung wurden alle Befunde vorgestellt – meistens mit den beiden Chefs Professor Pfeiffer und Professor Wolf in der ersten Reihe. Heute saßen hier die Leitenden Oberärzte Rupprecht und Bessner. Der alte Oberarzt Herrmann war zwar nicht der Leitende Oberarzt der Bauchchirurgie, aufgrund seines Alters und seiner langjähriger Erfahrung aber der uneingeschränkt anerkannte Senior, dessen Meinung bei Abwesenheit von Professor Wolf als letztes Wort galt und der heute direkt neben Bessner saß.

Wir waren mit der Besprechung noch nicht fertig, als die Tür aufgerissen wurde und Krüger erschien. In ihrer Hand hielt sie einen gut gefüllten Aktenordner, den sie erst wild und laut schimpfend schüttelte und ihn dann plötzlich quer über die Köpfe der anderen in Richtung Herrmann schleuderte. Dr. Herrmann konnte sich gerade noch rechtzeitig ducken, sonst wäre er schwer am Kopf getroffen worden. „Was denken Sie nur, Sie Arschloch", brüllte derweil Krüger. „Sie haben gestern zwei Konsile nicht gemacht - Sie fauler Arsch!" Obwohl ich mich leider auch immer häufiger der Fäkalsprache bediente, war ich perplex, wie öffentlich Krüger sich derart äußerte und dazu noch handgreiflich wurde.

Die Reaktion vom alten Herrmann war filmreif. Er stand auf, schaute nur kurz völlig entspannt zu Krüger hinüber, und ging dann mit einem leichten Kopfschütteln wortlos aus dem Raum. Er war in der vorangegangenen Nacht bis 1.00 Uhr morgens im OP gewesen und hatte einen Notfall nach dem anderen operiert. Jeder wusste das. Es gab zu diesem Vorfall keinen offiziellen Kommentar, keine Beschwerde, keine Abmahnung. Frau Dr. Krüger war offensichtlich eine geschützte Person.

Kapitel zehn

Verpulverte 18.000 km. Sklavenimport innerhalb der EU. Die Aussätzigen bilden ein Kartell. Die Schwachstelle einer starken Frau ist männlich: der Vater. Zurück zur Vergangenheit, dort gibt es keine Zukunft. Die Arbeit wird zuerst gestohlen, dann passiert ein Wunder: Die Vermehrung von Papieren.

1

Im August endete mein Vertrag in der Unfallchirurgie. Nun trat ich meine dreimonatige Arbeit als Halbzeitkraft in der Allgemeinchirurgie an. In der ersten Morgenbesprechung waren Professor Wolf und Bessner beide nicht da. Der alte Herrmann war ein paar Tage nach Krügers Affekt in Rente gegangen. Krüger ignorierte mich; die anderen schauten mich mitleidig an. Im Vorbeigehen schubste Schneider mich ein bisschen aufmunternd an. Anscheinend stand mir die Verzweiflung ins Gesicht geschrieben.

Ich war wie erwartet auf dem OP-Plan nicht eingetragen. Am Ende der Besprechung fragte ich Krüger, wo ich heute anfangen solle und auf welcher Station ich eingeteilt sei. Ich hatte mir vorgestellt, dass ich während des Urlaubs von Oskar dessen Station übernehmen würde.

„Du musst nur jeden Tag kommen und viereinhalb Stunden in der Klinik anwesend sein", antwortete sie überraschend schnell ohne weitere Überlegung.

„Wie bitte? Bin ich nirgendwo eingeteilt? – Das ist doch unsinnig!"

„Ab morgen brauchst du erst um 11.30 Uhr kommen", klärte sie mich weiter auf. In ihren Augen blitzte Triumph.

„Was soll das, wer hat das veranlasst? Etwa du?" In meiner Entrüstung fand ich kaum Worte.

„Ich habe probiert, den Chef umzustimmen, aber es ging nicht," log sie mich offensichtlich an.

„Ich könnte viel mehr arbeiten, wenn ich eine ganze Woche am Stück hier wäre … vier Stunden täglich, das ist doch nichts. Wenn ich täglich für die paar Stunden komme, verdiene ich mir ja noch nicht einmal das Benzin für die Fahrt hierher zusammen", erwiderte ich, aber langsam begriff ich, dass es hier nicht mehr um Arbeit ging, sondern um Maßregelung.

In den kommenden Tagen versuchte ich erfolglos einen Termin bei Professor Wolf zu bekommen. Die Motorradbraut als auch meine Kollegen reagierten auf meine Bitterkeit nur mit Achselzucken. Ich musste also täglich für ein paar Stunden antanzen. Damit begann für mich die schlimmste Zeit meines bisherigen Berufslebens.

Ich arbeite gerne und ich bin gerne Ärztin. Deswegen konnte ich mir kaum etwas Fürchterlicheres vorstellen, als nirgendwo mehr eingeteilt zu sein, weder auf der Station, noch in der Ambulanz, nicht im OP und nicht in der Funktionsdiagnostik. Ich war Luft in der Personalplanung der Allgemeinchirurgie. Weder war mir klar, warum das Professor Wolf zuließ, noch verstand ich, dass ein Krankenhaus sich so etwas leisten konnte. Es wurde mir verständlicher, warum dieses Klinikum kurz vor der Pleite stand, wie es hieß: schlechte Organisation, Königsherrschaften, Partikularinteressen und vieles, von dem ich gar nichts wusste.

Natürlich wartete ich meist vergeblich, ob ich zum Assistieren in den OP gerufen wurde, denn am Hebel saß Frau Oberärztin Dr. Krüger. Alle hatten begriffen, dass ich kalt gestellt worden war, aber keiner sprach darüber offen mit mir. Unterhielt ich mich auf der Station mit einem Kollegen über einen Patienten, brauchte nur Krüger um die Ecke zu biegen und mein Kollege senkte die Stimme und beendete bald das Gespräch. Meine Verunsicherung wuchs und damit wurde ich immer anfälliger, misstrauischer und fühlte mich zusehends unerwünscht. So ging das Stunde um Stunde, Tag um Tag, und Woche um Woche.

Ich war als Mensch und als Ärztin, die hartes Arbeiten gewohnt war, aufs Tiefste verletzt. Die anfängliche Bitterkeit wechselte in eine schleichend auftretende depressive Verstimmung. Ich hatte allmählich das Gefühl, in ein schwarzes Loch zu fallen und stand immer häufiger neben mir. Morgens wollte ich manchmal schon nicht mehr aufstehen. Das war ein Warnsignal.

„Ich halte das nicht mehr lange aus", sagte ich öfter zu meinem Mann. Meine Resignation nahm zu und ich begann mich langsam krank zu fühlen. Eine Kleinigkeit wie ein nicht erwiderter Gruß reichten mir, um innerlich einen Weinkrampf zu bekommen.

Es gab Ereignisse, die meine Depression hätten durchbrechen können. Doch dann wurde ich gleich eines besseren belehrt, wie an jenem Freitagnachmittag, an dem ich kurz vor meinem Dienstschluss noch in den OP sollte. Um diese Zeit pflegte Professor Wolf einige seiner Privatpatienten zu operieren und die jüngeren Assistenzärzte zum Hakenhalten hinzu zu ziehen. In den vergangenen Wochen hatte er sich Marianne Peters geholt, eine gut aussehende Studentin, die gerade ihr praktisches Jahr absolvierte und immer zur Verfügung stand, denn sie wollte wie ich Chirurgin werden. Sie hatte sich bei Professor Wolf um eine Stelle beworben und würde den Teufel tun, sich eine Chance des Assistierens bei ihm durch die Lappen gehen zu lassen. Der kleine große Professor warf ihr gerne ein paar Krümel seines immensen Wissens vor die Füße und ließ sie Einblick nehmen in die hohe Kunst der Chirurgie. Zu diesen beiden durfte ich nun treten, weil ein zweiter Hakenhalter benötigt wurde.

Der Eingriff fehlte noch in meinem Facharztkatalog. Das erzählte ich dem Professor so ruhig ich konnte, während ich die

Haken nahm. Aber Professor Wolf ließ mich nichts machen; er sprach praktisch kein Wort mit mir. Stattdessen durfte die Studentin ihm zu Diensten sein. Meine Verzweiflung musste sie gespürt haben, denn sie schaute mich mitleidig an.

Auch außerhalb des OPs mied die Studentin mich in letzter Zeit und gesellte sich gerne zum Hofstaat um Dr. Krüger. Ich habe später einmal im Vorbeigehen mitbekommen, dass sie Krüger gegenüber irgendetwas Witziges äußerte und dabei auch mein Name fiel. Warum können Frauen gegenüber anderen Frauen manchmal so entsetzlich demütigend sein, bloß um sich selbst in Szene zu setzen? Die kleine Opportunistin sollte in Zukunft jedoch selbst kaum noch Freude an derartigen Witzen haben, denn irgendetwas machte auch sie später falsch.

2

Sechs von insgesamt zwölf Wochen als unfreiwillige Halbzeitkraft in der Allgemeinchirurgie waren verstrichen, ohne dass ich an eine einzige meiner noch fehlenden 17 Operationen gelassen worden war. Mein sechstes Ausbildungsjahr als Chirurgin neigte sich damit einem unrühmlichen Ende zu. Ich sah meine Chancen auf einen Abschluss, auf ein Facharztzeugnis von Professor Wolf langsam schwinden. Was wäre, wenn er mir plötzlich zum Beweis meiner Facharztreife etwas abverlangen würde, was ich wegen des monatelangen fehlenden Operationstrainings nicht konnte? ‚Wie?‘ würde er sagen, ‚das können sie auch nicht?‘ Irgendetwas musste passieren. Und es geschah, dass ich am Ende der sechsten Woche von einem Bekannten zu Hause hörte, dass ein Schwein geschlachtet werden sollte.

Es war ein schöner Spätsommerabend mit Temperaturen immer noch um 25 °C, als der untersetzte Bauer zu mir sagte: „Hier Frau Doktor, nehmen Sie." Und mit diesen Worten drückte er mir eine alte blutbeschmierte Schüssel in die Hand, die mit ihrem Inhalt ungefähr 30 kg wog. Die noch mit Kot gefüllten Gedärme und sonstigen Innereien eines Schweins erzeugten bei meinem Mann sichtliche Übelkeit. Der Bauer blieb teilnahmslos. Es stank erbärmlich in der Schlachtkammer des Bauernhofs, und über dem blutigen Inhalt tummelten sich Scharen von dicken grünen und schwarzen Fliegen. „Ich danke ihnen …", sagte ich, packte die Schüssel in einen großen Müllsack und fuhr mit meinen beiden Schätzen heim. Die Proteste meines Mannes gegen das gesamte Vorhaben hielten mich nicht von meinem Plan ab, endlich wieder einmal zu operieren. Wir schleppten die Schüssel in unsere Wohnung und deponierten sie erst einmal gut verpackt in einer schattigen Ecke auf der Terrasse.

Am folgenden Tag, einem Samstag, hatte ich frei. Zum Üben genau richtig. „Was stinkt hier so erbärmlich, ist irgendwo Gülle gekippt worden?", fragte unser Nachbar, als ich mir an der Schüssel zu schaffen machte. Da er Zahnarzt und zudem ein guter Bekannter war, dem die Medizin nicht ganz unvertraut war, erzählte ich ihm von meinen Absichten, an dem Schweinedarm das Operieren zu trainieren: Darmabschnitte resezieren bzw. entfernen, die stehen gebliebenen Darmenden über Anastomosen zusammenzunähen, die Leber zu präparieren, den Magen teilweise zu entfernen und den Rest mit dem Darm zu verbinden - alles typische Operationen in der Humanmedizin, die ich so dringend für meinen Katalog brauchte und vor allem lernen wollte, egal wie.

Unser Nachbar und seine Freundin waren allerdings beide keine Stütze meines Vorhabens, denn sie ekelten sich zusehends. Also vertrieb ich sie wie die Fliegen über der Schüssel und machte mich vermummt und mit Schürze, Mundschutz und Handschuhen an die Arbeit. Ich hatte vorgehabt, draußen auf der Terrasse zu arbeiten, aber mit der immer stärker wärmenden Sonne, deren Strahlen meinen geplanten Arbeitsplatz überfluteten, würde das nicht gehen.

Also deckte ich unseren großen Wohnzimmertisch und den Fußboden mit Plastikplanen ab, spülte die Schüssel und ihren Inhalt auf der Terrasse gründlich mit Wasser aus dem Gartenschlauch ab, und hievte dann die schweinischen Organe auf den Tisch. Jetzt begann ich mit der Präparation. Als Werkzeug hatte ich aus der Klinik ein paar Einmalskalpelle und Nahtmaterial jenseits des Verfallsdatums mitgenommen, und den Rest hatte ein Bekannter noch aus seinen Jahren tierexperimenteller Studienarbeiten beigesteuert. Zuerst nahm ich einen Mageneingriff vor, wie er bei Menschen erforderlich ist, die an Magenkrebs erkrankt sind. Die Anatomie war der menschlichen sehr ähnlich, aber die Festigkeit des Gewebes war anders. Die Magenwand war mit einem dicken und zähen Fettsaum überzogen. Der Gestank war schrecklich, vor allem, als ich den Magen eröffnet hatte und das Verdaute heraus floss. Das war manchen Notfalloperationen bei Patienten mit einem Darmverschluss gar nicht unähnlich. Also begann ich mich immer mehr auf die Operation zu konzentrieren und war bald so bei der Sache, dass meine Nase unempfindlich wurde. Fast sechs Stunden lang präparierte und nähte ich, probierte verschiedene Operationstechniken und versuchte all das, was ich bisher gelernt und gelesen hatte, auf die hier vorliegenden Organe zu übertragen und chirurgisch anzuwenden. Es klappte immer besser und ich war so vertieft in meine Arbeit, dass ich meinen Mann gar nicht bemerkte, als er nach Hause kam, in das Zimmer trat und beinahe kollabierte.

Wohlweislich hatte ich ihm nicht erzählt, an welchem Ort ich operierte. Jetzt war er nach Hause gekommen und war hungrig. Bis zu diesem Tag hatte er gerne auch mal einen Schweinebraten gegessen, aber damit sollte nun Schluss sein. Den Gestank konnte er gerade noch als bestialisch bezeichnen, dann wurde er ganz grün im Gesicht und verzog sich. Aus der Entfernung ließ er sich die Lage erläutern, fluchte wie ein Rohrspatz, und wollte wissen, wie es weitergehe. Da dann aber seine Neugier

siegte, wagte er sich mit einem Mentholtaschentuch vor der Nase wieder näher heran und begann meine Arbeit zu begutachten. „Nicht schlecht", meinte er anerkennend und bewunderte die von mir gesetzten Nähte. „Wie mit der Maschine."
Als ich keine Lust mehr hatte weiterzumachen, half er mir, die Eingeweide zurück in die Schüssel zu legen und den ganzen Raum zu desinfizieren. Ich glaube, seinen Widerwillen unterdrückte er nur deshalb, weil er wusste, wie es um mich stand. Das tat mir gut und wir grinsten uns mehrfach an, ohne viel zu sagen. Dann brachten wir die Gedärme zurück zum Bauern, von dem wir sie bekommen hatten und sahen zu, wie er sie verbrannte. Für den Bauern war das ganz normal, denn er schlachtete öfter im kleinen Stil und belieferte nur einige wenige Fleischereien in der Umgebung. In der Schlachtkammer zeigte er uns später noch die Filetstücke und Koteletts und das Sonstige, was er von dem Tier verwertet hatte. So lernte ich wie es war, wenn ein Schwein nicht in einem industriellen Massenbetrieb „abgefertigt" wurde.

Auf dem Rückweg waren wir eine Zeitlang still, bis mein Mann mich anlächelte: „Weißt Du was? Lass uns etwas trinken gehen." So genossen wir draußen auf dem kleinen Marktplatz vor unserem Lieblingsrestaurant bei einer Flasche sizilianischen Rotweins den lauwarmen Abend.
„Wie bist Du eigentlich auf diese Idee gekommen?", wollte mein Mann wissen.
„Das war eine gute Idee, findest Du nicht?", antwortete ich. „Weißt Du, ich habe schon lange darüber nachgedacht, wie ich mal wieder zum Operieren komme. Die lassen mich im Krankenhaus einfach nicht ran, da kann ich machen was ich will. Ich werde immer unsicherer und ich habe schon einiges verlernt, was ich bisher konnte. Jetzt habe ich wenigstens mal wieder ein paar Techniken geübt. Mein Gott, was hatte ich für Träume, was ich lernen wollte."

Dann erzählte ich ihm eine kleine aus dem alten China überlieferte Geschichte, wie ein Koch seinem Kaiser bewies, dass er Gold wert war, ohne reich zur Welt gekommen zu sein. Vor den Augen des Kaisers zerlegte er ein gebratenes Huhn mit nur einer Schnittführung so kunstvoll, dass jeder der Anwesenden an der Tafel sofort sein Stück bekam. Der Kaiser war von dieser Fertigkeit so beeindruckt, dass er dem Koch soviel Gold schenkte, wie der Koch selbst wog. Ähnlich träumte ich davon, wie der Koch das menschliche Gewebe so gut zu kennen, dass ich mein Skalpell virtuos führen konnte und dabei den Körper des Patienten so sehr schonte, wie es nur möglich war. Keinen Schnitt zu viel, nur soviel Gewebe entfernen wie notwendig, keine Naht zu wenig. Mein Lohn sollte ein zufriedener, von der Operation gut genesender Patient sein. „Chirurgen", beendete ich meine Schwärmerei, „Chirurgen brauchen dazu viel, viel Übung, wie ein Virtuose am Klavier. Ohne Übung kann man nicht gut werden, egal wie begabt man ist."

„Ist denn so eine Sichtweise noch zeitgemäß?", fragte er mich nachdenklich. „Heute, in einer Zeit, wo die Chirurgen schon durch chirurgische Assistenzkräfte aus dem Pflegebereich unterstützt werden sollen, die den Bauch aufmachen, so dass der Chirurg selbst nur noch das Wesentliche der Operation selbst durchführt? Hast du denn solche virtuosen Operateure schon einmal gesehen, gibt es die überhaupt noch?"

„Ich habe sehr selten gute Operateure gesehen", erwiderte ich. „Vielleicht einen oder zwei, die beiden, bei denen ich meine Krankenhausausbildung angefangen habe. Und Professor Wolf ist auch nicht schlecht. Sie alle operieren sehr ästhetisch und ruhig, und arbeiteten ohne überflüssige Bewegungen. Die beiden an der Sophienklinik waren pfiffig und irgendwie kreativ. In ungewöhnlichen Situationen, bei denen ich dabei war, lösten sie das Problem genau so kunstvoll wie ungewöhnlich, aber nie unsinnig. Es war ein Genuss, ihnen zuzusehen. Aber sie gaben das Erlernte nicht weiter, genauso wenig wie

Wolf, dieser Egomane. Aber im Gegensatz zu ihm haben sie mich nicht unfair behandelt."

„Ich frage mich", meinte er nachdenklich, „ob es überhaupt noch möglich ist, bei euch in der Chirurgie von einem Lehrer zu lernen, den man sich selbst auswählt, so wie bei den asiatischen Kampfkünsten. Danach könnte man sagen, ich habe bei dem oder dem gelernt. Das wäre nicht schlecht, oder? War das früher übrigens nicht so in den Zeiten des alten Sauerbruch?"

„Und der Lehrmeister sollte sich dann, wenn die Notwendigkeit besteht, natürlich nur von seinen eigenen Schülern operieren lassen. Er hat sie doch ausgebildet, so dass sie eigentlich die Besten sein müssten", meinte ich und nahm noch einen Schluck aus dem Glas. „Aber ehrlich", stellte ich dann sachlich fest und setzte mein Glas ab, „ich glaube nicht, dass mein derzeitiger Lehrmeister mich jemals an seinen Körper ranlassen würde!"

Mein Mann spürte neben der Ironie, dass meine Verbitterung schon wieder durchbrach und bestellte einen Grappa. Dann begann er auf mich einzureden, bis ich spät nachts wußte, dass ich die Betrachtungsweise meiner Probleme grundlegend ändern müsste.

„Mach' es wie die Politiker, Klara, sie betrachten alles möglichst sachlich, während bei dir immer zu viele Emotionen mitschwingen", meinte er immer und immer wieder. Ich antwortete ihm, dass ich gerade deshalb Arzt und eben nicht Politiker geworden sei, dass ich aber ab dem kommenden Sonnenaufgang den Umgang mit mir nur noch sachlich und ohne Gefühl betrachten werde. Bei der aufkommenden Nachtkühle fand ich das ja auch gar nicht so schwer. Arturo, der Kellner, brachte uns Decken heraus und zündete einen Heizstrahler an.

Wenigstens konnte ich auf meinen OP-Katalog stolz sein, den ich mühsam zusammengestellt hatte, wie ein Eichhörnchen das für den Winter Nüsse sammelt. Oft hatte ich um die Eingriffe betteln müssen, aber so konnte ich von mir behaupten, dass alles was in meinem Katalog stand eigene Arbeit war, keine Gefälligkeitsbescheinigungen zu Eingriffen, die ich tatsächlich gar nicht gemacht hatte. Viele Kollegen in der Chirurgie, die sich zur Facharztprüfung anmeldeten, begnügten sich mit einer Teiloperation und schrieben diese mangels besserer Gelegenheiten als vollständigen Eingriff auf. Ich konnte meine Kollegen deshalb nicht verurteilen. Nach meiner Erfahrung bei Professor Wolf noch weniger.

Mit geschickter Neugruppierung meiner bisherigen Operationen waren es jetzt noch 13 Eingriffe, die mir fehlten – und nur noch sechs Wochen bis zum Ende meines Vertrages.

3

Anfang September gehörten in unserer Abteilung mit mir zusammen insgesamt vier Ärzte zur Gattung der Aussätzigen: Der auf Dauer ausgeschlossene Müller, ein Alt-Assistent und Facharzt, der seit Jahren auf Eis lag und den ich in meiner bisherigen Zeit in der Allgemeinchirurgie kaum gesehen hatte – obwohl er da gewesen war! Alle wussten Bescheid, dass er schon längst resigniert hatte und am liebsten in Rente gegangen wäre. Das aber konnte er nicht, denn er war geschieden und musste noch Unterhalt an irgendwelche Kinder zahlen. Er hatte Narrenfreiheit, wenngleich auch auf andere Weise als ich.

Die beiden anderen Aussätzigen neben Müller und mir waren zwei griechische Gastärzte mit Namen Elena und Filios. Beide hatten das Medizinstudium in Bulgarien absolviert, weil sie in ihrer Heimat keinen Studienplatz bekommen hatten. Nach dem Studium gab es in Griechenland auch keine Ausbildungsstelle für sie, so dass sie beschlossen hatten, erst einmal in Deutschland etwas zu lernen. Danach würde es leichter für sie sein, in der Heimat zu arbeiten, das wussten sie von vielen anderen griechischen Ärzten. Eine Bekannte hatte die beiden an Professor Wolf vermittelt. Und Professor Wolf, der ständig einen Mangel an Hakenhaltern hatte - besonders für seine ausgedehnten Operationen - engagierte die beiden und zahlte ihnen angeblich aus der eigenen Tasche je 250 Euro als Monatsgehalt; davon wurden 100 Euro für das schmutzige Zimmer im Studentenwohnheim abgezogen. Das Essen mussten die beiden selbst zahlen. Dafür durften sie von morgens 8.00 Uhr bis abends 22.00 Uhr am OP-Tisch stehen und Haken halten. Filios und Elena sprachen zwar nur gebrochenes Deutsch, verstanden aber viel mehr als ich gedacht hatte.

Krüger, meine „geliebte" Oberärztin und Schubert, ihr hünenhafter Oberarztkollege, ergänzten sich in ihren Hasstiraden gegenüber den beiden Griechen perfekt. „Diese Nichtskönner sind auf dem Mist vom Chef gewachsen, was wollen sie hier bei uns? Die sollen erstmal vernünftig Deutsch lernen, bevor sie operieren, oder sie sollen heimgehen", hatte Schubert einmal in meiner Gegenwart gesagt. Und Krüger hatte hinzugefügt, dass es schließlich nicht ihre Aufgabe sei, den „Kanaken" etwas beizubringen.

„Die beiden sind ja nicht ganz freiwillig hier", hatte ich damals dagegen gehalten, „und sie arbeiten bei uns nahezu unentgeltlich zwölf Stunden am Tag. Ihr hättet manchmal Probleme zu operieren, wenn die beiden nicht zum Hakenhalten da wären."

Darauf hatten mich beide nur missgestimmt angesehen. Schubert gluckte in letzter Zeit sowieso immer öfter mit Krüger zusammen und entwickelte sich langsam in Wort und Gestik zum Advocatus diaboli. Es sah so aus, als hätten sich zwei verwandte Seelen irgendwo in den Niederungen des menschlichen Charakters getroffen.

Meine Bereitschaft überall zu helfen, um einfach mitzuarbeiten, brachte mir mehr Minuspunkte als irgendeinen Vorteil.

Das nagte weiterhin gewaltig an meinem Selbstbewusstsein und meinem Stolz, aber ich versuchte, das alles „ganz sachlich" zu sehen. Endlich wurde ich wieder für eine Operation eingeteilt. Ich wartete bis in den Nachmittag auf den Ruf in den OP und rief schließlich selbst dort an, um zu hören, wann es losgehen würde. Die OP-Schwester erklärte mir, dass der Eingriff schon längst erledigt sei und dass Schubert ihn durchgeführt hätte.

Es war gut, dass mich niemand sah, wie ich im Arztzimmer kurz vor der Dekompensation stand, als ich das hörte. Als hätten sich alle, aber auch alle gegen mich verschworen. Ich wartete ein paar Minuten, um erst einmal wieder zur Ruhe zu kommen und dann ging ich in den OP zu Schubert, der Dienst hatte.

„Warum hast du diese OP ohne mich gemacht? Ich brauche jede Übungsmöglichkeit und jede OP, das weißt du doch, oder?", sagte ich und versuchte meine Erregung zu verbergen. Er schaute mich verständnislos an und erwiderte: „Mmmh, ich wusste gar nicht, dass du im Haus bist …"

„Verdammt, ich bin jeden Tag von 11.30 Uhr bis 16.00 Uhr hier im Haus, das weißt du ganz genau. Weißt du auch warum ich hier bin? Einzig und allein, um meine Eingriffe für diesen verdammten Facharztkatalog zusammen zu bekommen. Ansonsten existiere ich in dieser Abteilung anscheinend nicht. Weder auf dem Papier noch sonst wie. Ist dir eigentlich klar, was ihr hier mit mir macht? Hast du dich mal gefragt, was Mobbing ist?", fauchte ich ihn an.

Das schien ihn zu beeindrucken. Er schüttelte schwerfällig seinen Kopf und schlug mir vor, ihm bei zwei Blinddarmentfernungen zu assistieren. Kleine Eingriffe, die man als Berufsanfänger erlernt oder besser gesagt erlernen sollte. Bei dem einen Patienten fand sich ein kleiner Lebertumor, aus dem ich eine Probe entnehmen durfte. Ein Eingriff an der Leber! Bevor ich gegen 20.00 Uhr den Heimweg antrat, setzte ich einen Haken auf meiner Liste. Jetzt waren es nur noch zwölf Operationen.

Nach und nach begann ich mich im Stile von Müller, dem Alt-Assistenten, abzusetzen. Auf einer unserer Stationen gab es das kaum genutzte Arztzimmer, in dem Müller seine Zeitungen las. Hier quartierte ich mich mit meinen Lehrbüchern ein, und schon bald fanden auch die zwei Griechen hier eine Zuflucht. Außerhalb des OP-Bereichs wurden die beiden praktisch ignoriert. Man traute ihnen nichts zu, sie hatten keinen klaren Status als Assistenzärzte, und sie trauten sich auch nicht sich aktiv einzubringen, weil sie zu schnell Widerstände spürten. Beide hatten es früh aufgegeben, den Kontakt mit den Kollegen zu suchen. Sie hielten Haken, das war es. Wir fingen an, uns auf Englisch zu unterhalten und sie erzählten, dass sie gerade in der Volkshochschule Deutsch lernten. Wenn ich langsam sprach, ging es schon ganz gut. Da ich für meine Facharztprüfung gerade ein Fallbuch durchging, hatte ich eine Idee. „Ok, wisst ihr, ich gebe euch einen Fall aus meinem Buch, und wir erarbeiten gemeinsam die Diagnose langsam auf Deutsch." So begannen wir und gingen innerhalb einer sonst trostlosen Woche zahlreiche Fallbeispiele durch. Ich lernte die Kasuistiken darzustellen, die beiden griechischen Kollegen lernten Deutsch, wir lernten Chirurgie und wir lernten uns kennen. Keiner vermisste uns, wir existierten in der Krankenhausrealität nicht mehr und manchmal legte der alte Müller sogar die Zeitung auf die Seite und beteiligte sich. „Gute Sache", brummte er, „ich habe viel vergessen. Ich werde mir dieses Buch auch kaufen." Meine Gemütskrankheit besserte sich langsam.

Im Operationssaal gingen Krüger und ihr Gefolge davon aus, dass Elena und Filios kein Deutsch verstanden. Deshalb redeten sie in ihrer Gegenwart völlig ungeniert über kritische Themen. So erfuhr ich, dass Krüger erstaunlich häufig über Professor Wolf schimpfte und kein gutes Haar an ihm ließ. Er sei kein guter Operateur mehr, es sei Zeit für ihn abzutreten und vieles mehr, was mich erstaunte.

Die beiden Griechen bekamen auch mit, welche Entwicklung die Geschichte mit Marianne Peters nahm, jener Studentin, die sich anfangs bei Krüger so beliebt gefühlt hatte. Krüger ließ mittlerweile an Marianne in ihrer Abwesenheit kein gutes Haar mehr, und deren Lächeln von einst war dem Ernst der Situation gewichen, in die sie nun gekommen war. Sie hatte den Assistentenvertrag in der Tasche, aber Krüger attackierte sie nun auf die altbekannte Weise mit den üblichen Litaneien: „Sie kann nichts, sie kann keine Entscheidungen treffen und die Chirurgie ist nicht das Richtige für sie … sie sollte Internistin werden …", hörte man Krüger sagen, wenn Marianne nicht anwesend war. Dabei hatte Marianne als Berufsanfängerin nur gemacht, was ratsam war: Sie hatte mit dem Notfalltelefon in der Hand versucht, so viel wie möglich allein zu regeln, konnte dies wegen der fehlenden Erfahrung aber nicht. Und so hatte sie immer wieder um Hilfe gebeten. Der Oberarzt – oder die Oberärztin Krüger – musste dann kurz einmal alles liegen und stehen lassen und Marianne helfen und das nicht nur einmal.

4

Krüger wurde nicht nur zum roten Tuch für mich, sie beschäftigte mich auch intellektuell. War sie selbst nach dem Medizinstudium vielleicht sofort eine Alleskönnerin in der Chirurgie gewesen? Warum benahm sie sich, als ob es für eine Oberärztin eine Zumutung sei, Assistenzärzte im Operieren auszubilden? Ob es ihr vielleicht Spaß machte, andere Menschen zu erniedrigen und deshalb weniger talentierte Assistenzärzte ein gefundenes Fressen für sie waren?

Krüger pickte jemand aus der Gruppe heraus und diffamierte ihn mit allen Mitteln. So gab es immer einen mit Aufregung behafteten Gesprächsstoff. Der Betroffene war für irgendetwas „Schlimmes" verantwortlich. Die Mitglieder ihres kleinen Hofstaates, also Neumann, Schubert und Stein, stimmten im

Kanon gerne in die Beschimpfung des Kollegen ein, so dass unter ihnen eine verschworene Pseudogemeinschaft entstand. Ihnen gegenüber stand meistens ein Anfänger im Geschäft der Allgemeinchirurgie. Je unerfahrener er war, desto schlechter waren seine Karten. Die harte Schule der Chirurgie hatte Professor Wolf sie vielleicht früher einmal gelehrt und durch diese Schule war Krüger gekommen und hatte überlebt. Nun waren die anderen dran! Erst war es Mike Braun gewesen, den sie an den Rand der Verzweiflung gebracht hatte, dann hatte Meyer eine Zeit lang unter ihr zu leiden gehabt, später kam ich dran und nun hatte sie zusätzlich die junge Marianne Peters im Visier. Ob es an ihrer Kindheit lag, dass sie eine so verkümmerte Seele hatte?

Als wir uns noch besser verstanden, hatte sie einmal von ihrer Jugend erzählt. Als sie klein war, hatte ihr Vater die Mutter mit den Kindern sitzen gelassen. Das konnte sie ihm nie verzeihen. Zudem hatte die Mutter ihr immer wieder die Alleinschuld des Vaters eingetrichtert und Männern gegenüber nie wieder ein normales Verhältnis entwickelt. Nun war Krüger selbst Mutter und mit einem Mann verheiratet, den ich zufällig einmal sah. Er war ein hutzelgesichtiger, kleinwüchsiger Kettenraucher, der irgendwo in der Umgebung als Narkosearzt arbeitete. In seiner Gestik und seinem Benehmen mir gegenüber wirkte er wie ein Weichei, schien aber das Sagen zu haben, denn Krüger sprang sofort, als er unhöflich nach etwas verlangte. Die gemeinsame Tochter war eine verwöhnte kleine Göre. Krügers Stolz war ein mit Algen überzogener Teich mit depressiven Fischen, der dem kleinen trostlosen Garten ein wenig Leben einhauchte.

Krüger war vielen Männern gegenüber schlecht gesonnen und erniedrigte sie, wenn diese das mit sich machen ließen. In ihrem Arbeitsumfeld verhielt sie sich männlichen Kollegen gegenüber aggressiv. Egal wer es war, die Männer mussten alle irgendwann einen „Tritt in die Eier" bekommen, wie sie es ausdrückte. Es war erstaunlich, was die Kollegen alles schluckten.

Nur einer bekam natürlich nichts ab, zumindest nicht direkt. Das war Professor Wolf.

Krüger hatte den Chef als Ersatz für ihren Vater akzeptiert und spielte ihm gegenüber die liebende Tochter, diskreditierte ihn aber, sobald er weg war. Eigentlich musste ein alter erfahrener Hase wie Professor Wolf von Krügers Ambivalenz wissen. Ihr Verhältnis war bemerkenswert. Im öffentlichen Umgang mit Krüger behandelte Professor Wolf sie einerseits distanziert und sprach sie nach vielen gemeinsamen Jahren immer noch mit „Frau Oberärztin Krüger" an – einmal abgesehen davon, dass sie „nur" Funktionsoberärztin war und damit kein Oberarztgehalt, sondern nur die Einkünfte eines Facharztes hatte.

Professor Wolf, der geizige Multimillionär, zahlte weder Krüger noch den anderen Oberärzten einen Anteil aus seinen Privateinnahmen, wie es sich anständigerweise für Chefärzte gehört. Nur Dr. Bessner, der Leitende Oberarzt, wurde an den Einahmen beteiligt. Vielleicht war das einer der Gründe, dass Krüger hinter dem Rücken ihres Chefs kein gutes Haar an ihm ließ. Einmal machte sie sich darüber lustig, dass er eines der Kliniktelefone zu einem Kongress nach München mitgenommen hatte, weil er dachte, dass es ein Handy sei. Dann gab sie die Geschichte zum Besten, dass Professor Wolf bei einem anderen Kongress kleine Probleme mit einem Vortrag bekommen hatte, weil er nicht wusste, wie man die Präsentation von einem USB-Stick öffnete und demonstriert hatte, dass ihm die PC-Welt auch nach dem Jahrtausendwechsel noch weitgehend fremd geblieben war. Diese Lachnummer hatte nicht nur bei uns die Runde gemacht. „Mein Gott, in welcher Zeit lebt dieser Mann eigentlich?", war Krügers arroganter Kommentar über ihren Lehrmeister gewesen.

Wenn man die beiden dann aber manchmal miteinander tuscheln sah, hatte man den Eindruck, dass sie sich sehr vertrauten. Diese ganze Respektlosigkeit auf der einen Seite und der Wandel von Krüger in pure Unterwürfigkeit, wenn er in ihrer Nähe war, faszinierten mich. Musste eine Frau in der Chirurgie irgendwann so werden, um zu überleben?

5

Ich hatte in meinen letzten Wochen am Krankenhaus Bruchberg unendlich viel Zeit, aber es ging mir dabei nicht mehr gut. Zu sehr zehrte das Verhalten von Krüger und den meisten anderen an meinen Nerven. Ich ordnete meine Papiere für das Prüfungsamt und kümmerte mich um Brief und Siegel, die ich zur Anmeldung für die Facharztprüfung von meinen früheren Chefs benötigte.

Zuerst rief ich abends gegen 20.00 Uhr in der Sophienklinik an.

„Weissbart…", meldete er sich am Telefon und klang sehr müde.

„Hallo Chef … wie geht es Ihnen?"

„Schön, Ihre Stimme zu hören, Frau Ostmüller. Nun, es könnte besser gehen. Wissen Sie schon, dass Chefarzt Keltner uns im Stich gelassen hat? Und unsere langjährige Oberärztin ist ebenfalls gegangen, weil sie die versprochene Chefarztstelle in Nachfolge von Dr. Keltner nicht bekommen hat. Ich operiere jetzt fast jeden Tag bis in die Nacht hinein. Ich habe nur fünf Assistenten, die alle am Anfang ihrer Ausbildung stehen … Ich war seit zwei Wochen praktisch nicht zu Hause, hmm, eine harte Zeit …", seufzte er.

„Nein, von dieser Sache wusste ich nichts -"

„Aber wissen Sie, Frau Ostmüller, es gibt auch schöne Dinge. Ich will demnächst meinen Geburtstag feiern, haben Sie und Ihr Mann keine Lust zu kommen? Ich schicke Ihnen eine Einladung, ja? Aber jetzt entschuldigen Sie mich bitte, ich muss etwas essen."

Er wurde demnächst 60 Jahre alt, Chefarzt einer kleinen chirurgischen Abteilung an einem Krankenhaus, das ums Überleben kämpfte – jedenfalls tat der dicke Geschäftsführer mit seinem großen Auto immer so. Er verbrachte sehr, sehr viel Zeit im Krankenhaus. Seine Familie sah ihn selten und seine schon erwachsenen Kinder hatten in ihrem Leben bisher nicht viel von ihm gehabt. Das würde sich künftig wohl auch nicht ändern. War eine solche Chefarztstelle diese Opfer überhaupt wert?

Als nächstes rief ich JJ an, in dessen Praxisklinik in Berlin meine Ausbildung als Chirurgin vor über fünf Jahren angefangen hatte.

„Hallo Klara, schön von dir zu hören", dröhnte der tiefe Bariton an der anderen Seite der Telefonleitung. „Wie geht's euch?" Er erzählte mir, dass sein Partner in Rente gegangen war, er dann zunächst alleine weitergemacht und schließlich einen Nachfolger gesucht hatte. Er hatte keinen gefunden, jedenfalls nicht zu seinen Konditionen und nun hatte er beschlossen, die Praxis zu schließen. Die Niederlassung in einem solchen Stadtteil ohne größere Privatpatientklientel war für Ärzte immer unattraktiver geworden. Die Praxis warf aufgrund der Gesundheitsreformen auch nicht mehr soviel ab wie früher. Ich erinnerte mich, dass er in seiner Praxis immer viele Türken und auch mittellose Menschen behandelt hatte, weil es ihm um gute Medizin, um ärztliche Hilfe und erst an zweiter Stelle ums Geld ging. Klar, als Orthopäde hatte er früher jede Menge verdient, aber trotzdem war er nie so fixiert darauf gewesen und hatte manchem die Schmerzen auch ohne Bezahlung genommen. Während mir dies durch den Kopf ging, hielt er einen Moment inne und sagte dann: „Ach ja, – und dann lasse ich mich scheiden." Mein Gott, dachte ich, gab es denn gar keine guten Nachrichten?

6

„Leute", sagte ich am Ende einer Nachmittagsbesprechung, während ich auf die beiden Oberärzte Mott und Schubert zuging,

„ich bin noch zu jung um zu resignieren. Ich bin in diese Abteilung gekommen und habe in eine Halbzeitstelle eingewilligt, weil euer Chef mir versprochen hat, dass ich in dieser Zeit meinen Facharztkatalog vervollständige. Es fehlen mir noch zwölf Operationen. Seit sieben Wochen bin ich auf Eis gelegt und werde zu keinen Operationen eingeteilt. Er hat mir versprochen, dass –", ich bemerkte, dass meine Augen feucht wurden und mein Gesicht rot anlief. Ich ärgerte mich über meine Tränen, aber ich war mittlerweile so weich und verzweifelt, dass ich sie nicht mehr zurückhalten konnte. Kamen Frauen so in den Verruf, sich mit Tränen durchzusetzen, wenn sie etwas erreichen wollten?

Die beiden Oberärzte fühlten sich sichtbar unwohl. Dann grinste Mott schräg und meinte: „Keine Panik, du kriegst deine Eingriffe schon zusammen." Eine halbe Stunde später traf ich im Umkleideraum noch mal auf Schubert und fragte ihn, wie es mit mir eigentlich weitergehen solle.

„Ich weiß nicht, was du mit dem Chef vereinbart hast", sagte er abweisend. „Er hat uns jedenfalls gesagt, dass du deine Sachen schnell zusammenkriegen sollst."

Ich konnte es nicht fassen. Warum teilte er mich dann nicht ein? Wie ein Blitz ging es mir durch den Kopf, dass der alte Fuchs sich abgesichert hatte für den Fall, dass ich formal gegen ihn vorgehen würde, falls mein Katalog am Ende nicht voll sein würde.

Als Professor Wolf wegen eines Kongressbesuches außer Haus war, lichtete sich meine Stimmung für ein paar Tage, denn auch Krüger war wegen Urlaub abwesend. Dr. Bessner machte jetzt die Einteilung für den OP-Plan und berücksichtigte mich – sicher wollte er sich dafür revanchieren, dass ich ihn bei der Patientin mit der Blinddarmentzündung nicht reingeritten hatte. Ich stand für eine Hernienoperation auf dem Plan. Während meiner 100-km-Fahrt nach Hause schöpfte ich Hoffnung, dass ich es doch noch schaffen würde.

"Hey, du lachst ja wieder", begrüßte mich mein Mann mit einer Umarmung. Ich erzählte ihm, was mich endlich wieder froh gestimmt hatte. Derzeit gab mir nur meine Ehe die notwendige Stabilität, um mit meinem Leben klar zu kommen.

Ich fuhr schon früh morgens – und nicht erst zu meinem eigentlichen Dienstbeginn – in das Klinikum und schleuste mich in den OP-Bereich ein. Als „meine" Operation losgehen sollte, stand ich mit Mott und Schubert am Tisch und dachte, ich würde unter ihrer Supervision heute endlich einmal selbst operieren können. Die Operation eines „upside-down-Magens" mit Hiatushernie ist kein Eingriff für Unerfahrene. Deshalb wartete ich geduldig, bis die beiden die Mobilisation der Speiseröhre abgeschlossen hatten. Beim weiteren Vorgehen aber wollte ich unbedingt wieder einmal etwas selbst machen. Warum ich die beiden nicht ansprach und sie bat, mich jetzt mal selbstständig etwas machen zu lassen, weiß ich nicht. Ich hatte es ihnen am Vorabend gesagt, dass mir ein solcher Eingriff fehlte und ich mich deshalb über die Einteilung so gefreut.

So näherte sich die Operation schon fast dem Ende, als Mott auf einmal lachend zu mir sagte: „So, und jetzt kommt dein Auftritt. Du darfst die zwei restlichen Stiche machen." Humorvoll klang dieser Zynismus. Es war wie ein Schlag in die Magengrube. Entweder die beiden wollten mich einfach nicht zum Zuge kommen lassen oder sie waren blöde Holzköpfe, die nicht begriffen, worum es bei mir ging. Wie ich mich schämte, weil ich einwilligte und später wegen zweier Nähte die Operation als Magen-Eingriff in meinen Facharztkatalog aufnehmen würde! Denn es ging noch weiter, als Mott sagte: „Und jetzt pass auf, denn es gibt eine Überraschung."

„Wieso", fragte ich. „Habt ihr meine Kündigung in der Tasche?"

„Nein, es ist nicht so schlimm." erwiderte Schubert, „aber wir haben etwas entdeckt."

Und dann präsentierten sie mir im noch offenen Bauch des Patienten stolz eine ca. 2mm große Auffälligkeit an der Leber.

Mott zeigte darauf und sagte: „Das darfst du rausmachen und dann hast du heute schon zwei Operationen für Deinen Katalog zusammenbekommen, ist das nicht klasse?"

Ich dachte nur noch daran, an meine OP-Berichte zu kommen und diese Abteilung so schnell wie möglich zu verlassen.

Im Kollegenkreis schaltete ich langsam auf Ironie um. „Kommst Du mit zum Mittagessen?", fragte Oberarzt Schneider mich einmal und ich antwortete: „Ja, selbstverständlich ... das brauche ich. Ich komme gerne zum Essen in dieses Krankenhaus, denn ich liebe die angenehme Atmosphäre und die Speisekarte. Die Gerichte kosten eine Kleinigkeit, wenn ich das Benzin zu den Preisen addiere, aber einen Feinschmecker wie mich verschreckt solche Kleinigkeit nicht."

Frank, der Schleimer, saß schon in der Kantine und zog sich gerade ohne großes Kauen ein saftiges Schnitzel rein. Er musste in den OP zurück. In den letzten Monaten hatte er einen Fettbauch angesetzt. „Meine Frau ist schwanger", meinte er dazu, „und ich muss für zwei essen. Wie geht es dir denn?", fragte er zu meiner Überraschung, da er mich in den vergangenen Wochen eher gemieden hatte.

„Danke, mir geht's gut, ich habe in der Chirurgie große Fortschritte gemacht und mittlerweile vier OP-Berichte erworben. Ich mache mir die Finger nicht schmutzig, sondern operiere wie ein Profi: ein kleiner Schnitt hier, eine Naht da. Die operativen Zugänge und das eigentliche Operationsgebiet kümmern mich wenig. Das machen die Oberärzte."

Die wiederum engagierten sich in Abwesenheit des Chefs etwas mehr. Bessner bot mir gönnerhaft an, im Anschluss an eine Bauchspülung eine Leberbiopsie zu machen. Davon hatte ich bereits acht und brauchte keine weitere. Ein dünne Nadel rein und raus. Unter einer Sekunde. War ich dadurch nicht bereits zum Leberspezialisten geworden? Aber nicht zu vergessen: Ich hatte an meiner Schweineleber bereits zahlreiche Gefäße präpariert, Leberanteile reseziert und Nähte gesetzt. Das hatte ich keinem erzählt und deshalb war Bessner erstaunt, dass ich, als es nach der Biopsie unerwartet blutete, schnell und ohne zu fragen eine kleine Naht gesetzt hatte, ehe er Luft holen konnte. Mir fehlten am Ende dieses Tages noch drei Gefäßoperationen und zwei Mageneingriffe.

Dann sollte ich wiederum Bessner bei einer tiefen anterioren Rektumresektion, einer großen Darmoperation, als dritter Assistent helfen. Der Schleimer war an Nummer 1 gesetzt. „Frank", fragte ich ihn, „du bist der erste Assistent, aber was soll ich als dritter dort machen? Ich habe nur noch drei Wochen Zeit, um an meine Eingriffe zu kommen, lässt du mir morgen den Vortritt?"
„Das trifft sich gut...", sagte er. „Ich habe unheimlich viel Papierkram zu erledigen. Professor Wolf meint ja sowieso, dass es besser wäre, wenn ich das Fach wechsele ... ich hätte nicht das notwendige manuelle Geschick für einen Chirurgen. Etwas spät diese Mitteilung an einen, der im 5. Ausbildungsjahr Chirurgie steht oder was meinst du dazu?", fügte er mit gespielter Ironie hinzu.
Und dann erzählte er mir zu meinem Erstaunen, dass er vor einigen Wochen nach diesem Urteil von Professor Wolf ziemlich verstimmt und wahrscheinlich aus Nervosität wahrhaftig ungeschickt gewesen war. Bei einem kleinen Baucheingriff hatte er versehentlich eine Arterie erwischt, deren Blutung nur mit Mühe zum Stillstand kam, weil das Operationsgebiet so unübersichtlich war. Sogar Professor Wolf war dazu gerufen worden. Franks Selbstvertrauen ging nach dieser Operation in Richtung Null. Er wurde drei Wochen lang nicht mehr im OP eingeteilt und spielte in seinem fünften Ausbildungsjahr in der Chirurgie tatsächlich allen Ernstes mit dem Gedanken, die chirurgische Laufbahn aufzugeben. Jetzt sollte er erstmals wieder erste Assistenz sein, aber sein Selbstvertrauen war noch angeknackst, und er war froh, dass ich ihm die Aufgabe abnahm.

„Als zukünftiger Internist ist es sowieso besser, sich auf den Papierkram zu konzentrieren", versuchte er zu witzeln, aber die Bitterkeit war jedem seiner Worte anzumerken.

„Willkommen im Club, Frank, du bist also auch in Ungnade gefallen? Sollst du etwa, wenn ich in zwei Wochen gehe, meine Stelle als Arschloch übernehmen?", fragte ich ihn.

Morgens war ich um 7.30 Uhr im Krankenhaus und ging verhältnismäßig gut gelaunt zur Morgenbesprechung, an der ich seit einiger Zeit nicht mehr teilgenommen hatte. Diese Besprechung war die wichtigste Informationsveranstaltung des Tages, denn hier wurden die Problemfälle besprochen, viele Entscheidungen getroffen und Pläne geschmiedet. Als Halbtagskraft, die erst mittags zu kommen hatte, war ich ständig einem Informationsdefizit ausgesetzt, das sich besonders bei Nachtdienst als sehr störend erwies. Ich hörte interessiert den Geschehnissen zu, als Professor Wolf auftauchte.

Mein Magen zog sich zusammen, ich bekam einen Schweißausbruch und weiche Knie. Auch Bessner wurde sichtlich nervös. Was sollte ich machen, wenn Professor Wolf mich nicht nur sah, sondern vielleicht auch noch lauthals herumpöbelte, weil ich gegen seine Anordnung schon am Morgen gekommen war? Ich schob mich langsam und unauffällig hinter Meyer, der aber nicht begriff, worum es ging und zur Seite treten wollte, um mir höflich Sicht zu verschaffen. „Nein, bitte nicht", flüsterte ich ihm zu, „bleib' vor mir stehen, der Chef weiß nicht, dass ich hier bin. Wenn er mich sieht, bin ich geliefert." Meyer verstand und stellte sich in voller Breite vor mich. Nach der Besprechung verschwand Professor Wolf, ohne mich gesehen zu haben und reiste gleich ab, wie ich von Bessner hörte, so dass ich wie verabredet in den OP gehen konnte.

Ich war richtig glücklich, endlich wieder einmal bei einem größeren Eingriff dabei zu sein und selbst Hand anlegen zu können. Bessner ließ mich die Bauchhöhle öffnen und assistierte mir ein wenig bei der Lösung der Darmverwachsungen, bevor er selbst weitermachte.

Die Tage am Klinikum schienen immer länger zu werden und verliefen stets nach demselben öden Schema. Ich kam mit wenigen Ausnahmen am späten Vormittag, war zu nichts eingeteilt, und machte mich auf die Suche nach einer Beschäftigung. Ich ging in die Ambulanz und bettelte schon beinahe um Arbeit. Manchmal konnte ich dort meinen ehemaligen unfallchirurgischen Kollegen helfen, die sich freuten, mich wiederzusehen. Aber diese Art der kollegialen Unterstützung fanden sie etwas merkwürdig. Schließlich war ich der Allgemeinchirurgie zugeteilt.

Nach acht Wochen hatte ich mich daran gewöhnt an den Vormittagen frei zu haben. Ich stand früh morgens mit meinem Mann auf und erledigte bis ich losfuhr den Haushalt, meinen Schreibtisch, beantwortete meine E-Mails und führte Telefonate. Abends war ich jetzt nicht selten allein zu Hause, weil mein Mann häufiger geschäftlich unterwegs war und ich begann die Bücher von Michael Moore zu lesen, einem, der kein Blatt vor den Mund nahm und mit viel Witz, aber auch mit viel Mut ein festgefahrenes System auseinander nahm.

An einem Wochenende fuhren mein Mann und ich zur angekündigten Geburtstagsfeier bei Dr. Weissbart. Im Laufe des Abends fing er mit seinen Käpitän-Blaubär-Geschichten an, die ich von früher kannte und mochte.

„Damals während meiner Medizinalassistentenzeit", begann er schwelgerisch, „spielte ich während meines Dienstes immer Tennis und immer, wenn ein Patient zu versorgen war, hängte die Schwester ein Bettlaken aus dem Fenster."

Das war natürlich schon einige Jahre her und vielleicht war es auch nie ganz so traumhaft und oft möglich gewesen, wie es ihm jetzt erschien. Die Menschen waren schließlich auch damals schon krank gewesen und mussten operiert werden, aber der Stress der heutigen Zeit ließ diese Erinnerungen in goldfarbenem Licht erscheinen. Jetzt hatte er unter einem massiven Personalabbau durch die Geschäftsführung zu leiden.

„Wissen Sie, Frau Ostmüller", fuhr er weniger nostalgieversunken fort und wurde zunehmend ernst, „wir versuchen qualitativ etwas auf die Beine zu stellen, aber die Dokumentation hat unsere Arbeit mittlerweile verdoppelt. Wir haben genauso viele Betten wie vor ein paar Jahren, aber viel mehr Patienten. Die Menschen müssen früher nach Hause entlassen werden, sonst deckt unser Budget die Behandlungskosten nicht mehr ab. Ich habe keine Zeit mehr, auf die Patienten richtig einzugehen, alles geht immer nur noch hopp hopp und die Gesundheitspolitik verlangt von uns, dass wir wie am Fließband arbeiten. Manchmal mag ich nicht mehr."

Weissbart wirkte sichtlich deprimiert. Er erzählte uns nun auch von seinen Sorgen, dass er demnächst womöglich sogar wieder Anwesenheitsdienste machen müsse, weil seine Fachärzte lukrativere Angebote bekamen und abwanderten. Glücklicherweise heiterten uns einige Vorstellungen seiner Freunde, die den Geburtstag mit kleinen Theaterstücken bejubelten, wieder auf und wir schoben unsere Probleme für den Rest des Abends beiseite.

7

Während Professor Wolf nach seiner Kongressreise unerwartet in Urlaub gegangen war, hatte Krüger die Geschäfte wieder aufgenommen. „Er wird älter", bemerkte Krüger, „oder er bereitet sich auf die Rente vor. Er hat sehr selten nach einem Kongress Urlaub genommen." Dann wandte sie sich an mich und forderte mich auf, bis zu meinem Dienstschluss in die Notfallaufnahme zu gehen, weil kein anderer da sei. Das war das Erste und Einzige, was ich in dieser Woche von ihr hörte. „Guten Tag", kannte sie nicht. Warum auch so ein überflüssiges Geschwätz, dachte ich und fühlte mich in meiner Ruhe gestört, denn ich hatte die letzten zwei Tage fast ausschließlich mit Lesen und mit dem Unterricht der beiden griechischen Kollegen verbracht.

Mein Eintreffen in der Notfallaufnahme löste beinahe Ovationen aus. „Hallo, wer kommt denn da? Dich haben wir ja schon eine ganze Zeit lang nicht mehr gesehen", sagten die Schwestern, die schon seit zwei Stunden auf einen Arzt warteten, während die Ambulanz langsam mit Patienten überfüllt war. „Hier haben wir eine Frau, die am längsten wartet und eine Kabine blockiert, kannst du bitte zuerst mal nach ihr sehen?"

In der Kabine traf ich auf eine bis auf die Knochen abgemagerte, demente Patientin. Ihre Arme und Beine waren in der für einen alten Schlaganfall typischen Beugerstellung fixiert, und sie murmelte undeutliche Laute vor sich hin. Auf meine Fragen reagierte sie nicht. Die blauen Pampers waren durchnässt und nicht nur mit Flüssigkeit gefüllt. Sie war wegen eines offenen Unterschenkelgeschwürs eingeliefert worden. Ich untersuchte sie sehr vorsichtig, um ihr keine zusätzlichen Schmerzen zu verursachen. Beide Unterschenkel waren mit kleinen offenen Wunden übersät. Ich drehte sie langsam auf die Seite und sah erst jetzt die handtellergroße, eitrig belegte offene Wunde mit den freiliegenden Muskelsträngen. Ich gab ihr ein Schmerzmittel, säuberte das Wundgebiet, verabreichte ihr über eine Infusion ein Antibiotikum und nahm sie dann stationär auf. Eine Amputation würde man nicht vermeiden können, aber vorher bedürfte es einer Erlaubnis durch den Betreuer.

Dann kam Frank, der heute Dienst hatte, in die Notfallaufnahme. Er war nach seiner schweren Komplikation bei dem Baucheingriff wieder rehabilitiert und jetzt als Privatassistent eingeteilt. In seinem Verhalten und Auftreten eiferte er jetzt Oskar nach und hatte sogar dessen wiegenden Gang übernommen. Dieses Affentheater fiel auch den Schwestern auf, und sie fragten mich, was mit dem Schleimer los sei und ob er noch ganz normal wäre. Ich sprach ihn an und fragte ihn, wie es nach der Verbannung aus dem OP weitergegangen sei.

Ach, das ist alles erledigt. Ich habe schon wieder operiert. Der Chef sagte, dass sich meine Operationstechnik erheblich gebessert hat", antwortete er selbstbewusst und strahlte über das ganze Gesicht.

„Na", erwiderte ich süffisant, „wenn du auf der Privatstation des Chefs eingeteilt bist, kann es ja nicht anders sein." Und damit machte ich ihm eine kurze Übergabe und eilte von dannen.

Kapitel elf

Einteilung der Operateure außerhalb ihrer Arbeitszeit. Einem Araber, der die Ruhe selbst ist, wird etwas über die chinesische Kunst beigebracht. Ein erstochener Mensch gibt der Autorin die letzte Leber. Die Sklaven arbeiten, bezahlen einen Espresso und reisen ab.

1

Etwas hatte sich geändert. Ich hatte die Motorradbraut gebeten, mir die OP-Pläne der vorangegangenen Wochen herauszusuchen und begonnen sie zu kopieren. Ich wollte dokumentieren, dass ich nicht eingeteilt wurde, für den Fall, dass es zu einer echten Auseinandersetzung um mein Facharztzeugnis kommen würde. Nun war mein Name plötzlich jeden Tag mindestens einmal im OP-Plan aufgeführt. Zumindest also existierte ich wieder. Ich wurde jetzt von Krüger entweder spät nachmittags oder abends auf den Plan gesetzt, natürlich ohne mir Bescheid zu geben. Abends musste ich also entweder noch einmal den diensthabenden Kollegen anrufen oder länger bleiben und warten, bis der endgültige Plan frei gegeben worden war. Aber wie der Zufall es wollte, wurden in den nun folgenden Tagen die Operationen entweder wieder abgesetzt oder sie fanden zu einer Zeit statt, zu der ich eigentlich noch nicht in der Klinik sein dürfte.

Rein zufällig entdeckte ich mich beispielsweise auf dem Plan für einen Eingriff am kommenden Morgen, bei dem ich dem Leitenden Oberarzt assistieren sollte. Dr. Bessner operierte mit gewohnt hoher Geschwindigkeit. Als wir beim Zunähen des Magenstumpfes ankamen, fragte ich ihn, ob ich die Magennaht machen dürfe. Er zögerte mit der Antwort und sagte dann nach längerer Überlegung, als wäre die ganze Sache sehr lästig: „Na, mach' mal." Beim Anschluss des Dünndarms an den Magen fragte er dann: „Wie viele Mageneingriffe brauchst du für den Facharzt?" „Nur zwei", erwiderte ich. „Dann mach' diese Naht auch noch, und du hast die beiden. Wie in der Universität. Du kannst dir gar nicht vorstellen, für wie viele Facharztkandidaten dort eine einzige Operation die notwendigen Papiere liefert", meinte er trocken.

‚Warum nicht', dachte ich mir, ‚wunderbar, so sollen das hier eben zwei Mageneingriffe sein, wenn er das so sieht!' Nach der Operation ging ich zum Diktieren und schrieb eine Nachricht an die Sekretärin, sie möge bitte für die Operation zwei Protokolle schreiben. Dann ging ich wieder in den OP und assistierte freiwillig bei einer Bauchspülung. Es blieben nur noch drei Gefäß-Operationen übrig, die mir fehlten. Ich hatte noch drei Wochen bis zum Ablauf meines Vertrages. Und eins war sicher: Ich würde keinen weiteren Tag bleiben.

Am späten Nachmittag machte ich mich zu Hause an eine Dia-Präsentation für Professor Pfeiffer. Er hatte mich gebeten, das zu übernehmen. Nach vier Stunden am PC bekam ich von der Bildschirmarbeit den wohlbekannten Druck im Schädel, und fuhr erst einmal zum Sport, das half immer. Diesmal wollte der Druck in meinem Kopf aber nicht nachlassen. Ich bekam richtige Kopfschmerzattacken und ging früh zu Bett, musste aber noch ein Schmerzmittel nehmen, um überhaupt einschlafen zu können.

Morgens hätte ich eigentlich nicht zusammen mit meinem Mann aufstehen müssen, aber ich wusste, wenn ich liegen bleibe, ist der Tag hoffnungslos verloren. Als sich um 6.00 Uhr der Voice Control Wecker meldete, fragte mein Mann, „He, warum schläfst du denn nicht weiter?" Ich murmelte schlaftrunken, dass ich heute etwas zu erledigen hätte und schleppte mich ins Bad.

Wir frühstückten gemeinsam und als er zur Arbeit gegangen war, zog ich mich schnell an und holte zwei Hähnchenschenkel aus dem Kühlschrank, die ich gestern Abend noch schnell eingekauft hatte. Heute startete ich mein Programm: „Kleines 1x1 der Hobbychirurgie" und begann unter Anleitung aus einem Buch die verschiedenen Techniken zu üben, die bei der Deckung eines Hautdefekts angewendet werden. Gar nicht so anders als eine Essenszubereitung. Als ich alle meine Fäden verbraucht hatte, enthäutete ich die Schenkel, wusch das Fleisch und schob es zum Garen in den Ofen. Ich hatte noch zwei Stunden Zeit für die Bücher, bevor ich mich wieder auf den Weg nach Bruchberg machen musste.

„Wieso essen wir eigentlich seit zwei Wochen jeden zweiten Tag Hühnchen?", erkundigte sich mein Mann eines Abends, während er genüsslich in einen Schenkel biss. „Du kannst natürlich die verschiedensten Formen auftischen, sie sind ja sehr lecker, aber ich würde gern ab und zu mal wieder ein Nudelgericht essen."

„Ich kaufe das Hühnerfleisch wegen der zarten Haut", antwortete ich gelassen.

„Wie bitte? Ach ja, hmm, aber der Schenkel hier hat doch gar keine Haut!", meinte er und betrachtete interessiert das Stück Fleisch, das er gerade in der Hand hielt.

„Na ja, das stimmt. Es ist nämlich so", gab ich zaghaft zu, „ich brauche die Haut für verschiedene Operationen, weißt du? Ich übe! Ich mache Rotationsplastiken, Schwenklappen, übe verschiedene Nahttechniken, na ja, was man als Chirurg alles so macht mit der Haut. Ich habe Angst, dass ich wirklich alles verlerne, was ich jemals konnte, verstehst du?"

„Willst du etwa sagen", fragte er mich jetzt und schaute mich mit hochgezogener Augenbraue an, „dass dieses Fleisch, was ich gerade esse, ein künstlerisches Abfallprodukt ist?", und begann dann so herzhaft zu lachen, dass der Druck in meinem Magen sich sofort löste. „OK, dann beklage ich mich nicht mehr, die Schenkelchen können weiter auf den Tisch kommen. Aber bitte vorher auf Nadel und Faden testen!"

2

Die Tage wechselten wie die Kalenderblätter, anreisen, ankommen, überall melden, wegen abgesetzter Operationen, Arbeit suchen und keine bekommen und nach Hause fahren, ohne etwas gemacht zu haben. Dabei operierte ich statistisch gesehen, wenn man die OP-Pläne der vergangenen Tage ansah, wie ein Weltmeister. Meine Stimmung schwankte zwischen Galgenhumor und nackter Verzweiflung.

Wenigstens einen Seelenverwandten hatte ich in dieser Abteilung. Rick Rothemundt, wegen seines dunklen Teints und eines schwarzen Schnurrbarts auch der Araber genannt, hatte ähnliche Probleme wie ich. Er war Fach- und Oberarzt in einem benachbarten kleineren Krankenhaus gewesen und hatte sich vor knapp einem Jahr bei Professor Wolf erfolgreich um die Zusatzausbildung zum Viszeralchirurgen beworben. Dafür benötigte er nun eine bestimmte Anzahl von besonderen Eingriffen, aber auch er kam nicht richtig zum Zug und wie bei mir schleppte sich der Erwerb der Einzelnachweise dahin.

Als Seiteneinsteiger, der nur ein Intermezzo gab, war er immer etwas außen vor, verhielt sich allen gegenüber höflich und ein wenig distanziert, intrigierte nicht wie die anderen und sagte zumindest in meiner Gegenwart nie Schlechtes über andere. „Mein Traum ist es, Chef zu sein in einem kleinen Krankenhaus - ich möchte eine Abteilung haben, in der die Leute gerne arbeiten, wo jeder Lust hat morgens zu kommen - okay, natürlich nicht immer - und ich will ein gerechter Chef sein - das ist mein Ziel", sagte er einmal, als wir uns über unsere Zukunftspläne unterhielten.

„Und ich möchte ein guter Operateur werden. Kunstvoll operieren können, so wie dieser chinesische Koch", erzählte ich ihm meine kleine Lieblingsgeschichte. „Ob ich das wohl einmal schaffen werde?"

Rick kam mit Professor Wolf und Krüger zwar zurecht, aber er mochte sie genauso wenig wie ich. Vielleicht verstanden wir uns deshalb so gut.

Ich suchte einen Weg aus dieser vertrackten Situation und bat den einen oder anderen Oberarzt, mich auch ohne ausdrückliche Einteilung auf dem OP-Plan mit operieren zu lassen. Das stieß auf wenig Gegenliebe. Dr. Schubert, zu dem die kollegiale Beziehung seit meiner Kritik wegen der beiden Griechen eine erhebliche Störung erfahren hatte, antwortete mir einmal knurrend: „Der Chef mag nicht, wenn das OP-Team verändert wird." Das hatte ich vorher zwar noch nie bemerkt, ließ Schubert aber diese Meinung und nahm Abstand von meiner Idee. Hauptsache unseren Patienten ging es gut. Wir hatten Ärzte in Hülle und Fülle, die sich um deren Wohl kümmerten.

Eines Tages glaubte ich wieder einmal, dass meine OP abgesetzt worden sei und fragte Dr. Bessner bei der Besprechung, wann denn der Eingriff neu auf den OP-Plan käme. „Oh", erwiderte er knapp, „die Operationen habe ich heute schon gemacht." Er hatte mich einfach nicht rufen zu lassen. Ich war langsam am Ende. Er hatte mir immerhin doch vor wenigen Tagen zwei OP-Berichte zugeschanzt. Lehnten mich nun alle Oberärzte ab? Langsam begann ich mich selbst zu nerven. Als ich auf die Station ging, um mich umzuziehen und heimzufahren, fing ich an zu weinen.

Zwei Tage später stand ich als Operateur auf dem OP-Plan, und wieder einmal musste ich dafür vor meinem offiziellen Dienstbeginn anwesend sein. Mein Gruß wurde von der OP-Schwester nicht erwidert, als ich den Saal betrat. Sie, die instrumentierte und mir den Kittel reichte, gehörte zu den Menschen, die ihr Mäntelchen immer nach dem Wind drehen. Weil ich nach vielen Tagen wieder einmal im OP auftauchte, während sie Dienst hatte, war sie wahrscheinlich unsicher, ob ich nun begnadigt oder noch immer auf Eis gelegt war. Dementsprechend behandelte sie mich mit Distanz und Vorsicht. Auch Dr. Mott, dem ich assistieren sollte, blieb zunächst wortkarg und abweisend.

Um die Atmosphäre aufzulockern, begann ich mit ihm über eine Fahrradtour in den Alpen zu plaudern. Als passionierter Rennradfahrer konnte Mott diesem Thema nicht widerstehen. Wir lachten während der langsam locker werdenden Unterhaltung irgendwann einmal so laut, dass Krüger, die im Nachbarsaal operierte, herüberkam um zu sehen warum wir so gute Laune hatten. Als sie mich bemerkte, blickte sie mit einem vernichtenden Blick zu Mott, der sich jedoch zu meiner Verwunderung nicht beeindrucken ließ. Ich glaube, er hatte langsam die Nase voll von ihr, und ähnlich wie ich bangte er schon wochenlang um ein Zeugnis, das er für eine Zusatzbezeichnung brauchte. Im Unterschied zu mir hatte er allerdings schon alle Eingriffe zusammen, nur hatte der Chef bislang „keine Zeit" gefunden, den von seiner Sekretärin vorbereiteten Text zu unterschreiben. Ungeachtet des Auftritts von Krüger fuhren wir also mit der Unterhaltung fort und selbst die OP-Schwester taute auf. Die Operation eines Leistenbruchs und die anschließende Anlage eines dauerhaften Venenzugangs verliefen spitzenmäßig. Meine Hähnchenschenkel- und Schweinebauchpraktika zahlten sich aus; ich hatte eine sichere Schnittführung und Präparation. Als ich später den OP verließ und nach Hause fuhr, spürte ich endlich wieder ein bisschen Erleichterung. Übung zahlt sich aus.

Ich blickte auf zwei Wochen zurück, in denen ich 13mal auf dem OP-Plan gestanden, aber nur zwei Operationen wirklich durchgeführt hatte. Von diesen beiden Operationen hatte ich schon etliche gemacht und sie fehlten in meinem Facharztkatalog schon lange nicht mehr. Eine schlechte Ausbeute!

Über Mobbing hatte ich schon einige Male etwas gehört, aber nie hätte ich gedacht, dass Mobbing etwas Reales in meinem eigenen Arbeitsleben werden könnte. Ich hatte während meiner bisherigen Zeit als Ärztin von einigen Fällen in meinem weiter gefassten Umfeld gehört, etwa von einem Kieferchirurgen an einem Universitätsklinikum, der trotz seiner wissenschaftlichen Leistungen von seinem Chef nicht anerkannt war und der sich erhängt hatte. Natürlich war vieles dabei spekulativ, aber ich konnte mir immer besser vorstellen, wie man als Arzt an einer Krankenhausabteilung mehr und mehr in die Enge gedrängt wurde. Ich fühlte mich depressiv, ausgelaugt, unzufrieden und hoffnungslos ausgeliefert. Zwar fasste ich keine Selbstmordgedanken, aber ich verstehe rückblickend, wie sie bei weniger behüteten Ärzten entstehen konnten. Ich hatte immerhin einen Mann, der mir den Rücken stärkte, sich aber auch immer mehr Sorgen um mich machte.

Als ich nach einem schrecklichen Tag elendig zu Hause saß und heulte, meinte er: „Ich hätte nicht gedacht, dass es für dich so schwer werden würde. Wenn du meinst, dass es nicht mehr geht, dann kündige sofort, gleich morgen. Ich kümmere mich um einen Rechtanwalt."

Als ich mich beruhigt hatte, waren wir uns schnell wieder darüber einig geworden, dass es besser wäre, die paar Wochen noch durchzuhalten und an die Bescheinigungen für die letzten Operationen zu kommen, koste es was es wolle. Dennoch haben wir an diesem Abend einen Kündigungsbrief geschrieben, den ich seit diesem Tag ständig bei mir trug. Ich wusste, wenn ich nicht mehr könnte, würde ich den Brief Professor Wolf auf den Tisch legen und gehen. So bewahrte ich mir meinen Stolz und ein kleines Gefühl der Freiheit.

3

Als ich am kommenden Tag meinen Bereitschaftsdienst für die Nacht antrat und das Klinik-Handy in der Notfallaufnahme entgegennahm, flüsterte Schwester Birgit: „Ich habe schönen

Schwarzwälder Schinken mitgebracht. Wenn das Dickste vorbei ist, machen wir uns eine schöne Brotzeit. Ich habe schon gehört, dass Professor Wolf dich auf Eis gelegt hat; er ist eben einfach ein Ekel. Halt' durch Mädchen. Ich bewundere, dass du mit den Patienten immer so nett und höflich sein kannst in dieser Situation. Ich habe schon öfter erlebt, dass die Ärzte, die das gleiche wie du abbekommen haben, das direkt an die Patienten weitergaben." Diese Worte taten mir sehr gut.

Es gab ein paar umgeknickte Sprunggelenke, die ich routinemäßig versorgen musste. Dann kam ein Mann, der sich mit einem Metallblech den Daumen halb abgespalten hatte. Ich untersuchte ihn und überlegte, ob er einer speziellen Behandlung durch einen Handchirurgen bedürfte. Da er offensichtlich keine Nervenverletzungen hatte, entschloss ich mich, die Wunde selbst zu nähen. Warum hatte ich schließlich die verschiedenen plastischen Deckungsverfahren, die mir hier keiner beibrachte, an Hähnchenschenkeln geübt. Ich konstruierte vor meinem geistigen Auge kurz die so genannte „Z"-Plastik und fing an. Das Ergebnis war sehr gut. Die drei Schwestern waren überrascht, denn sie wussten, dass ich das eigentlich in der Abteilung nicht gelernt haben konnte. Auch die folgende Versorgung mehrerer Patienten mit Schnittwunden an Händen und Kopfplatzwunden lief gut.

Ein Anruf der Station: Eine Patientin hatte hohes Fieber, war sehr unruhig und redete wirres Zeug. Bei dieser Patientin war ein Teil des Dickdarms entfernt worden. Ich fuhr schnell in die 9. Etage hinauf. Die Schwester war fast panisch. Die Patientin hatte die typischen Anzeichen einer schweren allgemeinen Infektion, und die Entzündungsparameter waren seit Tagen kontinuierlich angestiegen. Eine Behandlung mit Antibiotika war bereits eingeleitet worden, hatte aber bisher nicht angeschlagen. Ich inspizierte die Operationswunde. In der Mitte der reizlosen frischen Narbe zeigte sich eine kleine rötliche Öffnung. Als ich vorsichtig auf die umgebende Bauchdecke drückte, passierte erst gar nichts, doch dann entleerte sich plötzlich wie aus einem Springbrunnen stinkender Eiter, der mir über mein Gesicht, mein Hemd und meine Hose spritzte. Ein Bauchdeckenabszess, wie er im Buche stand. Ich drückte weiter, bis das ganze Reservoir anscheinend entleert war, desinfizierte die Wunde mit einer Spüllösung und überließ den Verband den Schwestern, weil mein Telefon mittlerweile ununterbrochen klingelte.

„Wo bist du denn? Du musst sofort in die Ambulanz kommen, wir haben eine abdominelle Stichverletzung, der Mann hat bei einer Schlägerei ein Messer in den Bauch gekriegt. Kreislauf stabil."

Ich wusch mich, zog mich rasch um und warf meine dreckigen, riechenden Klamotten in den Kleiderabwurf. Auf dem Weg in die Ambulanz eilte ich an einem Privatpatienten vorbei, der mich anhalten und mit mir sprechen wollte. Er war selbst Arzt; jetzt hatte ihn ein bösartiger Tumor erwischt. Beinahe ängstlich kontrollierte er ständig, ob alles bei ihm richtig gemacht wurde, angefangen von der medikamentösen Behandlung bis hin zum Wundverband. Als Kollege und Krebspatient forderte und brauchte er Sicherheit, die ihm oft nur ein Kontakt mit einem Berufskollegen vermitteln konnte. Natürlich wünschte er gerade jetzt ein solches Gespräch, als ich vorbei eilte. Aber ich hatte keine Minute Zeit obwohl ich wusste, dass er genau wie viele andere einfach nur ein wenig Zuspruch benötigte.

Diese minimale Zuwendung ist heute gar nicht mehr vorgesehen. Denn es trägt nicht zur Effizienz eines Unternehmens bei, sich um die Menschen zu kümmern. Es geht darum, sich um die Krankheit zu kümmern, die sich verschlüsseln lässt und für deren Behandlung es Geld gibt. Für Zuwendung zahlt das System nichts.

Hechelnd erreichte ich die Notfallaufnahme. Ein Mann mittleren Alters mit sattem Bierbauch und guter Laune lag auf der

Trage. Der Notarzt war schon wieder weg, die Schwestern gaben mir Bescheid, dass alles in Ordnung sei und der Patient zur Beobachtung aufgenommen werden solle. Ich ärgerte mich über den Notarzt. Was für eine miese Übergabe. Und warum hatte die Schwester am Telefon so eine Hektik gemacht?

„Was ist passiert?", fragte ich den Mann, nachdem ich ein paar Mal Luft geholt hatte.

„Ach, wissen Sie, Frau Doktor", antwortete er mir im Plauschton, der mit einer beachtlichen Alkoholfahne getränkt war, „ich habe mit den Kumpeln ein bisschen Meinungsverschiedenheit gehabt. Hab nicht gemerkt, dass einer ein Messer zog. Ich habe einen Stich unter den rechten Rippenbogen bekommen, aber mir fehlt nichts, junge Frau, mir geht's gut."

Bei der körperlichen Untersuchung sah ich eine ca. 1 cm große Stichwunde, die auf den ersten Blick harmlos aussah, mich aber sofort an das erinnerte, was ich während meines Studiums in der Gerichtsmedizin gesehen hatte. Kleine Hautverletzung und das Desaster in der Tiefe.

‚Traue nie einer Stichverletzung!', heißt es deswegen auch in der Traumatologie, der Lehre von den Verletzungen. ‚Starke Männer tolerieren viel Blutverlust; wenn ihr Kreislauf aber zusammen bricht, dann sterben sie sehr schnell.'

Skeptisch betrachtete ich den Mann. Der Notarzt hatte es nicht für nötig gehalten einen Zugang zu legen und eine Infusion einlaufen zu lassen; das war auf alle Fälle fahrlässig. Aber auch mir schien der Mann nicht unbedingt schwer verletzt zu sein. Doch der Bauch war ordentlich vorgewölbt, und mit meinem Stethoskop konnte ich keine Darmgeräusche hören. Das war schon ein wenig suspekt.

„Haben Sie immer so einen großen Bauch?", fragte ich den Mann.

„Nicht ganz so groß", meinte er, aber ich wusste nicht, ob er überhaupt ernst zu nehmen war. Ich bat die Schwester ein Ultraschallgerät zu holen und legte am Unterarm des Mannes eine Venenverweilkanüle, über die ich ihm Blut abnahm und dann eine Infusion zuführte.

„Wissen Sie, es ist besser, dass wir eine Nadel gelegt haben, für den Fall, dass Sie Schmerzen bekommen", sagte ich. Er erwiderte mit treuseligem Blick: „Ich habe keine Schmerzen." Dann fragte ich ihn, wie viel Alkohol er denn so getrunken habe. „Na ja, fünf-sechs Bier und ein bisschen Korn. Könnten auch noch vier-fünf Schnaps gewesen sein", meinte er.

Im Ultraschallbild sah ich dann das ganze Blut in der Bauchhöhle – wahrscheinlich hatte das Messer die Leber verletzt.

„Manuela", rief ich der Schwester zu, „rufen sie den Anästhesisten an, halten sie den Hörer hierher und verbinden Sie mich bitte mit Dr. Mott, er hat Oberarztdienst. Und dann brauche ich sechs ungekreuzte Blutkonserven."

Zu dem Mann gewandt erklärte ich, dass er wahrscheinlich eine Leberverletzung habe und sofort operiert werden müsse, weil er schon viel Blut verloren habe.

„Ja gut", meinte er. „Ich fühle mich nicht sehr kräftig." Innerhalb von 30 Minuten hatten wir den Bauch geöffnet. Die Leber hatte tatsächlich eine Stichverletzung, aus der langsam das Blut sickerte. In der Bauchhöhle hatten sich mittlerweile schon knapp zwei Liter angesammelt. Wir arbeiteten Hand in Hand; die Blutstillung überließ Mott mir, den Rest erledigte er selbst schnell und genau wie immer.

So war ich endlich mal wieder an einen Lebereingriff gekommen. Ein Eingriff, den ich dringend brauchte. Also musste ich mich über die Messerstichverletzung eigentlich freuen und dem Messerstecher dankbar sein. Was würde ich als Facharzt machen, wenn ich mitten in der Nacht in irgendeinem kleinen Krankenhaus ohne Hilfe einen solchen Eingriff selbst würde durchführen müssen? Facharzt zu sein bedeutete nicht automatisch, operieren zu können; schon gar nicht für die Frauen in der Chirurgie. Denn sie werden noch schlechter praktisch ausgebildet als die Männer.

Um Mitternacht legte ich mich hin und wurde zwei Stunden später wegen einer Schlägerei geweckt. Schläfrig untersuchte ich eine blutende Platzwunde am Kopf. Der betrunkene Patient murmelte irgendetwas wie „Was habe ich verbrochen?", und erbrach dann gleich heftig. In solchen Fällen blieb offen, ob der Alkohol oder eine Kopfverletzung das Erbrechen verursachte, also wurde der Mann erstmal durch die Computertomographie, das CT, geschickt. Die nette neurochirurgische Kollegin schaute sich mit mir dann gleich die CT Bilder an: Keine Blutung im Kopf, keine Operation, der Mann hatte Glück gehabt.

Nachdem ich die Wunde versorgt hatte, meldete ich den Patienten auf der Intensivstation an, um ihn dort weiter überwachen zu lassen. Die Kollegen waren nicht gerade begeistert, denn keiner im Krankenhaus mag alkoholisierte Leute, wenn sie obendrein noch anfangen zu randalieren wie dieser neue Patient.

Ich fühlte mich körperlich plötzlich sehr unwohl und merkte, dass ich mich erkältet hatte. Nachdem ich den Mann auf der Intensivstation abgeliefert hatte, legte ich mich schnell wieder unter die Decke, konnte aber nicht mehr einschlafen. Ich lag wach, bis der neue Tag anbrach und ich bei Schwester Hedi einen frischen Kaffee bekam.

Danach fing ich wieder an zu arbeiten, um bis zur Übergabe alles fertig zu haben: Blutentnahmen bei Patienten aller chirurgischen Stationen - heute kam ich auf ungefähr 30 - Visite auf jeder Station und zusätzlich auf der Kinderstation, kurze Gespräche und Verordnungen hier und da. Innerhalb von nur einer Stunde hetzte ich durch die Zimmer und sah insgesamt knapp 60 Patienten. Ich hatte aber Glück, denn heute Morgen wurde ich kein einziges Mal zwischendurch zu einem Notfall in die Aufnahme gerufen. Nachdem ich auch mit dem Bürokram fertig war – Entlassungsbriefe zu Patienten, die ich nicht kannte - konnte ich um 10 Uhr endlich an den neuen Diensthabenden übergeben.

Als ich an diesem Morgen das Krankenhaus verließ, schnitt mir die kalte Novemberluft wie ein Messer ins Gesicht und es regnete Eis aus einem dunkel bewölkten Himmel, der meine Stimmung nicht besser hätte ausdrücken können. Ich war ausgelaugt und müde, mußte mich für die Heimfahrt aber noch einmal zusammenreißen. Damit ich nicht am Steuer einschlief, ohrfeigte ich mich ab und zu. Zu Hause fiel ich ins Bett und schlief, bis mein Mann mich am späten Nachmittag weckte und mir einen Milchkaffee ans Bett brachte. Es war Sonntag.

4

Am Montag ging alles unspektakulär weiter wie bisher. Bessner hatte mich in meinen letzten Tagen noch einmal kurzerhand zu sechs Diensten eingeteilt; ja ja, die ewige Knappheit an Kollegen, und wenn dann noch einer krank wird oder auf Fortbildung ist – ewig dieselbe Leier.

Bei sechs Diensten in so kurzer Zeit war ein normales Leben nicht mehr möglich, obwohl ich nur halbtags arbeitete – zumindest offiziell. Die wenigen Stunden zu Hause reichten kaum für ein wenig körperliche Erholung und die Erledigung des Notwendigsten. Lernen für die Facharztprüfung oder Aufarbeitung dessen, was ich chirurgisch erlebt hatte, war praktisch unmöglich. Mein Hirn war in der Regel ziemlich matschig nach einem solchen Dienst und dieser hier war nun der vierte in kurzer Abfolge gewesen. So sollte es also in den letzten beiden Wochen noch weitergehen.

Dienstag war ich plötzlich mit dem großen Chirurgen, Professor Wolf, zu einer Operation eingeteilt. Nach meiner Rechnung würde es so etwa gegen 11.00 Uhr losgehen. Erneut widersetzte ich mich seiner offiziellen Anweisung und schleuste mich vor Beginn meiner Dienstzeit ein. Als erster Assistent war Dr. Mott gerade dabei, sich die Hände zu waschen und ich gesellte mich dazu. Anschließend begann Mott mit der Operation und öffnete den Bauch, während ich ihm assistierte, musste dann aber für den eigentlichen Eingriff auf den Chef warten. Es verging knapp eine Stunde, bis Professor Wolf endlich kam. Er inspizierte die Lage, wusch sich und schien mich langsam zur Kenntnis zu nehmen. Mit einer Mischung aus Gnade und Mitleid forderte er mich dazu auf, eine atypische Leberresektion nach seiner Anweisung vorzunehmen.

„Ich soll Ihnen ja ein Zeugnis schreiben, Frau Ostmüller, aber ich habe sie noch gar nicht operieren sehen." ‚Schön', dachte ich, ‚ich bin ja auch gerade erst knapp ein Jahr in deiner Klinik, du arroganter Zwerg!'

Brav befolgte ich seine Anleitungen, markierte mit dem Elektrokauter die zu entnehmende Stelle und schnitt diese dann mit dem Elektromesser heraus. Erwartungsgemäß blutete es heftig, so dass ich mehrere Nähte setzen musste und froh war, dass ich das Lebergewebe einigermaßen kannte. Jetzt machten sich meine häuslichen schweinischen Übungen erneut bezahlt. Ohne sie wäre ich aufgeschmissen gewesen, aber so war Professor Wolf zufrieden, redete wie stets zu sich selbst und bewunderte seine eigene Genialität in der Ausbildung seiner Assistenzärzte. Dann musste ich Mott die Operation übergeben.

Als ich den OP-Saal verließ, war es schon 16.00 Uhr und ich hatte wie erst vor zwei Tagen wieder Bereitschaftsdienst. Die Notfallaufnahme lief mit Patienten über. Diesmal arbeitete ich durchgehend bis Mitternacht ohne zu essen und zu trinken; man konnte oft einfach keine Pause machen, wenn so viele Patienten auf ihre Behandlung warteten: Kurzgeschichten anhören, Untersuchung, Wundversorgung, Nähen, Röntgen anordnen, Bilder befunden, Bandagen anlegen, eine Ultraschalluntersuchung hier, ein tröstendes Gespräch da, dann eine Runde über Stationen, eine Kanülenanlage hier, eine Aufklärung über einen chirurgischen Eingriff dort, ein Anruf des Anästhesisten zu einem speziellen Patienten, eine Nachfrage des Internisten zu einer Konsilanforderung und so weiter und so fort. Dann war um 2.30 Uhr morgens endlich alles ruhig, so dass ich mich hinlegen konnte - immerhin eine Stunde lang, dann klingelte das Telefon und riss mich aus einer wunderbaren Traumwelt, in der ich von hässlichen Zwergen, feuerspeienden Drachen und bösen Zauberern geträumt hatte.

„Wir haben hier einen kleinen Jungen mit einer massiven Schwellung des Handgelenks, er ist am Nachmittag beim Fußballspielen darauf gefallen." Warum kam die Mutter zu dieser unchristlichen Zeit und erst elf Stunden nach dem Unfall zu uns?

Das Röntgenbild zeigte eine Grünholzfraktur, eine typische Verletzung bei Kindern. Nachdem ich einen Gipsverband angelegt hatte, konnte der Kleine mit seiner Mutter wieder nach Hause und ich konnte mich wieder hinlegen – diesmal aber nur für eine knappe halbe Stunde ohne Traum. Erneut klingelte mein Telefon. ‚Wie unfair', dachte ich, ‚ich war doch noch gar nicht eingeschlafen'.

„Hallo, hier spricht Dr. Kellner, ich bin Hausarzt."

„Guten Morgen, ich bin die diensthabende Chirurgin, mein Name ist Ostmüller, was kann ich für Sie tun?"

„Ich habe hier eine Patientin, die wahrscheinlich einen Ileus hat", erwiderte er.

„Mmmh, ein Darmverschluss, ich verstehe."

„Leider kann ich die Diagnostik nicht weiterführen, wir bauen gerade um. Könnten wir die Frau zu Ihnen schicken?"

Ich schaute auf die Uhr; es war 4 Uhr morgens, und ich fragte mich, was der Kollege mit Umbauen meinte. Hausärzte fahren eigentlich nachts als Notärzte zu Patienten und behandeln nicht in der Praxis. Na ja, wahrscheinlich war er zu dieser Uhrzeit genauso neben der Spur wie ich.

„Selbstverständlich, überweisen Sie die Frau sofort hierher, einen Ileus muss man sofort abklären".

„Soll ich beim Transport etwas beachten?"

„Hat die Frau erbrochen?", fragte ich. „Ja? Dann legen Sie

bitte vor dem Transport noch eine Magensonde." Meine Sorge war, dass die Frau während des Transports erneut erbrechen und das Erbrochene möglicherweise einatmen könnte; das würde zu einer lebensgefährlichen Lungenentzündung führen. Außerdem wollte ich die Krankenwagenbesatzung davor bewahren, ihr Fahrzeug auf Grund reinigen zu müssen, denn Patienten mit Ileus erbrachen oft sogar Stuhl, der bei einem Darmverschluss in den Magen zurücklief.

Ich legte mich wieder hin und genoss die Wärme unter der Decke, vermied aber einzuschlafen, weil ich ja wusste, dass die Patientin bald kommen würde. Für Diagnostik und Blutwerte würde ich eine Stunde brauchen, dann noch eine halbe Stunde bis zur Notfall-OP, die sicherlich vonnöten wäre, wenn der Hausarzt sich seiner Sache sicher war. Plötzlich klingelte der Wecker, es war 6 Uhr. Wo war die Patientin? Hatte ich das Telefon nicht gehört?

Total zermürbt stand ich auf und schleppte mich in den Aufenthaltsraum der Schwestern. Hier bekam ich von Andy, einer meiner Lieblingsschwestern, frischen Kaffee und die wohltuende Nachricht, dass in den vergangenen zwei Stunden keine Patientin mit einem Ileus eingeliefert worden war.

Während ich beruhigt meinen Kaffee schlürfte, hörte ich in den Nachrichten von einer Massenkarambolage auf der nahen Autobahn, als sich auch schon die Leitstelle meldete.

„Wir möchten einen Schwerverletzten und zwei Leichtverletzte zu euch schicken."

„Ja, geben Sie bitte die Daten durch."

„Schwerverletzter, männlich, Verdacht auf Oberschenkelfraktur beidseitig, intubiert und beatmet; die zwei Leichtverletzten sind Frauen. Eine mit einer Kopfplatzwunde, wach, ansprechbar, die andere mit Verdacht auf Unterarmfraktur."

„Danke, verstanden."

Die Ankunft der Verletzten war in 20 Minuten zu erwarten, so rannte ich auf die Station, um schnell noch meine Visiten zu machen. Wenn die Verletzten da sein würden, hätte ich keine Zeit mehr und für 8 Uhr war die Übergabe geplant.

Bis zur Übergabe jedoch waren die Verletzten noch nicht in der Aufnahme, möglicherweise, weil Bergungsprobleme am Unfallort aufgetreten waren. Ich berichtete meinem Kollegen bei der Übergabe kurz über die Ankündigungen der Leitstelle und machte mich auf den Weg nach Hause. Morgen hatte ich schon wieder Bereitschaftsdienst. Das war alles nicht normal.

5

Für diesen nächsten Dienst hatte Frau Dr. Krüger als oberärztlicher Hintergrund auf dem Plan gestanden. Außerdem sollte sie mir laut OP-Plan bei einer Operation, die ich selbstständig durchführen sollte, assistieren. Aber sie hatte sich krank gemeldet. Gott sei Dank, dachte ich. Mir war es egal, Hauptsache, dass ich operieren konnte. Leider wurde die Operation abgesetzt.

Am Nachmittag hieß es mit einem Mal: „Du sollst sofort in den OP kommen. Für Professor Wolf assistieren!" Schnell machte ich mich auf den Weg. Als ich gewaschen in den Saal trat, lag die Patientin schon zwei Stunden auf dem Tisch, ohne dass eine Assistenz aufgetaucht wäre. Von Professor Wolf war nichts zu sehen. Die gesamte Mannschaft der OP-Pflege und der Anästhesie war unruhig und schlecht gelaunt.

„Wann wollte der Professor kommen?", fragte ich die OP-Schwester.

„Wir haben halbstündlich angerufen. Er sagte, er komme sofort, aber bisher ist er noch nicht aufgetaucht."

„Hören Sie, wenn Sie jetzt nicht sofort anfangen zu operieren", meinte der sonst immer recht angenehme Narkosearzt genervt, „leite ich den Patienten wieder aus!" Leider kannte ich den Patienten nicht, kannte die Vorgeschichte nicht - das Einzige was ich wusste war, dass er einen Tumor am Dickdarm hatte.

Wahrscheinlich plant der Giftzwerg eine mediane Laparotomie, dachte ich mir, machte mich wieder steril, zog Kittel und Handschuhe über und ging daran, die Bauchhöhle zu öffnen. Dann legte ich erst einmal einen Katheter in die mittlerweile voll gefüllte Harnblase ein. Die Patientin hatte massive Verwachsungen des Dickdarms, die ich anfing zu lösen. Während ich noch überlegte, ob ich den Dickdarm weiter mobilisieren sollte, kam der Chef hereinspaziert – mit insgesamt drei Stunden Verspätung. Er hatte nichts dagegen, dass ich schon angefangen hatte, markierte die Resektionsgrenze und operierte dann munter drauf los. Bei der Darmnaht zeigte er mir, wie er in diesem Fall vorging – und ließ mich zum x-ten Mal wieder nicht selbst ran.

„Sie haben bei mir so viel gelernt wie nie zuvor irgendwo in der Chirurgie", meinte er weiter fest überzeugt. Oder war er sarkastisch? Als er begann, die Bauchhöhle wieder zu verschließen, entdeckte ich zwei kleine Tumore an der Magenwand.

„Herr Professor, da sind zwei kleine Magenwandtumoren. Soll ich sie zur Histologie ausschneiden?"

Er ließ sich Zeit mit der Antwort. Dann aber instruierte er tatsächlich die OP-Schwester, mir die Instrumente zum Ausschneiden der Wucherungen anzureichen. So kam ich an meinen letzten für den Facharztkatalog erforderlichen Mageneingriff. Die große Anspannung der letzten Tage wich von mir, und ich bemerkte mit einem Mal eine große Müdigkeit. 18 Stunden Arbeit, zwei Stunden Autobahn, vier Stunden Schlaf und das seit fünf Tagen. Aber ich hatte nicht umsonst gearbeitet. Ich schickte eine SMS an meinen Mann: „Letzten Magenzettel ergattert … ich bin fast frei. In Liebe, Klara."

Todmüde ging ich in die Notfallaufnahme zum Bereitschaftsdienst für die Nacht. Der Kollege vom Tagdienst hatte schon mit den Patienten aufgeräumt, und die Aufnahme war fast leer. Das war ein unerwartetes Geschenk, beinahe wie zu Weihnachten.

„Die Intensivstation sucht dich seit Stunden ... gehe bitte mal hin", sagte Schwester Sabine. Als ich hinkam, führten die Schwestern mich gleich zu einem Mann, der schweißgebadet im Bett lag. Der Bauch war wie ein Luftballon aufgebläht und überall druckschmerzhaft. Ich ordnete eine Röntgen-Übersichtsaufnahme an, um freie Luft im Bauch auszuschließen, anderenfalls müssten wir sofort operieren.

Glücklicherweise hatte er keine freie Luft im Bauch, sondern nur stark gasgefüllte Darmschlingen. Es war jetzt acht Uhr abends. Mott, mein Oberarzt im Hintergrund rastete am Telefon aus, als ich ihn über diesen Befund in Kenntnis setzte.

„... weil die nicht machen, was ich gesagt habe", schrie er so laut, dass ich den Hörer weit weg von meinem Ohr hielt. „Dieser Patient gehört gespiegelt und unter Sicht muss eine Sonde gelegt werden, damit darüber die Luft entweichen kann, verdammt noch mal."

„Soll ich das jetzt angehen und mit den Internisten telefonieren?", fragte ich.

„Nein, das können die Stationsärzte morgen machen", antwortete er. „Heute wollen wir den Kollegen damit nicht mehr belästigen." Er wünschte mir eine ruhige Nacht. Also begnügte ich mich, dem Patienten Schmerzmittel zu verabreichen.

Die Müdigkeit kribbelte an meiner gesamten Hautoberfläche. Die Klamotten rieben unangenehm an meiner Haut, mir war durchgehend kalt und mein Kopf fühlte sich an, als ob er in einer Seifenblase stecke. Der Wunsch, unter eine warme Decke zu kriechen nahm überhand. Den ganzen Tag lang hatte ich außer dem Frühstück noch nichts gegessen, sondern nur eine Unmenge Kaffee getrunken. Jetzt hatte ich keinen Appetit mehr. Es war 01.30 Uhr nachts, als ich mich voll angekleidet unter die Decke legte. Mir war alles egal. Obwohl ich mich einwickelte und noch eine Wolldecke über mich zog, wurde mir nicht warm. Füße und Hände waren eiskalt. In meinem Kopf tobten die Patienten vom Tag, aufgeblähte Bäuche, Wunden, Operationsbilder. Es kam mir fast vor wie eine Erlösung, als um 02.00 Uhr nachts das Telefon klingelte. „Komm' bitte sofort … Schlägerei in der Disko, ein Ami-Soldat wurde verletzt."

Der Soldat hatte am Schädel eine mehrere Zentimeter lange klaffende Platzwunde. Er war stark alkoholisiert und weinte hemmungslos.

„We are worse than animals … those lots of innocent people … God doesn`t forgive us … my friend is dead … slaughtered by the enemy, God, I could see his open tummy. I was with him, I saw him dying, oh please no … I don´t want to go back … they want me go back!"

Ich wusste überhaupt nicht, was los war. Er heulte und redete gleichzeitig, während er am ganzen Körper heftig zitterte. Seine blonde deutsche Freundin saß neben ihm und schaute mich verzweifelt an.

„Seit er aus dem Irak zurück ist", sagte sie, während ich ihn untersuchte und mich an die Wundversorgung machte, „ist er völlig verändert. Er hat dort viele Menschen und einen seiner besten Freunde sterben sehen. Er will raus aus der Army, er lehnt den ganzen Einsatz der Amerikaner dort ab. Und jetzt hat er sich in der Disko deswegen noch mit ein paar anderen GIs angelegt. Können Sie ihm nicht ein Beruhigungsmittel geben? Er hat jetzt dauernd Albträume und wandert die ganze Nacht herum … ich weiß nicht, wie ich ihm helfen soll, ich halte es bald auch nicht mehr aus."

Ich schaute den jungen Mann an; er war erst 24 Jahre alt, hochgewachsen, ein gutaussehender kräftiger und durchtrainierter Typ mit ebenen Gesichtszügen und unschuldigen Kinderaugen.

„Er braucht professionelle Hilfe, um dieses Trauma aufzuarbeiten", sagte ich zu seiner Freundin.

„Die bekommt er bei der Armee nicht, die sagen er simuliert. Nächste Woche wollen sie ihn wieder in den Irak zurückschicken. Er hat Angst, sehr viel Angst … geben Sie ihm doch bitte etwas Starkes, bitte, bitte."

„Ich kann ihm jetzt kein Beruhigungsmittel geben, tut mir leid. Er ist ziemlich betrunken und hat noch dazu eine Kopfplatzwunde. Wenn er eine Blutung im Kopf bekommen sollte, würden wir das wegen der Beruhigungsmittel unter Umständen nicht früh genug bemerken und dann könnte er sterben. Es wäre ohnehin besser, wenn er heute Nacht zur Beobachtung bei uns bliebe. „It`s better you stay here overnight.", wandte ich mich an den jungen Mann.

„No … I can`t stay, no way!", protestierte er und probierte aufzustehen, fiel aber gleich wieder zurück.

Ich wusste, dass die amerikanische Armee bei Alkohol nicht zimperlich mit den Soldaten umging. Einmal hatte ich erlebt, wie die Militärpolizei blitzschnell in unserer Ambulanz aufgetaucht war. Ein Disko-Besitzer hatte sie alarmiert. Die drei Polizisten waren jeder über 190cm groß und Schwergewichtler. Sie kamen mit Waffen und Schlagstöcken hereingestürzt und drehten den zwei Soldaten, die ich gerade behandelte, die Hände auf den Rücken. Sie sprachen kaum Deutsch und erklärten, dass die Männer einen Streit in der Disko angezettelt hätten. Dabei behandelten sie die jungen Männer wie Vieh und mit einer Erniedrigung, die ich selten erlebt habe.

Da in der Nähe eine amerikanische Kaserne lag und die US-Soldaten zwischen 2 und 3 Uhr morgens nicht selten zu unseren Patienten zählten, kam jeden Morgen ein deutschsprachiger Beamter und schaute – mit Zustimmung unserer Geschäftsführung - im Ambulanzbuch nach, ob in der Nacht Soldaten zur Behandlung bei uns gewesen waren. Das waren Stasi-Methoden. Ich unterließ es deshalb, die Soldaten zu dokumentieren und die Schwestern machten mit, weil sie das genauso sahen.

Wir hatten Mitleid mit den GIs, die amerikanischen Armee-Angehörigen offiziell heißen. Nicht wenige gaben zu erkennen, dass sie sehr religiös waren und den Krieg im Irak als ungerecht empfanden. Viele waren auch überzeugt, dass es eher ums Öl als um irgendetwas anderes ging. In ihren Übungen hatten sie das saubere, sterile und entpersonifizierte Töten mit hochentwickelten Schnellfeuer-Gewehren und computergesteuerten Bomben kennen gelernt; jetzt ging es gegen einen Feind zur Sache, dessen Waffe stärker war. Sie hieß Hass und Bereitschaft, selbst Bombe zu sein. Damit hatten sie nicht gerechnet und auch damit nicht, dass Krieg immer „unsauber" war und es einmal sie selbst oder ihre Kameraden treffen könnte. Die meisten dieser jungen Leute, mit denen ich während der ambulanten Versorgung gesprochen hatte, kamen aus irgendeinem amerikanischen Ghetto und waren zum Militär gegangen mit der Hoffnung, dass die Army ihnen ein Studium finanzieren würde. Aber nun hatte der Krieg sie mitgenommen, und viele ertränkten ihren Kummer in Alkohol.

Der junge Mann, den ich gerade versorgte, hätte eine stationäre Aufnahme brauchen können. Doch dann wäre sein Alkoholkonsum gegenüber seinen Vorgesetzten nicht mehr zu verheimlichen gewesen. Da ich keine neurologischen Zeichen einer Gehirnerschütterung fand, ließ ich ihn ziehen, nicht ohne der Freundin vorher einzubläuen, worauf sie achten und in welchen Fällen sie sofort mit ihm zurückkommen müsse. Ich zeigte ihr auch, wie sie in acht Tagen die Fäden ziehen könnte, falls er unter keinen Umständen zu einem Arzt gehen wolle.

Das Unterlassen der Eintragung in das Notaufnahmebuch klappte, aber diesmal gab es eine Schwester, die dem Beamten am kommenden Morgen vor meinen Augen einen Zettel mit den Daten des Soldaten aushändigte.

„Was tust du da?", fragte ich sie entsetzt, nachdem der amerikanische Beamte gegangen war.

„Es ist meine Aufgabe, die Namen der behandelten GIs herauszugeben. Wenn die Soldaten nicht kontrolliert werden, dann werden sie immer unverschämter. Ich halte mich nur an die Regeln und erledige meine Aufgabe. Der Beamte macht auch nur seinen Job."

‚Oh, du blöde Kuh', dachte ich und sagte zu ihr: „Hast du schon mal etwas von christlicher Nächstenliebe und Mitleid gehört, die sich über Regeln hinweg setzen?"

Nach der Versorgung der GIs hatte ich mich hingelegt, da rief auch schon die diensthabende Kinderärztin an und sagte, sie habe bei einer 5-Jährigen den Verdacht auf eine Blinddarmentzündung, ob ich hinzukommen könnte. Ich stand wieder auf und fuhr mit dem Aufzug in die Kinderstation in den 11. Stock. Da das kleine Mädchen kein Fieber und kein Erbrechen hatte, sagte ich der jungen Kollegin, dass sie die Laborwerte abwarten solle. Falls diese negativ wären, würden wir nicht in der Nacht operieren und bis zum kommenden Tag warten.

Um 5.30 h wurde ich wegen eines Motorradfahrers geweckt, der mit einem Wildschwein zusammengeprallt war. Das Wildschwein war tot. Ich untersuchte den Fahrer, machte Ultraschall vom Bauch und ließ Röntgenbilder anfertigen. Trotz seiner hohen Geschwindigkeit war er ohne größere Verletzung. Zur Sicherheit nahm ich ihn jedoch stationär auf.

Jetzt blieb ich in der Notfallaufnahme. Schwester Hedi, die ich sehr mochte, hatte schon die Nachtschwester abgelöst. Sie war wie eine Fee, die schlank, schwarzhaarig, ausgeglichen und sehr kompetent durch die Ambulanz schwebte. Gemeinsam tranken wir einen Kaffee und unterhielten uns über die Ereignisse der Nacht, bis die ersten Patienten kamen und dann immer weitere, einer nach dem anderen, wie jeden Tag.

Kurz vor der Übergabe schaute ich noch einmal nach dem fünfjährigen Mädchen mit dem Blinddarmverdacht. Noch immer keine wesentliche Besserung. ‚Da werden wir heute doch reinschauen müssen', dachte ich.

Die Morgenbesprechung war heute erstmals in einem großen Raum im 9. Stock, der tagsüber als Aufenthaltsbereich für Patienten und deren Angehörige genutzt wurde. Die chirurgischen Chefs hatten die Unzufriedenheit in der Mannschaft mitbekommen. Die knappe Personaldecke, die wachsende Zahl an Bereitschaftsdiensten, die ignorante Verwaltung, das echauffierte Gehabe mancher Kollegen waren spürbar geworden. Die Besprechung war deshalb aus der Besenkammer verlegt worden, und durch das Spendieren des Morgenkaffees versuchten Wolf und Pfeiffer in seltener Eintracht das Gefühl verbesserter Arbeitsbedingungen und Lebensqualität zu suggerieren. Das war so ungewöhnlich, dass die meisten Kollegen sich anfangs gar nicht trauten hinzusetzen. Wir standen zwischen den Stühlen an die Wand gelehnt und betrachteten unsere Chefs und Schneider, den Oberarzt, die einzigen, die sich gesetzt hatten.

Ich berichtete kurz das Wesentliche aus der Nacht und bat darum, dass einer der Oberärzte sich noch einmal das kleine Mädchen anschauen solle. Gleich nach der Besprechung ging ich zu Bessner und sagte: „Sechs Dienste hintereinander sind etwas zu viel, muss das sein?"

„Wieso sechs?", fragte er erstaunt.

„Na ja, Sie haben mich sechsmal hintereinander eingeteilt."

Er zog verwirrt den Dienstplan aus der Tasche und schaute sich die Einteilung kurz an. „Das ist wegen eurer blöden Tauscherei."

„Ich darf pro Monat nur drei Dienste als Halbzeitkraft machen. Ich habe ja nicht einen Dienst gegen zwei getauscht."

„Ich habe damit nichts zu tun, und Sie hätten ja auch etwas früher Bescheid sagen können", siezte er mich und ging davon.

„Einen Dienst gegen zwei tauschen, das sollten die mit unserem Gehalt machen, oder was meinst du?", kommentierte Frank, der schleimige Frosch, der neugierig gelauscht hatte.

6

Elena, die griechische Gastärztin, hatte mir schon während der ganzen Morgenbesprechung zugewunken und gegrinst. Sie hatte in diesem Jahr etwa 10 kg abgenommen. Als sie angefangen hatte, war sie auch nicht gerade pummelig gewesen, jetzt aber war sie spindeldürr. Als würde diese Menge schwarz gelockten Haars alle Kraft aus ihrem Körper ziehen. Gestern hatte ich sie chirotherapeutisch behandelt, da sie beim Haarfönen plötzlich Rückenschmerzen bekommen hatte.

„Ich muss sofort mit dir reden. Komm mit, ich lade dich zu einem Espresso ein."

„Wie geht es deinem Rücken?"

„Ich habe keine Schmerzen mehr, ist alles weg. Aber ich wollte nicht wegen meines Rückens mit dir sprechen", sagte sie und grinste, erklärte aber nichts weiter, während wir im Aufzug nach oben in die Kantine fuhren.

In der Cafeteria war außer uns und dem Küchenpersonal um diese Zeit noch niemand. Morgens spielte sich der Hochbetrieb auf den Stationen ab. Keiner hat Zeit hierher zu kommen. Elena ließ es nicht zu, dass ich meinen Espresso selbst zahlte. Ich wusste das wegen ihres geringen Monatsgehaltes sehr zu schätzen. Kaum saßen wir, sprudelte es aus ihr heraus: „Filios und ich haben beide Stellen in Griechenland bekommen, ist das nicht toll? Morgen fahren wir heim, um die Papiere zu erledigen." Ihre Augen füllten sich mit Tränen. „Ich bin so glücklich, dass das hier ein Ende haben wird. Sollen Professor Wolf und seine Leute ihre Haken selbst halten."

Einen Moment lang konnte sie nichts weiter sagen. Dann meinte sie: „Ich habe mit dir viel gelernt, und danke dir, dass du uns immer so gut behandelt hast. Ich weiß nicht, warum die Anderen uns so hassen, wir haben doch niemandem Arbeit weggenommen. Jetzt ist das auch egal. Wir gehen und wir kommen nicht mehr zurück. Das hier ist meine Telefonnummer in Griechenland. Du musst zu unserer Hochzeit kommen, wir heiraten im nächsten Sommer."

Ihr Funker unterbrach unser Gespräch. Sie schaute aufs Display: „Der OP ruft. Ein letztes Mal Haken halten." Beim Weggehen blickte sie über die Schulter zu mir zurück und bat noch darum, keinem zu erzählen, dass Filios und sie morgen nicht mehr da sein würden. „Wir werden Professor Wolf einen Brief schicken."

Es tat mir gut, dass endlich etwas Hoffnungsvolles passierte. Ich wünschte ihr und Filios viel Glück und war traurig, dass ich zurück blieb, auch wenn es nur noch ein paar Tage sein würden. In meinem Schrank hatte ich Parfüm, ein Geschenk für meine Nichte. Es war schön verpackt. Bevor ich nach Hause fuhr, schmuggelte ich das Fläschchen in Elenas Kitteltasche.

„Die Sklaven sind ausgebrochen und in Richtung Griechenland abgehauen", so lautete die SMS an meinen Mann. „Ich freue mich für die beiden!" war die Antwort.

7

Am Donnerstagmorgen stand eine Gefäßoperation an erster Stelle. „Marianne, ich brauche dringend drei Gefäßeingriffe, könntest du mir diesen einen überlassen?", fragte ich die ehemalige PJ-Studentin, die gleich nach ihrer Übernahme in das Assistenzarztverhältnis Frank in der Position des Privatassistenten abgelöst hatte. „Ich käme eh zu spät, weil ich mit Professor Wolf Visite machen muss, also mach nur, ist kein Problem", sagte sie sehr nett. Sie hatte sich mir gegenüber gewandelt, seit sie nicht mehr Liebling war und Krügers Ablehnung schon zu spüren bekommen hatte.

Ausnahmsweise zeigte sich Dr. Bessner von seiner kollegialen Seite. Er assistierte mir richtig, gab Tipps und lies mich die ganze OP machen. Er riss mir auch anders als sonst keine

Instrumente aus der Hand, und ich war froh, dass ich zu Hause an den Schweinegefässen geübt hatte und er mir kaum helfen musste.

„Du solltest das hier als drei verschiedene Operationen aufschreiben", riet er, „dann ist doch alles klar. Eine Dilatation der Arteria circumflexa femoralis medialis, eine Dilatation der Arteria profunda femoralis und als dritte OP die Beseitigung der Enge am Hauptstamm der Arteria femoralis."

Da ich wusste, dass ich in den wenigen verbleibenden Tagen keine zweite Chance bekommen würde, nahm ich tatsächlich diese eine Operation als drei Eingriffe in meine Liste auf. So war mein Facharztkatalog am Ende dieses Tages endlich vollständig.

Bei Professor Wolf beantragte ich einen Tag später schriftlich ein Zeugnis zur Bescheinigung der Facharztreife. Während ich noch einmal in der Notfallaufnahme eingeteilt war, existierte ich die nächsten und letzten Tage in seiner Abteilung laut Verteilungsplan nicht mehr. Diese Antwort auf meine Bitte um ein Zeugnis störte mich nicht; schließlich war ich diesen Umgang über Wochen nicht anders gewohnt gewesen. Jetzt war ich mit diesem Haus fertig. Zum Abschied lud ich diejenigen, die fair gewesen waren, besonders die Schwestern in der Notfallambulanz in ein Restaurant mit dem Namen „Hölle" ein, als Rick Rothemundt herein kam. Er sah müde aus und fragte mich, ob ich ihm das Notfalltelefon abnehmen könne.

„Was ist los mit dir?", fragte ich.

„Ich habe Professor Wolf wegen meines Zeugnisses angesprochen. Er hat mich angemacht und gefragt, ob ich denke, dass ich besser als seine Oberärzte operieren könne und wie ich überhaupt dazu käme, das Zeugnis jetzt schon einzufordern. Aber als ich eingestellt wurde, haben wir klare Vereinbarungen getroffen. Ich möchte endlich meine Spezialisierung haben, damit ich von hier weggehen kann."

Ich nahm ihm das Telefon ab und er ging auf die Station, um seine Arbeiten zu erledigen. Ich hoffte, dass er es auch bald von hier weg schaffen würde.

Kaum hatte ich von Rick das Notfalltelefon übernommen, klingelte es auch schon. Ein Kind mit Beinverletzungen und dem Verdacht auf ein stumpfes Bauchtrauma war auf dem Weg in die Notaufnahme. Ein Fahrradunfall. Als ich hinkam, war der junge unfallchirurgische Kollege schon dabei, den verunglückten Jungen mit Ultraschall zu untersuchen. Professor Pfeiffer war auch zur Stelle, er war kurz angebunden und sehr beschäftigt. „Was gibt es zu sehen?", fragte er seinen Mitarbeiter. „Hat er ein Bauchtrauma? Wenn nicht, wird er unfallchirurgisch aufgenommen, damit das klar ist." Dann wendete er sich mir zu: „Und Sie, Frau Ostmüller, Sie müssen den Jungen nicht allgemeinchirurgisch untersuchen, er ist unser Patient." Mit diesen Worten verließ er die Notaufnahme. Anscheinend hatte der Kampf mit Professor Wolf um die Patientenzuständigkeit an Schärfe zugenommen.

Als Professor Pfeiffer weg war, kam sein Mitarbeiter auf mich zu. „Kannst du den Patienten nicht doch noch mal nachuntersuchen?", bat er mich. „Ich habe den Ultraschallkurs erst letzte Woche gemacht. Ich habe wirklich keine besondere Erfahrung und die Organe habe ich nicht alle richtig erkennen können."

Ich schaute mir den kleinen Jungen an, der den Fahrradlenker in den Unterbauch bekommen hatte. Er war blass und ganz still, hatte einen aufgetriebenen Bauch, und nickte auf die Frage nach starken Schmerzen ganz vorsichtig bejahend mit dem Kopf. Im Ultraschallbild sah ich, dass seine Harnblase prall gefüllt war, aber Wasserlassen konnte er nicht. Wir legten einen Blasenkatheter, über den aber nur wenig Harn ablief. Das gefiel uns gar nicht. Zudem konnten wir keine Darmgeräusche hören. Eine erneute Ultraschalluntersuchung zeigte jetzt schon sehr viele freie Flüssigkeit im Unterbauch. Offenbar blutete er in den Bauchraum.

Dann ging alles sehr schnell, der unfallchirurgische Kollege informierte den bauchchirurgischen Oberarzt, ich die Anästhesie und den OP. Eine knappe Viertelstunde später stellte sich heraus, dass er eine lebensbedrohliche Milzverletzung hatte. Ich freute mich, dass meine Anwesenheit an diesem Tag nicht umsonst gewesen war. Nun hatte ich offiziell noch vier Arbeitstage. Nachdem ich auch am dritten Tag zu nichts eingeteilt gewesen war, sagte ich zu Dr. Bessner, als ich auf dem Weg nach Hause war: „Entschuldigung, könnte ich nicht die paar Stunden Nichtstun von morgen zusammenziehen und alles heute noch erledigen? Wäre gut für die Umwelt und meine Benzinrechnung."

„Von mir aus brauchst du morgen nicht mehr zu kommen, ich werde dich bei der Verwaltung nicht anzeigen", erwiderte er und lächelte.

Die wenigen Leute, von denen ich mich verabschiedete, waren die Kollegen der Unfallchirurgie, die Schwestern der Notfallaufnahme und der Ambulanz, Dr. Mott, Rick Rothemundt und die beiden Chefsekretärinnen. Damit war das Kapitel Bruchberg abgeschlossen. Ich hatte mehr als ein Jahr meines Lebens in einer Abteilung verbracht, in der ein kranker Geist und ein paar Trittbrettfahrer unter der Leitung eines eitlen Zwergs die ärztliche Kollegialität mit Füßen getreten und mir beinahe den Garaus gemacht hatten. Das Schlimmste aber war, dass ich in dieser Zeit praktisch nichts gelernt hatte. In diesen Tagen zweifelte ich ernsthaft, ob ich in dem Beruf überhaupt noch weiterarbeiten wollte.

Kapitel zwölf

Zwölf Stunden Chirurg, zwölf Stunden Notarzt. Die neuen Spieler werden vorgestellt. Die Zukunft ist punktereich und einkunftsarm. Fünfzehn und eine Nacht. Von Pisse zur Kotze. Der Tod ist schneller als der Allradantrieb und bringt Bildungsurlaub. Darf es etwas mehr Arbeit sein?

1

In den folgenden zwei Monaten saß ich täglich über den Büchern für die Facharztprüfung. Das Facharztzeugnis hatte ich von Professor Wolf noch nicht bekommen, aber mein gutes Verhältnis zur Motorradbraut trug jetzt Früchte. Nachdem ich einige Male mit ihr telefoniert hatte, legte sie es ihm alle zwei Tage in die Unterschriftenmappe. Und es traf tatsächlich nach wenigen Wochen bei mir ein. Jetzt konnte ich mich endlich für die Facharztprüfung bei der Landesärztekammer anmelden.

Ich musste bei meinen Vorbereitungen sehr viel Theorie nachholen, wofür ich während der Arbeit keine Zeit gehabt hatte. Es war insofern interessant, weil ich nachträglich einige Behandlungskonzepte besser verstand und andere offenbar weniger sinnvoll gewesen waren. Auf die Meldung beim Arbeitsamt verzichtete ich, denn ich rechnete jetzt mit mehr Angeboten als noch vor wenigen Jahren, so dass ich um meine Ruhe zum Lernen fürchtete. Innerhalb von nur knapp drei Jahren hatte sich erstmals ein leichter Mangel an Ärzten eingestellt; immer mehr Studienabsolventen gingen wegen der unattraktiven Arbeitsbedingungen in den Krankenhäusern gleich in die Industrie, andere mit ein paar Jahren Erfahrung wanderten ins Ausland ab. Insbesondere England und die skandinavischen Länder bewarben die dort freien Arztstellen zunehmend offensiv.

Erst Facharztprüfung, dann Bewerbungen, sagte ich mir täglich, während ich über meinen Büchern saß, doch dann hörte ich, dass in einem von einem katholischen Orden geführten Krankenhaus in unserer Stadt eine Assistenzarztstelle in der Chirurgie frei werden würde. Der Assistenzarzt sollte auch den Notarztwagen mit besetzen können – diese Tätigkeit neben der eigentlichen Chirurgie reizte mich seit meinem Advanced-Trauma-Life-Support-Kurs sehr.

Der Chefarzt der Allgemein- und Unfallchirurgie am Felicitas-Krankenhaus hatte früher mit Professor Pfeiffer in einem Krankenhaus in Grafenburg zusammengearbeitet. Pfeiffer hatte ich in meinem Bewerbungsschreiben als Referenz angegeben. Ein kurzes Telefonat mit ihm war, wie Privatdozent Dr. Schumacher mir später im offiziellen Vorstellungsgespräch erzählte, zu meinen Gunsten verlaufen und ich wurde zu einer eintägigen Hospitation ins Felicitas-Krankenhaus eingeladen.

Der Tag verlief bestens; ich schaute mir das ganze Haus und die Stationen an, arbeitete im OP mit und bekam einen ersten Eindruck von den Mitarbeitern. In der Notaufnahme herrschte im Vergleich zum OP das totale Chaos. Überall Patienten, die warteten, eilig umherlaufende Schwestern, Rettungsdienstpersonal, wenig Ärzte. Ein junger Assistenzarzt mit ostdeutschem Dialekt, auf dessen T-Shirt unter seinem geöffneten Kittel „Krasser Ossi" zu lesen stand, beherrschte gerade die Szene. Seine blauen Augen hoben sich auffällig gegen das gerötete Gesicht und die schuppige Haut ab, sein Bauch zeigte trotz seiner jungen Jahre schon einen kleinen Ansatz, er hatte O-Beine und einen derart schlurfenden Gang, dass der womöglich noch verbliebene Rest des Bildes vom „ordentlichen" Arzt komplett zerstört war.

Er untersuchte gerade eine ältere Frau, die mit geliehenen Krücken in die Ambulanz gekommen war. Ihr rechter Knöchel war extrem geschwollen und schmerzhaft. „Sie haben sich nichts gebrochen", hörte ich ihn. „Jetzt nehme ich Ihnen die Krücken weg, und dann müssen Sie mal richtig auftreten und laufen."

„Aber ich habe sehr starke Schmerzen, das geht nicht!" protestierte die Frau, die ungefähr dreimal so alt war wie mein junger Kollege. Dessen Ton wurde jetzt beinahe herrisch. „Liebe Frau", meinte er, „wer hat hier studiert, Sie oder ich? Ich bin der Arzt! Ich sage Ihnen, Sie sollen auftreten und Schluss! Also machen Sie das jetzt so!"
Die Frau war dem Weinen nahe. Sicherlich nicht nur wegen der Schmerzen, sondern auch wegen des rüden Tons. Der „Krasse Ossi" sprach daraufhin noch ein paar Worte mit dem Angehörigen der alten Dame und drückte ihm die Krücken in die Hand. Dann humpelte die Patientin eingehakt in den Arm ihres Begleiters aus der Notaufnahme.
„Du lieber Himmel!", dachte ich, „Wo bin ich hier gelandet?"
Insgesamt aber hatte ich einen guten Eindruck und das Stellenangebot war wegen des unfallchirurgisch geprägten operativen Spektrums verlockend. Dr. Schuhmacher sagte mir, dass er mich einstellen würde, wenn ich weiter Interesse hätte, und so bekam ich ab Januar einen Vertrag als Assistenzärztin.
Mir blieben ein paar Wochen für meine Prüfungsvorbereitungen. Ich freute mich sehr, weil ich mir etwas weniger Hektik in diesem Krankenhaus erhoffte und von geordneten und stabilen Verhältnissen im Kollegenkreis träumte. Dazu kam, dass ich noch nie so nahe zu meiner Wohnung gearbeitet hatte. Ich würde noch nicht einmal ein Auto brauchen, schwärmte ich und kaufte mir als erstes ein Fahrrad.

2

Ein paar Tage später klingelte das Telefon: „Hallo, ich bin Dr. Winkler-Beck", meldete sich eine sonore Stimme. „Ich bin der Leitende Oberarzt der Chirurgie im Felicitas-Krankenhaus. Ich habe gehört, dass Sie demnächst bei uns anfangen."
Dann erklärte er mir, dass in Kürze der neue Notarztwagen zu besetzen sei und dass viele Kollegen praktisch keine Er-

fahrung mit Notarzteinsätzen hätten. Deshalb war vereinbart worden, dass die Ärzte sich in den kommenden Tagen jeden Morgen um sieben Uhr treffen und eine interne Weiterbildung über die wichtigsten Notfälle machen wollten. „Haben Sie Lust?", fragte er mich, „jetzt schon mitzumachen und bei diesen Treffen dabei zu sein?"

„Aber gerne!", antwortete ich und dachte: ‚Hallihallo, endlich kanadische Verhältnisse. Die sehen ja von sich aus die Notwendigkeit zur Fortbildung. Das muss eine gute Truppe sein.'

Am nächsten Morgen suchte ich etwas früher als verabredet die Cafeteria im Felicitas-Krankenhaus auf und war gespannt auf mein erstes Treffen mit den künftigen Arbeitskollegen. Die Cafeteria war um diese Zeit noch nicht geöffnet und nur schwach beleuchtet. Zum Teil noch schläfrig, trafen in den kommenden Minuten meine künftigen Kollegen ein und ich hatte Zeit, mich ihnen einzeln vorzustellen und ein paar Worte zu wechseln.

Huber hatte Nachtdienst gehabt und war seit 24 Stunden im Einsatz gewesen. Er war ein hochgewachsener, gut ernährter junger Mann, dem seine vorderen langen Haare immer in die Augen fielen, während seine hinteren kurz geschoren waren. Er kam mit einem Roller daher gefahren; so etwas hatte ich in einem Krankenhaus bislang noch nicht gesehen. „Den brauche ich wegen der langen Wege!", erklärte er, als er mein fragendes Gesicht sah. Er brachte Kaffee und ein paar Tassen mit, wirkte von Beginn an locker und unkompliziert, und war meistens zu einem freundlichen Späßchen aufgelegt.

Kallemann, der „Krasse Ossi", den ich in der Ambulanz bereits erlebt hatte, war immer gut für Selbstinszenierungen und wollte mindestens einmal am Tag eine Frau knacken, egal ob Schwester, Ärztin oder Patientin. Er war als Wehrpflichtiger im Kosovo gewesen und hatte erst anschließend Medizin studiert. Vielleicht hing seine Macho-Art damit zusammen. Obwohl ich ihn aus der Ambulanz in sehr unangenehmer Erinnerung hatte und er gerne wie der King auftrat, nahm ich ihn später auch anders wahr: als kollegial, lustig und gegenüber uns anderen Kollegen immer sehr loyal. Im Umgang mit den Patienten blieb er jedoch leider so, wie ich ihn kennen gelernt hatte.

Neben ihm saß Berger. Dessen mandelförmige Augen strahlten immer gute Laune aus und trotz seiner körperlichen und augenscheinlich auch charakterlichen Weichheit verstand er es, seine Eigeninteressen immer geschickt durchzusetzen. Er war bereits Facharzt und ließ mich später vieles selbst machen, wenn ich mit ihm zum Operieren eingeteilt war.

Dann war da noch eine hochgewachsene, sportliche und meist sehr stille ernste Dame mit Namen Sarah Sonnenberg. Sie war noch sehr jung, hatte gerade erst mit der Facharztausbildung angefangen, und erwies sich als korrekt, sehr zuverlässig und vor allem ausgesprochen gut erzogen. Das erste Mal lachen sah ich sie allerdings erst nach etwa einem halben Jahr, als ich bei der gemeinsamen Patientenversorgung nachmittags Witze machte über die Kleinigkeit die wir abarbeiten mussten. Damals warteten 25 Patienten seit dem Vormittag auf uns. Interessanterweise öffnete das Lachen ihr junges Gesicht nicht nur ein wenig, sondern ließ auch ihre Veerletzlichkeit ahnen.

Die zweite Kollegin in der Runde, Frau Springer-Rolf, war braunhaarig, äußerst redegewandt und stets nach dem letzten Schrei gekleidet. Sie konnte sich anscheinend nicht kurz fassen, was dazu führte, dass nur wenige der Kollegen sie ernst nahmen. Ich schätzte sie anfangs falsch ein, weil ich sie für oberflächlich und gegenüber den Vorgängen am Krankenhaus für wenig interessiert hielt, doch später erwies sie sich in einigen hochkritischen Situationen als eine der wenigen, die Rückgrat hatten.

Direkt neben mir saß der Facharzt Felix Völker. Er hatte gemeinsam mit seinem Freund Dr. Winkler-Beck und Dr. Schuhmacher die Unfallchirurgie im Felicitas-Krankenhaus aufgebaut.

Felix war jetzt Mitte Dreißig und beleibt. Er schaute die Menschen über den Rand seiner Brille hinweg treuselig wie ein Bernhardiner an. Er war zum Leitenden Notarzt bestellt worden und trug jetzt zusätzlich die Verantwortung für die Organisation des gerade eröffneten Notarztstandorts am Krankenhaus. Hauptsächlich koordinierte er die Zusammenarbeit zwischen den Ärzten, den Rettungssanitätern und der Feuerwehr.
Schließlich war da natürlich der Leitende Oberarzt Dr. Winkler-Beck, der seiner Funktion entsprechend auch das meiste hier zu sagen hatte. Er war ein Baum von einem Mann, hochgewachsen, breitschultrig, kräftig, sympathisch und umgänglich. Für die Knochenchirurgie brachte er einen großen Vorteil mit. Er hatte wenig Hemmungen, beispielsweise einen Nagel mit dem Hammer auch mal etwas kräftiger in den Knochen zu treiben. Das ist tatsächlich immer wieder notwendig, aber anfangs traute ich mich das nie, weil ich fürchtete den Knochen kaputt zu machen. Ihm dagegen zerbrachen zwar gelegentlich die chirurgischen Instrumente, nicht aber die Knochen. Er war ein schneller und sehr guter Operateur und genoss bei den Assistenten hohes Ansehen, weil er obendrein für jeden ein offenes Ohr hatte.

Bei der Morgenbesprechung stellte sich schnell heraus, dass in Sachen Notarzt alle außer Felix und Winkler-Beck völlig unbeleckt und neu waren. Wir gingen deshalb in den kommenden Tagen jeden Morgen systematisch die wichtigsten Notfälle durch, die zu erwarten waren und unterstützten uns gegenseitig, indem jeder beitrug, was er aus dem Studium noch wusste. Das war ein Einstand ganz nach meinem Geschmack – eben wie in Kanada.

Mit meinen künftigen Kollegen machte ich auf diese Weise schnell Bekanntschaft und hatte sehr bald das Gefühl, akzeptiert und in den Kollegenkreis aufgenommen zu werden. Die operative Ausbildung bei den Oberärzten galt als sehr gut, und ich freute mich zusehends auf den regulären Arbeitsbeginn, weil ich endlich offiziell mitarbeiten und mitoperieren wollte. Auch vom Pflegepersonal hatte ich an diesem Tag schon viele gute Eindrücke. Es war alles so anders, als ich es kannte; die Leute waren witzig und kollegial, die Stimmung war gut, und anscheinend gab es keine dauernden Ellenbogenkämpfe, wie ich sie aus Bruchberg gewohnt war. Das schien auch auf die Oberärzte und den Chefarzt zuzutreffen. Die Zukunft erschien mir so rosig wie lange zuvor nicht mehr.

3

Ich hatte ein Schreiben von der Ärztekammer erhalten. Statt der Zulassung zur Facharztprüfung fielen mir beim Öffnen des Briefumschlages sechs DIN-A4-Blätter entgegen. Auf ihnen war folgendes geschrieben:

„Sehr geehrte Frau Dr. med. Ostmüller, nach dem Sozialgesetzbuch §95 d SGB V müssen Vertragsärztinnen und -ärzte gegenüber ihrer Kassenärztlichen Vereinigung den Nachweis kontinuierlicher ärztlicher Fortbildung erbringen. Dieser Nachweis wird künftig alle fünf Jahre fällig. Auch für die Fachärzte in der stationären Versorgung wird dies in gleicher Weise gelten."

Der langen Beschreibung war zu entnehmen, dass ich künftig als Fachärztin über einen Zeitraum von fünf Jahren insgesamt 250 Fortbildungspunkte erwerben müsste, die ich auf Kongressen, Symposien und sonstigen Veranstaltungen erwerben könne. 50 Punkte pro Jahr, das war nicht wenig, wenn man berücksichtigte, dass pro vollem Fortbildungstag auf einem Kongress maximal nur etwa zehn Punkte zu erhalten waren. Woher sollten die Fachärzte künftig die Zeit für diese Fortbildungen nehmen? Die meisten Krankenhäuser verweigerten ihren Ärzten wegen der angespannten Personal- und Finanzlage bereits jetzt die dazu nötigen Dienstbefreiungen. Die Maßnahmen bezahlen konnten oder wollten die Verwaltungen schon gar nicht. Sollte ich also Urlaub nehmen oder die sowieso nicht vergüteten Überstunden beanspruchen?

Was hatten sich die Ärztekammern dabei gedacht? Sie kannten doch die Problematik der vielen unbezahlten Überstunden, der drastischen 24-Stunden-Dienstbelastungen wochentags und an zwei bis drei Wochenenden pro Monat, der unbefriedigenden Bezahlung der Dienste usw. Wir zahlten ihnen jährlich doch soviel Geld - ich als kleines Licht bereits über 200 Euro - damit sie unsere Interessen politisch und gesellschaftlich vertreten. Dieser so genannte Ärztekammerbeitrag war keineswegs alles, was wir bezahlten: Hinzu kamen Gebühren für jede Prüfung, für die Anerkennung jeder Zusatzqualifikation, für jede Urkunde und für jede Kleinigkeit, für die man das Ja der Ärztekammer benötigt! Daran hat sich bis heute lediglich geändert, dass die Gebühren angehoben wurden!

Mir stieg beim Lesen dieses Schreibens die Galle hoch. Ich sah vor meinem geistigen Auge nicht nur durch die Bereitschaftsdienste, sondern nun auch durch diese Fortbildungen weitere freie Wochenenden dahinschwinden und mein Gehalt dazu weiter zusammenschmelzen.

Ich fragte mich, wie in unserem Land z.B. die Juristen, die Betriebswirte und die Ingenieure hinzulernen und ob sie auch solche Auflagen zu erfüllen haben. Ist es nicht so, dass die Angehörigen dieser Berufsgruppen hauptsächlich bei der Ausübung ihres Berufs immer mehr hinzulernen? Wieso werden denn nur wir Ärzte beim Arbeiten nicht schlauer? Wieso können nur wir uns nicht während der regulären Arbeitszeiten auf den neuesten Stand bringen? Und wieso sind wir Ärzte eigentlich die einzigen, die immer ihr eigenes Geld ausgeben müssen, um sich solchen Fortbildungen zu unterziehen?

Pro Monat hatte ich inklusive meiner sechs 24-Stunden-Bereitschaftsdienste durchschnittlich mit 2.300 Euro netto an Einkommen zu rechnen. Meine Wochenarbeitszeit lag meinen

Erwartungen nach zwischen 60-80 Stunden. Von einer 40-Stunden-Woche konnten wir nur träumen. Und dann sollte ich künftig an den wenigen freien Tagen, die mir noch blieben, z.b. 200-400 Euro für den eintägigen Besuch eines Kongresses hinblättern, gar nicht zu sprechen von den Reisekosten und eventueller Übernachtung in einem Hotel? Wieviel Geld hatte ich z.b. bereits für Strahlenschutzkurse ausgeben müssen, bloß um rechtskonform eine Röntgenuntersuchung eines Patienten anfordern zu können.

Wir Ärzte verstehen es wirklich bestens, die eigenen Kollegen wie eine fette Gans auszunehmen, wo immer es nur geht. Denn es sind Ärzte, denen wir dieses neue Fortbildungssystem zu verdanken haben. Es sind Ärzte in den Fachgesellschaften, deren Lobby in den Ärztekammern sich dieses Punktesammeln ausgedacht haben. Es sind Ärzte, die sich in die Standespolitik begeben haben und dort nun Profile und Konzepte entwickeln, die den Patienten dienen sollen, die Interessen der Ärzte aber hinten anstellen. Was wissen diese Schreibtischtäter eigentlich über das, was uns Ärzten in den Krankenhäusern und den Praxen das Lernen so schwer macht: die zunehmende Arbeitsverdichtung, das Dokumentieren, das Kodieren, das Arztbriefeschreiben, das Umsetzen von zeitaufwändigen, oft realitätsfremden Qualitätsmanagementsystemen, der Schriftverkehr mit den Krankenkassen, die sich um die Bezahlung mancher ärztlichen Leistungen drücken wollen und vieles mehr. Das alles behindert uns beim Lernen und bei der Weiterentwicklung der ärztlichen Kunst mehr und mehr!

Und nun sollen wir Ärzte in den Krankenhäusern und in den Praxen diese Systemschwächen dadurch kompensieren, dass wir den Fortbildungsauflagen durch die Ärztekammer nachkommen?

So überlegte ich, ob ich nicht aus der Ärztekammer austreten sollte. Ich bezahlte für die Leute, die sich diesen Mist ausgedacht hatten und was boten sie mir außer Schwierigkeiten und Geldforderungen? Was taten sie für mich? Sie haben es nicht erreicht, dass wir an unserem Arbeitsplatz während der Arbeitszeit gut ausgebildet werden. Sie zwingen uns zu teils miserablen Fortbildungen, auf denen Referenten von gestern über das Modernste von vorgestern erzählen. Die von der Kammer ausgestellten Papiere aber nennen sich Anerkennung, Zertifikat, Zusatzbezeichnung usw. ... ein Gebilde voller Luftblasen!

Aber austreten kann ein Arzt in Deutschland aus der Ärztekammer nicht, wenn er unter dem Schutz des Berufsstandes, der Versicherungen und anderer praktizieren will. Das hatten schon andere vor mir versucht und waren gescheitert. Heute, einige Jahre nach meiner Facharztprüfung, zeichnen sich wenigstens jedoch einige Verbesserungen und eine Steigerung der Fortbildungsqualität ab. Die Kosten für diese Fortbildungen allerdings steigen auch!

4

Im Januar fing ich offiziell auf meiner neuen Stelle im Felicitas-Krankenhaus an und wurde in den ersten drei Monaten zunächst in der Ambulanz bzw. der Notaufnahme eingesetzt. Jeden dritten Tag arbeitete ich nun auch als Notarzt. Mit 15 Diensten stellte ich an meinem neuen Krankenhaus gleich einen Rekord als Neueinsteiger auf. So sehr ich mich über die Notarzttätigkeit freute, so sehr war es auch ein wenig Pech, dass zeitgleich mit meinem Dienstantritt auch die Besetzung des Notarztwagens durch die Chirurgen eingeführt worden war.

Schwer war für mich, dass ich genau wie die Kollegen ein Neuling im Notarztwesen war. Das erfüllte mich den ganzen Tag mit einem enormen Druck, da ich nie wusste, was mich draußen erwartete und ob ich in der Lage sein würde, richtig zu reagieren. Mein erster Dienst erwies sich als Nullrunde, d.h. ich hatte nicht einen einzigen Einsatz, und damit nahm meine Angst vor dem ersten Einsatz noch weiter zu. Bei meinem zweiten Dienst bekamen wir zehn Minuten vor Dienstschluss den ersten Alarm. Dummerweise war ich gerade auf der Toilette.

Der Toilettengang war immer ein großer Akt für denjenigen, der in feuerfesten Klamotten als Notarzt der Einsätze harrte. Felix hatte uns nach Euronorm einkleiden lassen: Feuer- und säurefeste orangefarbene Hose und Jacke mit schweren Feuerwehrstiefeln, die einem bis zur Mitte der Wade reichen. Die Montur wog ungefähr 8-10 kg und machte mich langsam und unbeweglich. Im folgenden Sommer, dem berühmten Jahrhundertsommer, feierten viele das Sommermärchen der Fußballweltmeisterschaft in T-Shirt und kurzen Hosen, während wir in unserer Spezialausrüstung bei 30° weich gekocht wurden.

Nun hatte ich also kurz vor Dienstschluss riskiert, zum Pinkeln zu gehen. Ein allen bekannter Penner, der im Winter als Kellerbewohner im Krankenhaus geduldet war, hatte wieder einmal neben das Klo gepinkelt. Der Fußboden war nass und stank nach Urin. Vorsichtig rollte ich die Notarzthose runter und achtete akribisch darauf, dass sie nicht den Boden berührte, als plötzlich mein Notfallpiepser in der Tasche „explodierte". Alle meine Bedürfnisse waren wie weggewischt. Schnell und unverrichteter Dinge zog ich die Hose wieder hoch und rannte so schnell ich konnte zum Notarztwagen.

Dort wartete schon der Rettungsassistent. „Wir müssen zu einer bewusstlosen Person, schnall' dich an, es liegt eine dünne Eisdecke auf der Strasse. Das wird eine Schlitterpartie."

Es dauerte knapp 20 Minuten, bis wir am Einsatzort eintrafen. Die Sanitäter vom Roten Kreuz waren schon da, hatten bereits mit der Wiederbelebung begonnen und schilderten uns mit knappen Worten, dass der Mitte vierzigjährige Patient vor ungefähr einer halben Stunde bewusstlos von seinen Eltern aufgefunden worden war. Seit vielen Jahren schon litt er an schwersten Asthmaanfällen und wurde ständig mit Kortison und Sauerstoff behandelt. Als wir eintrafen, waren die Pulse nicht tastbar, er war schon blau. Wir begannen sofort mit der Reanimation, bekamen aber keinen Sauerstoff in die Lunge.

Der Mann hatte einen kurzen Stiernacken und ein aufgedunsenes, blau angelaufenes Gesicht. Seine Zunge hing halb aus dem Mund heraus, während der Sanitäter versuchte, den Mann über eine Maske zu beatmen. Aus dem Mund lief braune Flüssigkeit, während der Brustkorb zur Herzdruckmassage rhythmisch zusammengedrückt wurde. Die Pupillen reagierten nicht mehr auf Licht und waren weit gestellt – ein schlechtes Zeichen. Als ich den Mund öffnete, sah ich, dass der ganze Rachen voll von Erbrochenem war, das sich jetzt schwallartig über den Teppich ergoss.

„Ich brauche sofort ein Absauggerät und bitte die Intubation vorbereiten", rief ich. „Wir probieren, ihn zu intubieren und dann zu beatmen, vielleicht können wir ihn noch retten. Ich fürchte, viel von dem Erbrochenen ist in die Lunge gelaufen."

Während die Sanitäter alles vorbereiteten, befreite ich mit meinem Finger den Mund und Rachen von Essensresten und angedauten Nahrungsbestandteilen. Manfred, mein Begleiter und Fahrer, hatte inzwischen aus dem Notarztwagen ein Absauggerät besorgt. Ich probierte soviel wie möglich von der braunen Flüssigkeit abzusaugen, aber immer wenn ich aufhörte zu saugen, füllte sich der gesamte Mundraum schnell wieder mit diesem trüben Saft.

„So werde ich es nicht schaffen, Manfred, sauge du weiter ab und ich probiere die Stimmritze einzustellen um ihn zu intubieren."

Unter gemeinsamen Anstrengungen gelang es mir, den Beatmungsschlauch in der Stimmritze zu platzieren, aber ich war nicht sicher, ob er jetzt auch wirklich in der Luftröhre lag, denn sobald wir die Absaugung auch nur eine Sekunde stoppten, stand der Mund wieder voll Erbrochenem und ich hatte nicht alles im Rachen gut sehen können. Es wäre fatal gewesen, wenn der Schlauch den falschen Weg in die Speiseröhre genommen hätte. Um die Lage des Beatmungsschlauchs zu kontrollieren, hörte ich den Brustkorb mit einem Stethoskop ab. Die ganze Lunge brodelte, als ob sie voller Wasser wäre und ich war meiner Sache immer noch nicht sicher.

„Kapnometrie?", fragte Manfred. Dieser Vorschlag war ein Segen; ich war noch zu frisch im Geschäft, um selbst gleich auf die Idee zu kommen. Die Messung des Kohlendioxidgehalts in der Ausatmungsluft zeigte dann glücklicherweise eine korrekte Lage des Beatmungsschlauchs an.

Wir versuchten noch weitere 45 Minuten, also insgesamt fast 90 Minuten lang mit allen Mitteln den Mann zu retten. Dann hörten wir auf. Im Nachhinein weiß ich wenigstens, dass wir alles richtig gemacht haben. Langsam trocknete das Erbrochene in meine Hose und meine Jacke ein. Ich war schweißnass, und unter meiner Notarztkleidung wusste ich nicht zu unterscheiden, ob mir kalt oder heiß war. In der Wohnung jedenfalls war es stickig und warm. Ich bat die Rettungsassistenten, das Durcheinander im Zimmer ein wenig zu ordnen und den Leichnam bis auf das Gesicht zu bedecken, damit die Eltern noch einmal einen letzten Blick auf ihren Sohn werfen konnten. Dann ging ich ins Wohnzimmer, um mit den Eltern zu sprechen. Sie saßen nebeneinander auf einem Sofa und stützten sich gegenseitig.

Ich stellte mich vor und überbrachte ihnen dann die traurige Nachricht. Die Mutter schaute mich einen Moment lang an. Dann sagte sie: „Er hat heute Morgen gesagt, dass er sterben würde und ich sagte, das geht nicht so schnell." Danach starrte sie wieder vor sich hin und sprach nicht mehr. Als die Rettungsassistenten ins Wohnzimmer kamen und Zeichen gaben, machte ich den Eltern verständlich, dass sie nun Abschied von ihrem Sohn nehmen konnten.

Gefasst gingen sie in sein Zimmer. Dann half ich ihnen einen Priester zu finden und weitere Familienangehörige zu benachrichtigen. Einige Freunde kamen aus der Nachbarschaft, der

Hausarzt wurde gerufen. Gegen 2 Uhr morgens verließen wir mit unseren Instrumenten müde, stinkend und niedergeschlagen unseren Einsatzort. Morgens um 3 Uhr kam ich hundeelend zu Hause an und nahm eine heiße Dusche, aber es wollte mir nicht besser gehen. Ich fühlte mich eiskalt, als ich ins Bett kroch.

„Wo warst Du denn?", murmelte mein Mann im Halbschlaf. Ich konnte lange nicht einschlafen, obwohl ich sehr müde war. Die Bilder der vergangenen Stunden wiederholten sich. Ich erlebte jeden Moment aufs Neue, überprüfte jede meiner Entscheidungen, meine Anordnungen und die Reihenfolge unseres Vorgehens. Gegen 5 Uhr schlief ich endlich – eine Stunde bevor der Wecker klingelte. Wie sollte ich diesen Tag überstehen? Mein Mann ließ mich 20 Minuten länger schlafen, bereitete mir das Frühstück und flößte mir wie einem Kleinkind den Kaffee ein.

Ich brauchte noch eine Menge Kaffee mehr, um den Tag zu überstehen. Interessant war, dass ich keinen Appetit und keinen Hunger hatte. Ich trank überall, wo ich nur konnte, Kaffee. Wie sollte ich heute Abend für die Facharztprüfung lernen, wo sich mein Gehirn wie Matsch anfühlte und ich morgen wieder einen 24-Stunden-Dienst vor mir hatte?

5

„Wann hast du eigentlich deine Prüfung?", fragte der leitende Oberarzt am Morgen nach einem besonders schweren Dienst. „Möchtest du nicht vorher ein oder zwei Wochen frei haben?"

„Ich bin doch noch in der Probezeit und habe gerade bei euch angefangen", antwortete ich.

„Ach, lass das", erwiderte Dr. Winkler-Beck, „andere haben auch frei bekommen. Das ist ein Geschenk vom Chef."

Im Gegensatz zu meinen Erfahrungen in Bruchberg erlebte ich hier ein kleines Wunder. Winkler-Beck teilte mit, dass ich eine Woche frei nehmen müsse, meine neuen Kollegen teilten meine drei Dienste unter sich auf, es gab kein Gemeckere, keine fiesen Nachreden, sondern einfach nur kollegiales Selbstverständnis. Ich konnte mich nicht genug bedanken.

Am Tag der Prüfung war ich aufgeregt wie schon lange nicht mehr. Morgens hatten Winkler-Beck und Felix angerufen, und mir alles Gute gewünscht. Die Schwestern der Notfallaufnahme in Bruchberg schickten mir eine SMS und wünschten ebenfalls alles Gute. Damit machte ich mich auf den Weg zur Landesärztekammer und ging während der Zugfahrt wie in Trance noch einmal einige Kapitel des Lernstoffs durch.

Im Haus der Ärztekammer musste ich nicht lange warten. Meine Fachprüfer waren zwei Orthopädie-Professoren aus Süddeutschland. Den Vorsitz hatte eine Augenärztin. Ohne große Vorreden ging es direkt zur Sache. Die erste Aufgabe bestand darin, zwei Röntgenaufnahmen vom Becken zu beurteilen, auf denen zwei verschiedene Schenkelhalsfrakturen zu sehen waren, die ich richtig erkannte. Wie würde ich diese beiden Frakturen versorgen?

Ich antwortete, dass ich ein so genanntes Gelenkkopf erhaltendes Verfahren wählen und auf eine Hüftprothese verzichten würde. So hatte ich das während meiner Vorbereitungszeit gelernt und es zufällig in einem Gespräch mit meinem früheren Chef Weissbart ausführlich besprochen. Während der eine der beiden Prüfer zustimmend nickte, war der andere mit meiner Antwort nicht zufrieden und meinte, beide Patienten sollten mit einer Hüftprothese versorgt werden. Das sei wirtschaftlich und medizinisch sinnvoll, weil eine Protheseoperation früher oder später ohnehin erforderlich werden würde. Ich argumentierte dagegen, dass im vorliegenden Fall die Patientin sehr viele internistische Vorerkrankungen hatte und aus meiner

Sicht das von mir vorgeschlagene Verfahren das günstigere sei. Das akzeptierte er nach einigem hin und her.

Mir wurden dann weitere Röntgenbilder vorgelegt. Ich diskutierte verschiedene Behandlungen und verglich Angaben aus der wissenschaftlichen Literatur mit den tatsächlich von mir erlernten und praktizierten Behandlungsverfahren. Dann wurden mir Ultraschallbilder von krankhaften Prozessen vorgelegt. Die sollte ich hinsichtlich der Diagnose und der Behandlungsoptionen bewerten. Hinzu kamen viele Fragen zu angelehnten Themen. Unter den ständig neuen Aufgaben verging die Zeit rasend, so dass ich sehr überrascht war, als die Kommission mit einem Mal meinte, es sei gut und mich nach draußen bat. Als ich nach einigen Minuten wieder hereingebeten wurde, teilte mir die Vorsitzende mit, dass ich die Prüfung bestanden hätte und gratulierte mir. Ich konnte kaum glauben, dass schon alles vorbei sein sollte.

Während ich da stand und mich innerlich sortierte, passierte etwas, das mich völlig aus der Fassung brachte.

„In meiner Abteilung hätten Sie ein schweres Leben", sagte einer der beiden Prüfer nach seiner Gratulation zu mir. „Wir hinterfragen bei uns immer die gängigen Behandlungsoptionen und arbeiten nicht stur nach dem Lehrbuch. Wir diskutieren bei uns ganz systematisch die verschiedenen Möglichkeiten, aber das ist bei Ihnen anscheinend nicht so."

Es traf mich wie ein Schlag. Sagte er damit nicht, dass ich ein rigider Holzkopf sei, der keine Ahnung von der wahren Kunst der Chirurgie hätte? Die Demütigungen, die ich während langer Strecken der Ausbildung erfahren hatte, der Kampf um jedes bisschen chirurgische Praxis, die Enttäuschung wegen der Einbahnstraßenmedizin, die ich erlebt hatte, die Arroganz und die Respektlosigkeit einiger Chefs – all das kam in mir innerhalb von Millisekunden hoch und ich war kurz davor, zu schreien.

Was bildete sich dieser Professor, dieser selbstzufriedene Chefarzt, dieser Prüfer eigentlich ein? Vielleicht hatte er von Anfang seiner Karriere an mit seiner Ausbildung Glück gehabt, aber hatte er auch nur einen Funken Ahnung, wie es in den meisten anderen Krankenhäusern um die Ausbildung in der Chirurgie bestellt war? Und war es bei ihm in der Abteilung wirklich so, wie er es darstellte?

Aber ich konnte nicht schreien. Ich konnte auch nicht sprechen. Die augenblickliche Situation, diese Prüfung trotz aller Widrigkeiten endlich geschafft zu haben, vermischte sich mit meiner Bitterkeit über dieses beschissene Ausbildungssystem. Anstatt einen passenden Kommentar abzugeben, stiegen die Tränen hoch und ich konnte nur noch weinen. Prüfer und Vorsitzende schauten bestürzt und fragten, was denn los sei.

„Meinen Sie, ich hätte nicht alles getan für eine gute Ausbildung? Sie wissen gar nicht wie demütigend es sein kann, wenn man immer um Ausbildung betteln muss." Dann schilderte ich der Kommission kurz, was ich in den vergangenen Jahren an Ausbildung genossen hatte und was mir insbesondere im vergangenen Jahr in Bruchberg widerfahren war.

„Warum haben Sie das denn nicht bei der Ärztekammer gemeldet?", fragte die Vorsitzende erstaunt, als ich fertig war.

„Ich habe es ja gemeldet", erwiderte ich. „Die haben mir allerdings davon abgeraten eine offizielle Beschwerde bei der Ärztekammer einzureichen und gesagt, dass ich auf das Facharztzeugnis angewiesen sei. Mein früherer Chef könne die Zeugniserstellung so lange hinziehen, dass es noch Jahre dauern könnte, bis ich zur Prüfung zugelassen würde. Sie haben gar keine Ahnung, wie in manchen Krankenhäusern mit uns Assistenzärzten umgegangen wird!", sagte ich abschließend und schneuzte meine Nase.

Ein kurzes betretenes Schweigen, dann verabschiedeten wir uns. Nun also war ich Fachärztin für Chirurgie.

Mein verletzter Stolz war so groß, dass ich mich über die bestandene Prüfung tagelang nicht freuen konnte. Ich wollte nur weg, irgendwohin und vielleicht in einen anderen Beruf. Vielleicht als Tischler. Als Kassiererin bei Aldi. Ich war so weit, das ich die Facharzturkunde wegwerfen wollte. Wie hätte wohl ein männlicher Kollege in dieser Situation reagiert? Aber mein Mann riss mich aus der Depression. Er schenkte mir zur bestandenen Prüfung ein wunderschönes altes Teeservice aus hauchdünnem chinesischen Porzellan.

Übers Wochenende gewann ich langsam mein inneres Gleichgewicht zurück. Mein Mann tat alles, um den schlechten Beigeschmack der Prüfung zu neutralisieren. „Wichtig ist doch, dass du nun Fachärztin für Chirurgie bist. „Du wirst sehen, dass jetzt alles besser wird. Du kannst in der Chirurgie doch erst als Facharzt richtig zu operieren anfangen und du bist jetzt endlich in einem netten Krankenhaus. Du wirst alles machen können! Deine neuen Kollegen werden dir bei den Operationen helfen, wenn du in drei Monaten aus der Ambulanz auf die Stationen rotierst. Dann wirst du auch mehr operieren können."

Ich wünschte innigst, dass er Recht behalten würde.

Kapitel 13

Wer Unkenntnisse verdecken muss, sollte nicht operieren. Es ist eng, aber menschlich. Spende aus Afrika. Die Nonnen stimmen einem neuen Image zu: Lederminirock, Netzstrumpf und Stiefel werden eingeführt. Ein roter Balken, dann kommt der „Stumme". Neue Methode: Offene Bäuche. Insgeheim wird zugegeben, dass das nicht normal ist. Volksunterricht Ossi-Art.

1

Kurz nachdem ich im Felicitas-Krankenhaus angefangen hatte, wurde die chirurgische Abteilung auf Wunsch des Geschäftsführers in eine bauchchirurgische und eine unfallchirurgische Abteilung aufgeteilt. Ein weiterer Chef wurde eingestellt, genauer gesagt eine Chefärztin, die dem bisherigen einzigen Chefarzt Dr. Schuhmacher mehr oder minder vor die Nase gesetzt wurde. Die Dame war nämlich wie er habilitiert, wurde aber vom Geschäftsführer und der Kleinstadtpostille als eine wissenschaftlich hoch engagierte Privatdozentin eingeführt, neben der Dr. Schuhmacher wie ein kleines unbedarftes Licht wirkte. Der Assistentenpool sollte nun zwei Herren dienen.

„Apropos Chefarzt: Weißt du eigentlich, was aus dem Privatdozenten Dr. Käfer geworden ist? Du weißt schon, der junge Typ in Grafenburg, bei dem wir die Fortbildung im letzten Jahr gemacht haben", hörte ich Dr. Winkler-Beck in einem Gespräch mit Felix fragen. „Er hat eine Chefarztstelle in Ringelsheim bekommen. Sie sagen dort, er sei ganz nett, aber er könne nicht operieren. Das ist doch eigentlich klar. Wenn jemand so jung ist und schon eine wissenschaftliche Karriere gemacht hat, hat er doch nicht auch noch Zeit gehabt, ein guter Operateur zu werden. Böse Zungen behaupten übrigens, Käfer habe es bis zum Ende seiner Probezeit als Chef geschafft, nicht in die OP zu gehen. Danach war es zu spät ihn wieder loszuwerden. Sie sind schon gehässig, unsere Kollegen oder? Ich hoffe, wir haben da einen besseren Griff gemacht."

Weil wir unsere neue Chefärztin in den ersten Wochen nicht zu Gesicht bekamen, spekulierten wir eifrig darüber, was für eine Person sie wohl sei. „Sie ist ziemlich jung und hat ein Kind. Und ist habilitiert. Das ist schon eine Leistung. Ich bin gespannt. Hoffentlich kann sie gut operieren und bringt uns etwas bei", sagte ich.

„Heutzutage", erwiderte Felix, „muss ein Chef nicht unbedingt alles operieren können, finde ich - nur gut organisieren. Außerdem muss er sich mit der Verwaltung gut verstehen."

„Ich glaube, sie haben die Frau etwas preiswerter bekommen als einen männlichen Kollegen", meinte ich. „Ist doch so oder? Frauen bekommen weniger Gehalt. Sie war in ihrem früheren Haus übrigens die Vorzeigefrau, habe ich gehört und sie hat mehrere Vorträge gehalten über Muttersein und Karriere, das verkauft sich hier in unserer Gegend bestimmt ganz gut."

Als Dankeschön für die übernommenen Dienste während meiner Prüfungsvorbereitung und weil sie mir obendrein noch einen kurzen Urlaub ermöglicht hatten, lud ich meine Kollegen ein paar Tage später zum Essen ein. Wir saßen, aßen und tranken, und die Gespräche begannen sich immer mehr um die Facharztausbildung zu drehen. André Kallemann, Lena und Sarah hatten im Felicitas-Krankenhaus angefangen und ihrer Meinung nach bisher viel lernen können. „Herr Simonin, einer unserer Oberärzte, achtet sehr darauf, dass wir das Operieren lernen, das ist schon klasse", sagte Lena.

„Das stimmt. Sie achten sehr darauf, dass du lernst. Ich bin nur deswegen an dieses kleine Krankenhaus gekommen, weil ich gehört habe, dass einem hier das Operieren beigebracht wird", meinte André dazu. Sarah hielt sich wie immer etwas zurück, aber ihrem Nicken war zu entnehmen, dass auch sie sich wohl fühlte.

Auch Niklas, der fünfte im Bunde, war anfangs sehr schweigsam. Er war ein mittelgroßer sportlicher Typ, der zwei Jahre bei der Bundeswehr gedient hatte und seine Haare seit dieser Zeit sehr kurz trug. Er hatte wie ich erst vor wenigen Wochen im Felicitas angefangen.

„Ich habe bisher eine schlechte Ausbildung hinter mir", begann er plötzlich, als er schon zwei Cocktails intus hatte, „und das an sechs verschiedenen Krankenhäusern. Wenn ich alles erzählen würde ... am schlimmsten war es an der Uniklinik. Dort waren Mobbing und Bossing an der Tagesordnung. Beim Morgenreport wurden die Leute manchmal richtig angeschrien und als unfähig beschimpft. Die Anfänger wurden am Operationstisch allein gelassen. Ich werde nie wieder in eine Uniklinik gehen, nicht einmal als Patient."

Wir schauten ihn bestürzt an, weil er völlig fertig und kurz vor dem Kotzen zu sein schien. Konnte das sein, dass er eine ähnlich chaotische Ausbildung in der Chirurgie hinter sich hatte wie ich? Bisher hatte ich immer gedacht, ich sei ein Einzelfall: Eine Frau, keine reinrassige blonde Deutsche, ein paar Jahre älter und erfahrener als der durchschnittliche Lehrling in der Medizin und nicht so unterwürfig.

„Wie war es denn an der Uniklinik?", fragte ich ihn. „Habt ihr keinen strukturierten Ausbildungsplan gehabt? Oder vielleicht einen Supervisor?" Dann begann ich allen von meinen Praktika in Kanada und den USA zu erzählen, und beschrieb, wie sehr ich so eine systematische Weiterbildung in Deutschland bisher vermisst hatte.

„Von einer solchen Ausbildung habe ich bisher in keinem Krankenhaus Deutschlands gehört", antwortete Niklas. „Wie soll es diese denn auch geben. Das System krankt doch. Kennt ihr zum Beispiel den Chef und Lehrstuhlinhaber der Unfallchirurgie am Uniklinikum in Marstein, er ist ein Schüler des bekannten Professor Tscherne. Mit seinen gesellschaftlichen Beziehungen hat er alle unfallchirurgischen Chefpositionen in der Umgebung mit seinen mies ausgebildeten Oberärzten besetzt. Einer hatte einmal während seiner Zeit in Marstein eine komplizierte Oberarmfraktur zu operieren und bat seinen Chef nach ein paar Stunden um Hilfe, weil er nicht weiter wusste. Die hat er einfach nicht bekommen. Friss oder stirb, lautete das Motto."

„Aber jetzt", fuhr er fort, „hier am Felicitas habe ich ein gutes Gefühl. Der Dr. Winkler-Beck ist ein Top-Chirurg. Er hat mich schon einmal eine größere Operation machen lassen und mir dabei assistiert. Leute, endlich bringt mir jemand etwas bei."

Seine Stimmung hellte auf, aber wir hielten ihn davon ab, noch mehr zu trinken und brachen bald auf. Schließlich mussten wir morgen arbeiten, und ein wenig hatte Niklas uns mit seinen düsteren Schilderungen auch die gute Laune verdorben.

Es schien mir paradox zu sein, dass die Kollegen am kleinen Felicitas-Krankenhaus nach zwei bis drei Jahren Ausbildung mehr Routine hatten als Niklas nach sechs Jahren an Krankenhäusern der Maximalversorgung und ich, die ich mittlerweile Fachärztin war. Ich machte meinen neuen Kollegen gegenüber keinen Hehl daraus, dass meine Ausbildung nicht die beste gewesen war und sie wunderten sich, dass ich nicht schon früher aus dem Klinikum Bruchberg weggegangen war.

„Ich hole jetzt alles nach und werde endlich ein guter Operateur", meinte ich.

„Da kannst du sicher sein", beteuerte André. „Schuhmacher, Simonin und Winkler-Beck werden schon dafür sorgen. Du arbeitest hier an einem Krankenhaus, in dem die Mitarbeiter gut und mit Respekt behandelt werden und in dem die Ausbildung der Ärzte ihrem Chef am Herzen liegt."

2

Das Krankenhaus hatte vom Land und der Kirche viel Geld erhalten, um zu modernisieren und sich baulich zu erweitern. Mit den Baumaßnahmen wurde im März begonnen. Ich war zu dieser Zeit in der Notaufnahme eingeteilt und behandelte unter dem Getöse der Schlagbohrer und schwerer Hammerschläge die ambulanten Patienten der Chirurgie. Das Gespräch mit ihnen kam immer wieder einer Schreierei gleich, aber alle ertrugen das mehr oder weniger gelassen. Wenn ich den Bauarbeitern einmal einen Kaffee anbot und sie ihre Arbeit unterbrachen, war die dann eintretende Stille so ungewohnt, dass wir uns beherrschen mussten um nicht weiter übertrieben laut miteinander zu reden.

In der Notaufnahme hielten wir auch die täglichen Frühbesprechungen ab, bei der unser Chef nach dem Bericht des Nachtdienstes die Abteilungen abzufragen pflegte: „Gab es bei Ihnen etwas besonderes, Herr Berger, oder bei Ihnen, Herr Kallemann, vielleicht bei Ihnen, Frau Ostmüller?" Hier drängten sich in einem kleinen Raum ungefähr zwölf Ärzte um einen alten Untersuchungstisch und ein altes Sonographiegerät, das wie ein mittelgroßer Schuhschrank aussah, aber nur einen sehr kleinen Bildschirm hatte. Um es zu bewegen, bedurfte es zweier ausgewachsener Menschen. Kürzlich hatte Barbara, die diensthabende Ambulanzschwester, einen elektrischen Schlag bekommen, als sie den zugehörigen Kabelsalat aufgehoben hatte, um das Gerät beiseite zu schieben. Eine schnelles Hin- und Herfahren des Geräts zwischen den Untersuchungsräumen war unmöglich, so dass die Assistenten schon seit Monaten darum gebeten hatten, doch ein neues kleineres und leichteres Ultraschallgerät beschaffen zu lassen. Wegen Geldmangel musste Dr. Schuhmacher uns jedoch ständig vertrösten. Dem Krankenhaus ging es anscheinend wirtschaftlich nicht besonders gut, obwohl mit der Kirche ein potenter Geldgeber hinter ihm stand. Wenn ich mit dem Sonographiegerät wie mit einem Riesen kämpfte und mich die Patienten erstaunt ansahen und manchmal mitleidige Worte fanden, erzählte ich ihnen gerne, dass wir das Gerät als Spende aus Afrika bekommen hätten: „Die Schwarzen waren nicht mehr bereit den Tretgenerator zu betätigen. Verbraucht zu viel Strom. Deshalb ist das Gerät bei uns gelandet."

Wir waren gerade mitten in einer Frühbesprechung, als plötzlich unerwartet und heftig die Tür in den Besprechungsraum gedrückt und dadurch zwei Kollegen wie Fliegen an die Wand geklatscht wurden. Sie protestierten kurz, doch dann blieb ihnen die Spucke weg. Denn durch die Tür trat eine Erscheinung mit blond gefärbten langen Haaren, die wir vorher noch nie gesehen hatten. Sie trug einen ledernen Minirock, Netzstrümpfe und elegante kniehohe Stiefel. Und sie trug einen Arztkittel! Lässig geöffnet umwehte er sie wie ein Cape und erlaubte einen tiefen Einblick bis hin zu einem weißen Wonderbra. Das hatte ich in unserer Ärztewelt vorher noch nicht gesehen und die Jungs in unserem katholischen Haus wohl schon gar nicht. Wir rutschten noch ein wenig mehr zusammen, um Platz zu machen, was aber wegen der erdrückenden Enge ausgesprochen schwierig war. Das alles schien unsere neue Chefärztin – denn sie war es – überhaupt nicht zu beeindrucken, denn ohne uns zu beachten, marschierte sie souverän mit einem aufgesetzten Lächeln auf unseren Chef zu und reichte ihm die Hand.

„Guten Morgen", wandte sie sich dann an uns, „mein Name ist Engelmann, ich bin die neue Leiterin der Abteilung für Abdominalchirurgie. Über mich will ich heute nur so viel sagen, dass ich bisher an einem Großkrankenhaus gearbeitet habe und Expertin in der Tumorchirurgie bin. Außerdem bin ich Mutter, und mein Schatz ist 3 Jahre alt." Während sie so redete und dabei selbstbewusst in die Runde sah, hatten sich die in einem Knoten zusammengebundenen Haare teils gelöst und einige der langen blonden Strähnen waren in ihr Gesicht gefallen.

Sie strich sie mit einer hundertfach bewährten Bewegung der Hand heraus und schaute uns lächelnd an. Ein grandioser Auftritt! Außer ihr waren Sarah und ich die einzigen Frauen im Raum. Ich spürte, wie der Testosteronspiegel bei den männlichen Kollegen stieg. Sie standen mit halb geöffnetem Mund wortlos da und starrten die Frau an, als sei ihnen ein Engel erschienen.

„Ich möchte Sie alle besser kennen lernen. Ich habe der Sekretärin Bescheid gesagt, dass jeder von Ihnen bei mir einen Termin zu einem Vorstellungsgespräch bekommt", dann hielt sie einen Moment inne. „Ach ja und übrigens wünsche ich, dass die Röntgenbilder der Unfallchirurgie ab morgen erst nach der Übergabe des Nachtdienstes demonstriert werden. Diese Bilder sind für uns in der Allgemeinchirurgie uninteressant." Ein wenig unhöflich formuliert, nun ja, dachte ich, aber vielleicht war da doch ein wenig Aufregung mit im Spiel. Damit drehte sie sich um und verließ den Raum. Wir standen währenddessen regungslos da, nur die Jungs an der Tür wurden ein zweites Mal an die Wand geklatscht.

Sarah und ich schauten uns an. „Was ist denn das für eine? Na, mal sehen", flüsterte ich ihr zu. Der erste Auftritt unserer neuen Chefärztin hatte mich an Verona Pooth erinnert, einstmals als Verona Feldbusch das intelligenteste „Dummerchen" der Nation und heute gut bezahlte Geschäftsfrau in der Medienwelt. Lange Haare, aufreizende Kleidung, kleine Einblicke in die große Oberweite, gemischt mit vulgärem und vor allem selbstbewussten Auftreten und schon waren die Männer und die Medien begeistert.

Die Jungs standen noch immer reglos da. „He ... wollen wir weitermachen? Was ist mit euch los?", fragte ich. Huber aus der Allgemeinchirurgie meuterte: „Das mit den Röntgenbildern finde ich nicht gut. An denen sind wir doch alle interessiert. Wo bleibt denn da künftig der Lerneffekt, wenn wir bei der Röntgenbesprechung nicht mehr dabei sind?" Auch Dr.

Winkler-Beck, der Leitende Oberarzt, fand wieder Worte. „Sie scheint ja ganz nett zu sein", sagte er, während die anderen in Richtung OP abzogen und ich mich wieder meinen Patienten in der Notambulanz zuwendete.

Während ich abends mit meinem Mann ein Nudelgericht zubereitete, erzählte ich ihm von der ersten Begegnung mit der neuen Chefärztin. Bei der ausführlichen Beschreibung ihrer leichten Bekleidung begann er zu grinsen. „Ich glaube, dass ihr einen cleveren Geschäftsführer habt, ehrlich. Er möchte dem Krankenhaus zu einem neuen Image verhelfen. Euer Laden wird bisher von Nonnen geführt. Das ist ja ganz okay, aber die Zeiten der Heiligen Elisabeth sind vorbei. Das Felicitas wirkt konservativ, muffig und verstaubt. Jetzt bekommt es einen neuen Anstrich. Christliche Nächstenliebe in Form der Nonnentracht, gepaart mit ein bisschen Dekolleté, eine zukunftsweisende Mischung", lachte er. „Ein großer Wurf für euer Krankenhaus. Kannst du dir vorstellen, wie begeistert deine niedergelassenen männlichen Kollegen sein werden, wenn plötzlich so eine Frau um Patientenzuweisungen bittet und Kooperationen mit eurem Haus anbietet. Die bringt doch frischen Wind in euren Laden - und neue Patienten! Ist doch prima!"

Er drehte sich wieder zum Spülbecken um und fuhr fort den Salat zu waschen. Ich rührte missmutig in der Tomatensauce für die Pasta und erwiderte etwas ungehalten: „Ich kann mir das wohl vorstellen ... aber ich muss mir das gar nicht vorstellen, denn ich habe ja schon die Reaktion gesehen, die sie bei den Jungs ausgelöst hat. Mich stört so eine Kleidung bei Ärzten, egal wie genial die Verkaufsidee ist. Erstens finde ich es für Frauen beschämend, wenn sie sich solcher billigen Methoden bedienen, um vorwärts zu kommen. Haben wir das nötig? Sind wir nicht kompetent und geistreich genug? Und zweitens finde ich, dass dieses Auftreten eine Zumutung ist, besonders wenn man Patienten mit Tumoren behandelt, die schwer krank sind, vom Krebs zerfressen, die manchmal unangenehm riechen und das wissen und die womöglich kurz vor dem Tod stehen. Das ist doch nicht seriös. Wäre da nicht vielleicht eine etwas schlichtere Kleidung, die das Körperliche nicht so betont, angemessen?"

Mein Mann meinte darauf, während er weiter den Salat zubereitete, dass im Krankenhaus nicht nur Krebskranke behandelt würden und dass ein Blickfang die Herzen eben auch mal höher schlagen lasse. Das sei doch nicht schlecht, gerade wenn es einem nicht gut gehe. Typisch Mann!

Beim Essen fuhr ich fort: „Okay, ich frage mal anders. Meinst du, für eine schwerkranke Frau ist es angenehm, wenn die Chefärztin mit Minirock, Netzstrümpfen und Stiefel sowie einem Ausschnitt bis zum Bauchnabel mit ihrem Mann redet? Diese Aufmachung gehört nicht in ein Krankenhaus, sondern auf den Stuttgarter Platz in Berlin!"

Nun wirkte mein Mann belustigt. „So etwas solltest du aber nicht sagen. Bist du denn neidisch, weil die Männer sie so attraktiv finden?"

„Nein", erwiderte ich, während ich wütend wurde. „Mit Neid hat das nichts zu tun und privat kann sie sich anziehen was sie will, aber bei der Arbeit repräsentiert sie die Ärzteschaft. Weißt du, ich hoffe nur, dass ihre bisherige Karriere nicht alleine auf Minirock und großem Busen beruht. Na ja, wir werden ja sehen." Ich hatte keine Lust mehr auf das Thema und wollte in Ruhe essen. Der Salat schmeckte schrecklich.

3

Meine ersten Monate am „Felicitas" gestalteten sich wesentlich arbeitsreicher, als ich es jemals für möglich gehalten hätte. Zusammengerechnet mit den Wochenenddiensten kam fast jeder von uns monatlich auf über 300 Stunden Anwesenheit. Bei einer offiziellen 40-Stunden-Woche!

Damit nicht genug, denn weitere 80 Stunden im Monat hatten wir Rufbereitschaft, d.h. wir mussten in der Nähe des Krankenhauses bleiben und jederzeit über Telefon abrufbar sein. Die Arbeit war nicht gerade ruhig und gleichmäßig, denn heute waren wir auf Station und nahmen Patienten auf, die wir morgen nicht mehr sehen würden, denn morgen arbeiteten wir in der Notaufnahme. Übermorgen würden wir als Notarzt eingesetzt sein und zwischen den Einsätzen mal in der Notaufnahme, mal auf Station arbeiten und wieder andere Patienten versorgen. Der Sommer erwies sich als ein Albtraum.

Wir kamen aus verschiedenen Gründen auf diese unglaublich hohe Stundenzahl. Einige Kollegen waren im schwerverdienten Urlaub, Lena war länger krank und bei zwei anderen wurden aus irgendwelchen Gründen die befristeten Arbeitsverträge nicht verlängert. Alle mussten sie durch die kleine Restmannschaft ersetzt werden. Es war mittlerweile klar, dass das Krankenhaus einen rigorosen Sparkurs fuhr.

Ausgerechnet Sarah hatte zu unserer aller Überraschung und ohne Kommentar seitens der Geschäftsführung keine Vertragsverlängerung bekommen, obwohl sie von Anfang an hart gearbeitet und viel Talent bewiesen hatte. Wegen der angespannten Personalsituation forderte die neue Chefärztin, sie solle auf ihren Resturlaub verzichten und sich diesen ausbezahlen lassen. Dabei appellierte Frau Dr. Engelmann an ärztliche Tugenden wie Moral und Kollegialität, aber Sarah ließ sich nicht darauf ein. So bot die Geschäftsführung ihr eine zweimonatige Vertragsverlängerung an - leider ohne Anschlussvertrag. Sie lehnte dankend ab, nicht nur, weil sie sich bereits erfolgreich an einem Nachbarkrankenhaus beworben hatte.

Peter Berger, der Facharzt, war von sich aus gegangen. Die Engelmann gab ihm keine weiteren Perspektiven. Im Gegenteil, sie machte keinen Hehl daraus, dass einige von uns Assistenzärzten gehen müssten.

Jeden Tag Samstag und Sonntag inclusive, mussten mehrere Dienste abgedeckt werden. Da war der 24-stündige Anwesenheitsdienst. Dann der Rufdienst für den OP, der begann nach der regulären Arbeitszeit und dauerte 16 Stunden bis zum nächsten Morgen und den wir häufig bis kurz vor Mitternacht im Krankenhaus verbrachten. Zusätzlich musste der Notarztwagen täglich 16 Stunden lang besetzt werden. Nach dem 24-Stunden-Anwesenheitsdienst konnten wir nach Hause gehen, um uns auszuruhen, mussten aber am selben Tag nachmittags den Rufdienst für Notfälle antreten. Immer öfter wurde der eingesetzt auch um das noch nicht fertige chirurgische Tagesprogramm abzuarbeiten, da die Zahl der Operationen zugenommen hatte. Das war für das Haus nicht schlecht, sollte aber kostenneutral und damit auf den Schultern der Rufdienste und durch unbezahlte Überstunden bewerkstelligt werden. Am Tag nach einem solchen Rufdienst besetzten wir den Notarztwagen bis abends 22.00 Uhr. Am nächsten Morgen begann die Dienst-Rotation von vorne. Ein Privatleben gab es unter diesen Bedingungen nicht. Jeder war froh, wenn er bei dem unregelmäßigen Arbeitsrhythmus und den Belastungen genug Schlaf bekam, um am nächsten Tag wieder fit zu sein. Aber was sollten wir machen? Die Kollegen mit Familie hatten ihren Urlaub geplant, die Reisen waren gebucht, alle brauchten dringend Erholung, Ersatz für ausgeschiedene Kollegen gab es nicht.

In den Sommermonaten wurde ich als Fachärztin folglich so gut wie gar nicht zum Operieren, sondern nur zu Diensten und Arbeiten auf den Stationen oder in der Notaufnahme eingeteilt. Nur gelegentlich assistierte ich bei Notfalloperationen. Den anderen Assistenten ging es genauso. Jetzt operierten nur noch die Oberärzte und die Chefs. Das kannte ich schon aus anderen Häusern.

Mit den Baumaßnahmen am Felicitas ging es gut voran. Es war schwer, den Normalbetrieb aufrechtzuerhalten, aber wir Assistenzärzte bekamen endlich personelle Verstärkung – dachten wir. Wer schließlich kam, war Herr Dr. Albrecht, ein schlanker, hoch gewachsener und wortkarger Marathonläufer. Er wurde als neuer Oberarzt eingeführt, der am selben Krankenhaus wie Engelmann gearbeitet hatte und sie künftig hier unterstützen sollte. Eine Assistenzarztstelle weniger, eine Oberarztstelle mehr.

Albrecht stellte sich nirgendwo vor, sondern tauchte plötzlich hier und da auf. Die Schwestern in der Ambulanz waren entrüstet, als plötzlich ein Mann im Arztkittel hereingekommen war und wortlos angefangen hatte in den Akten zu wühlen. Eine Schwester hatte ihn gefragt, wer er denn sei und wie er dazu käme, die Unterlagen von Patienten einzusehen. „Der schaute mich von oben bis unten an", erzählte sie, „und brachte zwischen den zusammengepressten Lippen keinen Ton heraus. Dann tippte er dreimal vorwurfsvoll auf sein Namensschild und ging." Dieser Auftritt brachte Dr. Albrecht den Spitznamen „Fisch" ein.

Er war noch nicht lange bei uns, als ich ihn am Montagmorgen nach einem Wochenenddienst auf das alte Sonographiegerät in der Notaufnahme ansprach. Ich hatte nach dem Dienst dableiben und weiterarbeiten müssen und dieses elende Gerät nun schon mehrmals mühsam von einem zum nächsten Patienten geschleppt. In meiner Müdigkeit war ich mir mit dem Ungetüm sogar über den Zeh gefahren. Wann denn, so fragte ich den „Fisch", das schon lange eingeforderte neue Ultraschallgerät endlich beschafft werden würde.

„Ich weiß nicht was Sie wollen, Frau Kollegin", antwortete „Fisch", „ich habe letzte Woche mit dem Gerät gearbeitet, und ich kann sagen, ich bin mit der Bildqualität sehr zufrieden."

Das konnte ich zwar nicht nachvollziehen, aber ich nahm an, dass er in seinen ersten Wochen bei uns erst einmal einen positiven Eindruck schaffen und sich mit dem zufrieden geben wollte, was er vorfand.

4

Als die Dienstbelastung der Assistenzärzte unerträglich wurde und wegen weiterer Erkrankungen auch nicht mehr zu bewältigen war, informierten wir unsere Vorgesetzten hierüber schriftlich und baten um Hilfe. Weil unsere mündlichen Bitten seit Monaten nicht gefruchtet hatten, schickten wir eine Kopie des Schreibens auch gleich an den kirchlichen Träger des Felicitas. Der Geschäftsführer berief sofort eine Sitzung ein, in der wir angehört, unter Verweis auf die schlechte Finanzlage aber auf eine bessere Zeit vertröstet wurden. Dabei tat sich besonders arrogant der Personalchef Frenkel, hervor. Zusammenhalten und Durchhalten in kollegialer Freundschaft und in Gottes Namen, so lautete die Devise. Bei der Sitzung waren wir von unserem Leitenden Oberarzt Winkler-Beck unterstützt worden, doch der musste sich später vom Geschäftsführer Scholz sagen lassen, dass er doch für die Chefetage eingeplant sei, mit den Assistenten kein so inniges Verhältnis unterhalten solle und entscheiden müsse, wo er hingehöre.

In den folgenden Monaten verlor der „Fisch" seinen Beinamen, denn da unsere Dienstbelastung immer noch nicht abgenommen hatte, konsultierten wir erneut unsere Oberärzte und fragten, was wir machen sollten. Winkler-Beck hielt sich jetzt zurück. Der „Fisch" beantwortete unsere Fragen mit keinem Wort und so nannten wir ihn fortan nur noch „Der Stumme".

In den Abteilungen vollzog sich ein langsamer Wandel, der uns Assistenzärzten unheimlich war. Der despektierliche Umgang mit unserem Chef Dr. Schuhmacher, die Ausbremsung des Leitenden Oberarztes, die schlechte Personalpolitik, die mittlerweile kaum noch existente Ausbildung und die Abkopplung der Allgemeinchirurgie nannten wir jetzt nur noch „Der Stumme und die Blonde" – ein von unserem Geschäftsführer inszeniertes Theaterstück.

Den Beinamen „Die Blonde" hatte sich die neue Chefärztin in Anlehnung an Lady Winter verdient, jene skrupellose Schöne aus „Die drei Musketiere". Ihr Spiel war leicht zu durchschauen. Sie sollte die Allgemeinchirurgie neu beleben und als Geschäftsfeld des Krankenhauses voranbringen und bediente sich dazu ihrer nicht-chirurgischen Möglichkeiten. Sie umgarnte die niedergelassenen Ärzte, sie wurde als Karrierefrau wiederholt in der kleinstädtischen Tageszeitung platziert, sie sackte bei einer Stiftung mit Verbindungen zur Kirche einen Preis ein und wurde von ihrem Geschäftsführer vorgeführt wie ein hübscher Pudel.

Aber sie baute leider auch eine chirurgische Komplikation nach der anderen. Darüber berichtete natürlich niemand, weil es nie aus der Abteilung heraussickerte. Jede Weitergabe einer solchen Information durch einen Mitarbeiter des Krankenhauses wäre ein sofortiger Kündigungsgrund gewesen; so stand es in unserem Arbeitsvertrag. Unser ehemals einziger Chefarzt zog sich angesichts seines nahenden Ruhestands spürbar zurück. Der Geschäftsführer hatte die „Blonde" eingestellt und vermarktete lieber ihr Outfit und ihre vermeintlichen wissenschaftlichen Erfolge, als sich um die medizinische Qualität der Patientenversorgung zu kümmern. In den Wissenschaftsdatenbanken des Internet fand ich ganze vier Publikationen in wenig bemerkenswerten Fachzeitschriften, auf denen sie als Autorin oder Co-Autorin aufgeführt war. Dafür hatte sie fleißig zum Thema Mutter, Berufstätigkeit und Kind publiziert. Wie war sie wohl Chirurgin, wie Privatdozentin geworden?

Das chirurgische Geschäft am Krankenhaus lief trotz der sich häufenden Komplikationen nicht schlecht. Die Oberärzte waren durchgehend am Operieren, und wir Assistenzärzte erledigten den Rest der Arbeiten. Die einzige und große Hilfe kam von Marie, einer russischen Augenärztin, die ihr Anerkennungsjahr unentgeltlich bei uns im Krankenhaus absolvierte.

Ärzte aus Nicht-EU-Ländern benötigen ein solches Jahr, um in Deutschland die Approbation beantragen zu können. Natürlich gab es keine Auflage, die den Krankenhäusern verbot, diesen ausländischen Kollegen ein Gehalt zu zahlen, aber die Krankenhäuser mussten sparen. Marie wurde eine Stelle als chirurgische Assistentin in Aussicht gestellt, wenn sie sich fleißig ins Zeug legte. Das machte sie ohne Klagen. Sie arbeitete von morgens bis abends durch, war unglaublich fleißig, zäh und zuverlässig. Wir Assistenten gaben gerne zahlreiche Rufdienste an sie ab, so dass es für Essen und die Wohnung, die sie sich mit ihrem Mann teilte, reichte.

Marie kam aus dem Teil der Welt, der vor vielen Jahren von der ganzen vollen Wucht des Reaktorunfalls bei Tschernobyl betroffen war. Sie erzählte mir einmal, als wir uns privat trafen, wie es dort in der Ukraine gewesen war.

„Ich arbeitete als Augenärztin in einem kleinen Krankenhaus nicht weit weg von Tschernobyl. Ein paar Monate nach dem schrecklichen Unfall hat unsere Vorgesetzte mit jedem von uns ein Gespräch geführt. Zu mir hat sie gesagt: ‚Die Stadt hat kein Geld, um Entschädigungen an die Bürger zu zahlen. Eine Dokumentation der Strahlenschäden ist untersagt. Wenn Sie das trotzdem tun, werden Sie Ihren Job verlieren. Haben Sie mich verstanden?'

Ich hatte verstanden. Wenn ich dokumentieren würde, hätten die Geschädigten einen Anspruch auf eine Invaliditätsrente, der gerichtlich eingeklagt werden könnte. Das sollte ich vermeiden helfen. Ich habe dann auch tatsächlich nichts davon aufgeschrieben, obwohl ich täglich viele betroffene Menschen sah. Ich wusste, dass die meisten von ihnen infolge der Strahlenschäden innerhalb der kommenden zwei Jahre erblinden würden. Wenn ich diese Diagnose nicht benennen würde, bekämen sie nie eine Entschädigung, bekämen später keine Rente. Es war fürchterlich. Ich verlor an Gewicht. Täglich ging ich heim und dachte, dass ich diesen Job nicht mehr machen könne. Ich war kein guter Arzt, denn ich erzählte den Menschen, dass ihre Sehprobleme nichts mit dem Reaktorunfall zu tun hätten und die Patienten glaubten mir, denn sie hatten Vertrauen.

Eines Tages kam der Vater eines vierjährigen Jungen und eines sechsjährigen Mädchens zu mir. Er war allein erziehend, denn die Mutter war nach dem Reaktorunfall an strahleninduzierter Leukämie (Blutkrebs) gestorben. Die Kinder hatte er dabei. So süße Kinder. Das Mädchen hatte eine blaue Schleife in ihrem Haar. Ich habe den jungen Mann untersucht und stellte fest, dass er schätzungsweise in einem Jahr blind sein würde. Strahlenschaden. Ich saß einen Moment wie versteinert da. Wenn der Mann blind wäre, kämen die Kinder in ein Waisenhaus. Wenn er eine Rente bekäme, könnte er die beiden vielleicht mit Unterstützung anderer aufziehen und könnte sich selbst um sie kümmern. Ich dachte an meine eigenen Kinder und sagte mir, du musst die Wahrheit sagen. Ich habe also die Diagnose Strahlenschaden gestellt und das so dokumentiert. Am nächsten Tag wurde ich entlassen. Ich konnte von nun an aber wieder besser schlafen." Sie machte eine Pause.

„Und wie ging es weiter?", fragte ich.

„Ich bekam keinen Job mehr, so dass mein Mann uns alleine ernähren musste. Es ist fast unmöglich in Russland, nur von einem Gehalt zu leben. Dann wurde ich schwanger und gebar ein Kind mit grauen Haaren. Wie ein alter Mensch. Ein paar Monate nach der Geburt fielen die Haare meines Sohnes ganz aus und wuchsen nicht mehr nach. Aber wenigstens scheint er sonst gesund zu sein, jedenfalls bis heute. Ich bekam Panik und wollte nur weg aus diesem Land. Weg von dieser ungerechten Regierung und einer Politik, die mittlerweile einen Multimillionär nach dem anderen hervorbrachte. Nur weg aus diesem Land. Aber mein Mann wollte bleiben; er hatte einen Job und fürchtete sich davor, in ein fremdes Land zu gehen. Wir siedelten erst Ende der 90er Jahre nach Deutschland über. Vier Jahre lang arbeitete ich in einer Pizzeria als Bedienung und lernte

Deutsch, und jetzt versuche ich das Anerkennungsjahr als Arzt zu absolvieren, um dann in Deutschland die Approbation beantragen zu können."

Wie gut für unser Krankenhaus. Mit aller Barmherzigkeit hatte es die Arme geöffnet und einen armen hilfsbedürftigen Menschen aufgenommen, der sich jetzt ohne Bezahlung abmühte und rackerte, als ob es um sein Leben ging.

5

Die Dienstüberlastung im Sommer musste irgendwann einmal wie der Sommer selbst zu Ende gehen. Tatsächlich stieß ein neuer Kollege zu uns, der allen sympathisch war und sofort integriert wurde. Wir waren in den vorangegangenen Monaten ganz im Sinne des Hauses zu einer verschworenen Truppe geworden. Abends oder morgens nach den Diensten gingen wir so lange nicht nach Hause, bis wir sicher waren, dass die anderen ohne Hilfe zurecht kämen. Zwar waren wir alle unzufrieden, doch hielt der Galgenhumor uns bei der Stange. Alle hofften wir auf bessere Zeiten. Nur Niklas, der Bittere, hatte seinen anfänglichen Optimismus wieder verloren und wurde immer ernster. Er war jetzt in der Allgemeinchirurgie eingeteilt und verbrachte abends seine Stunden damit, dreiseitige Entlassungsbriefe zu diktieren. Wir nannten ihn deshalb den „Diktator", doch konnten wir ihm damit kaum mehr als ein müdes Lächeln entlocken.

Die „Blonde" bestand auf zeitnahen Entlassungsschreiben für alle Patienten. Sie wollte, dass die Patienten ihrem Hausarzt unmittelbar nach der Heimkehr den endgültigen Entlassungsbrief vorlegen konnten. Ein wohlmeinendes Anliegen. Nur fehlte hierzu so ungefähr alles, was man außer Papier brauchte. Die Untersuchungsbefunde anderer Abteilungen waren noch nicht fertig, die Laborbefunde ließen sich nicht per Computer abrufen, die Röntgenbefunde waren noch nicht diktiert und das Ergebnis der feingeweblichen Untersuchung war noch nicht eingegangen. So ein Entlassungsbrief machte also sehr viel nächtliche Arbeit und wurde nicht nur einmal diktiert. Am Morgen wurden die Kassetten an die überlastete Sekretärin weitergereicht, die daraus bis 9.00 Uhr fünf Exemplare dreiseitiger Briefe zauberte. Zwischenzeitlich erledigte sie zahlreiche Telefonate, Terminvergaben, tippte Operationsberichte und stellte die Kurzberichte für die laufende Sprechstunde zusammen. Der „Diktator" war der einzige Assistenzarzt, dem es gelang, die Patienten so zu entlassen, wie die „Blonde" es forderte. Die Sekretärin drohte zu kündigen, falls wir in der Unfallchirurgie zu derselben Praxis übergehen würden. Wir hatten Mitleid mit ihr.

Auch im Herbst hielt das Chaos an. Zwar wurde ich nun ungefähr jeden zweiten Tag im OP eingeteilt, doch musste ich immer wieder Bereitschafts- und Notarztdienste von anderen Kollegen übernehmen, so dass ich unter dem Strich höchstens alle vier Tage einmal in den OP kam – zum Hakenhalten.

Als Notärztin lernte ich dagegen das ganze praktische Spektrum kennen. Ich hatte auch mit Menschen zu tun, die das Leben nicht mehr ertragen konnten. So sammelte ich öfter Elias ein, einen 27-jährigen Juden, der vor vielen Jahren mit seinen Eltern aus Israel nach Deutschland gekommen war. Er versuchte immer wieder, sich mit Alkohol den Rest zu geben. Als Aufhänger benutzte er die schrecklichen Geschehnisse in den Konzentrationslagern. In seinem volltrunkenen Zustand begann er sich dann regelmäßig mit seinem Gott darüber zu unterhalten, bis er langsam psychotisch wurde und anfing zu randalieren oder halbtot auf der Strasse lag. Mehrmals habe ich ihn in die Psychiatrie eingeliefert, aber am nächsten Tag oder manchmal sogar schon nach einer Stunde wurde er immer wieder entlassen. Es gab wohl keine Rettung für ihn.

Genauso wenig wie für Pjotr. Der Spätaussiedler hatte sich im 6. Stock eines Wohnhauses am Fensterrahmen erhängt, stürzte dann aber ab, weil der Strick riss. Als ich eintraf, war er stark unterkühlt, und der Rest des Strangs hing noch um seinen Hals. Pjotr überlebte mit schweren Oberschenkelbrüchen und obwohl ich ihn sofort künstlich beatmete, hatte sein Gehirn durch den Sauerstoffmangel bereits schweren Schaden genommen. Er bekam von der Welt nichts mehr mit. Und auch für die Selbstmörderin, die eine Unmenge an Reinigungsmitteln getrunken hatte und am Schaum erstickte, hatte ich nichts Sinnvolles mehr tun können.

Bei diesen Einsätzen lernte ich, wo in unserer Kleinstadt die Hoffnungslosigkeit und das Elend wohnten. Ich wurde -zigfach daran erinnert, wie vergänglich das Leben ist. Manchmal hatte ich mehrere Tote hintereinander: Tote durch Verkehrsunfälle, natürliche Tode, Selbstmorde. Im Herbst musste ich pausieren um das weiter durchhalten zu können. Da Tobias, der Neue, nun eingearbeitet war, konnte ich eine Woche frei nehmen.

Der Umbau der Notaufnahme war bei meiner Rückkehr aus dem Kurzurlaub in vollem Gange. Ich hatte gleich wieder Notarztdienst, und Andrè Kallemann war jetzt der Ambulanzdoktor. Weil ich keinen Einsatz hatte, ging ich rüber in die Notaufnahme um ihm zu helfen. Er hatte sich gerade einem verletzten Bauarbeiter zugewandt und führte ein Gespräch, das mich sprachlos machte:
„Wann ist ihr Unfall passiert?", fragte er den Mann.
„Vorgestern."
„Warum sind sie nicht zu Ihrem Hausarzt gegangen?", fragte er weiter.
„Na, ich habe gedacht, die Schmerzen in der Hand hören schon wieder auf, aber dann gingen sie eben nicht weg. Ich kann damit nicht arbeiten, Herr Doktor, es ist viel schlimmer geworden."
„Dann gehen Sie doch jetzt zu ihrem Hausarzt", erwiderte Kallemann.

„Heute ist Mittwoch, der ist nicht da, deswegen bin ich ja hierher gekommen."

„Wenn das so ist, gehen sie eben morgen hin; hier haben Sie ein Schmerzmittel."

So schickte er den Mann weg, entdeckte mich in meiner schweren Notarztmontur und sagte glücklich grinsend zu mir: „Ich habe heute 15 Leute ohne Behandlung weggeschickt, ist das nicht gut?"

Ich stand neben ihm und schaute die Patienten an: Männer mittleren Alters, in deren Gesichtern die Spuren der Arbeit sich abzeichneten, Frauen, die schon Kindern aufgezogen hatten, ältere Leute mit Gehstöcken. Solche Menschen hatte Kallemann einfach weggeschickt?

Ich konnte das nicht glauben und fragte ihn: „Wieso machst du das? Natürlich sollen die Leute am besten erst zum Hausarzt gehen, das weiß ich auch. Aber denkst du, dass du die Leute so schnell umerziehen kannst?"

Seit der letzten Gesundheitsreform durften wir in den Krankenhäusern nur noch echte Notfälle innerhalb von 24 Stunden nach dem Unfallereignis behandeln. Alles was später kam, wurde uns von den Krankenkassen nicht mehr bezahlt. Diese Fälle mussten der Hausarzt oder der niedergelassene Chirurg behandeln. Aber das hatte sich in der Bevölkerung nicht herumgesprochen.

Dafür wusste Kallemann bestens Bescheid. „Wir in den Krankenhäusern verdienen an der Notfallversorgung nichts, wir bekommen für jeden Fall nur 14,50 Euro, auch wenn wir eine ausführliche Diagnostik und Behandlung machen", antwortete er. „Das ist ein Minusgeschäft, wir zahlen nur drauf. Die Patienten sollen sich genauso wie wir an die neue Gesundheitsreform halten. Wenn ich sie jetzt nicht fortschicke, begreifen sie das nie!"

Mit ihm freuten sich auch die Schwestern, denn Kallemann hatte an diesem Tag die Patientenzahl so drastisch reduziert, dass sie wieder mehr Zeit hatten, sich um das Lager, den

Nachschub, die administrativen Aufgaben und alles andere zu kümmern, was oft zu kurz kam. Meinen Argumenten unserer moralischen und ethischen Verpflichtung standen sie durchaus aufgeschlossen gegenüber, aber die Sache mit der Wirtschaftlichkeit war nicht so einfach auszuräumen. Egal, sagte ich mir, wenn ein Patient kommt, lasse ich ihn nicht unversorgt, Wirtschaftlichkeit hin oder her, krank ist krank.

6

Die Einführung der Fallpauschalen, des Grundprinzips für die Vergütung von Krankenhausleistungen durch die Krankenkassen, hat die Liegezeiten der Patienten im Krankenhaus deutlich verkürzt. Das war vom Gesetzgeber so gewollt, denn es führte dazu, dass ein Krankenhausbett im Jahresdurchschnitt von mehr Patienten genutzt werden konnte. Wenn die absolute Zahl der Patienten jedoch gleich blieb, wurden insgesamt weniger Betten benötigt und konnten abgebaut werden. Dadurch sollten die Bewirtschaftungskosten für die stationäre Behandlung sinken und das Gesundheitssystem sich gesund schrumpfen. So stellten die Gesundheitspolitiker es sich vor.

In Folge dieser Entwicklung hatte die Gefahr zugenommen, dass die Patienten mit noch nicht geheilten oder problematischen Wundverhältnissen in die Anschlussheilbehandlung oder nach Hause entlassen wurden. Was dem Akutkrankenhaus nun an Versorgung nach einer Operation erspart blieb, mussten andere wie der Hausarzt leisten. Die zunehmenden Kosten in der Anschlussheilbehandlung und beim Hausarzt betrafen vor allem die Nachsorge von Operationswunden, die bei etwa 85% der entlassenen Patienten erforderlich wurde. Da es also nur zu einer Verschiebung der ärztlichen Behandlung aus dem stationären in den ambulanten Sektor gekommen war, bezweifelte ich, dass die tatsächlichen Kosten für die Behandlung so wirklich sinken würden – es sei denn, dass die Behandlung nicht mehr durch Ärzte, sondern durch Pflegekräfte und nicht mehr durch erfahrene, sondern auch durch ungeschulte Kräfte durchgeführt wurde. In der Notaufnahme sah ich in diesen Monaten viele Fälle, die dieses Problem verdeutlichten.

An einem Sonntagnachmittag beispielsweise kam eine 60 Jahre alte Frau zu uns, bei der vor zehn Tagen kleinere Geschwulste im Dickdarm entfernt worden waren. Die Bauchwunde hatte sich entzündet und die Nähte waren noch bei uns im Krankenhaus für eine offene Wundbehandlung entfernt worden. Trotz der beachtlich tiefen, wenn auch oberflächlichen Öffnung der Bauchdecke, die von der Magengegend fast bis zum Schambein reichte, war die Patientin vor wenigen Tagen regulär nach Hause entlassen worden. Letztlich war hierfür die „Blonde" als Chefärztin verantwortlich.

Die Wunde war seitdem vom Hausarzt versorgt worden. Trotz des täglichen Verbandswechsels nässte das Sekret jedoch schnell wieder durch den Verband, so dass die Kleidungsstücke der Frau ständig feucht wurden und stanken. Deshalb musste sie sich dauernd umziehen. Am Sonntagnachmittag hatte sie es nun nicht mehr ausgehalten und war zu uns in die Notaufnahme gekommen. Ich entfernte den Verband und erklärte ihr den Zusammenhang des Einnässens mit der auseinander klaffenden Bauchwunde.

Sie schaute mich erschrocken an. „Ist das denn normal? Die haben mir gesagt, das sei normal. Ich soll täglich ausduschen und sonst nichts machen. Ist das normal?"

Darauf wollte ich ihr nicht direkt antworten, denn ich fand diese Bauchwunde alles andere als normal und hielt es für völlig unzureichend, diese Frau durch einen niedergelassenen Arzt behandeln zu lassen. Ich konnte nicht genau verstehen, warum die Frau nach Hause entlassen worden war. Sie kam mit dem Problem nicht zurecht.

Für solche Fälle gibt es den sogenannten Vakuum-Verband, eine segensreiche Erfindung, deren Einsatz in der Wundbehandlung aber einiges Geld kostet. Der Verband besteht aus einer Art Schwamm, der in die Wunde eingelegt wird und das Wundsekret aufsaugt. Das ganze Wundgebiet wird dann mit einer Folie luftdicht verschlossen, durch die ein Schlauch führt und über den das Sekret aus dem Schwamm ablaufen kann. Damit der Schwamm drainiert wird, schließt man eine Pumpe an den Schlauch an, die einen Unterdruck und damit einen Sog erzeugt. So wird das Sekret aus dem Schwamm abgepumpt. Der Schwamm kann das von der Wunde neu gebildete Sekret weiter aufnehmen und das Wundgebiet wird obendrein durch diese Methode noch zur Einsprossung von kleinen Blutgefäßen angeregt. Eine tolles Verfahren, das beinahe jede offene Bauchwunde zum Abheilen bringt, davon nicht zu sprechen dass der Patient trocken bleibt. Nur an jedem dritten Tag erfolgt der Verbandswechsel, und zwischendurch kann der Patient sich zu Hause erholen. Keine langen Wartezeiten täglich in der Arztpraxis, keine ständig nassen Klamotten mit stinkendem Wundsekret.

Doch die Hersteller lassen sich das Verfahren teuer bezahlen. Die Einmalmaterialien und die Pumpe sind so teuer, dass die Zahlungen der Krankenkassen diese Behandlung nicht kompensieren können und es sich für uns nicht lohnte, die Pumpe zu kaufen. Also wurde eine Pumpe nur in besonderen stationären Fällen gemietet. Jetzt hatten wir keine da, und ohnehin durfte ich die Patientin ja auch nicht aufnehmen.

Also fertigte ich für die Frau einen Vakuum-Verband mit dem, was wir hatten: Schwamm, Folie und Schlauch. Aber es fehlte eben die Pumpe. Dafür nahm ich eine Plastikflasche, die in der Medizin zu anderen Zwecken verwendet wird und aus der sich Luft herausdrücken und durch ihre Entfaltung wieder einsaugen lässt. Ich musste ein wenig basteln, aber dann hatte ich die Flasche mit dem Schlauch verbunden und das System funktionierte. Es wäre viel schneller gegangen, wenn die Anschlüsse zwischen Schlauch und Flasche passend gewesen wären, aber dann würden wahrscheinlich weit weniger Krankenhäuser die Pumpe für viel Geld mieten.

Meine Patientin war begeistert, als sie uns verließ. Endlich trocken. Keine klaffende Bauchwunde unter einem durchnässten Verband. Ich war stolz und freute mich. Aber zwei Tage später öffnete der „Stumme" unerwartet seinen Mund und sagte zu mir: „Frau Ostmüller, ich schätze die Mühe, die sie sich mit dieser Patientin da gemacht haben, aber das kostet zu viel Geld. So etwas können wir uns nicht erlauben. Ich habe den Schwamm und die Folie jetzt nicht erneuert, sondern den Verband wieder angelegt und die Patientin zum Ausduschen wie bisher angehalten."

„Mein Gott, Herr Oberarzt," erwiderte ich konsterniert, „wieso tun Sie das der Frau an? Wenn überhaupt, dann schließt die Wunde sich mit dieser veralteten Methode frühestens in 3-4 Monaten."

Da erwiderte der „Stumme" in ungewöhnlichem Wortfluss: „Sie sind in der Unfallchirurgie eingeteilt, Frau Kollegin, und nicht in der Allgemeinchirurgie. Mischen Sie sich nicht in unsere Therapie ein; die Verbandswechsel bei Bauchoperationen sind unsere Sache. Der Hausarzt kümmert sich schon um die Patientin."

Kapitel 13 + 1

Der Stumme und die Blonde bilden das Darmzentrum. Ein Joker und zweimal Egal. Die Expertise wird in Frage gestellt. Ein Held fällt sehr, sehr tief. Danach klingelt Konfuzius an der Tür. Der Personalchef gibt zu, dass er am Ende des Analkanals steht. Eine Weihnachtsgeschichte wird vorgelesen.

1

Es war endgültig Herbst geworden und immer häufiger zogen dunkle Wolken am Himmel auf. Die Bauchchirurgie wurde zum „Darmzentrum" und von unserem Geschäftsführer Scholz werbewirksam in Szene gesetzt. Damit wollte er Patienten, niedergelassenen Ärzten und der Öffentlichkeit eine gewisse Größe der Abteilung und eine kompetente Ärztegruppe suggerieren. Hinter dem klingenden Namen verbargen sich eine Chefärztin, ihr Oberarzt und ein neu eingestellter Assistenzarzt. Die drei bildeten in der Allgemeinchirurgie ein Team, in das wir anderen Assistenzärzte nicht mehr einbezogen wurden. Wir schlugen uns mit den Notarzteinsätzen, den Diensten und den administrativen Aufgaben herum, während das Team jede Möglichkeit zum Operieren nutzte.

Die „Blonde" verstand sich mit dem Scholz anscheinend wunderbar. Schuhmacher, der alte Chef, wurde immer mehr entmachtet. Sie begann ihn offen in Besprechungen mit kleinen Seitenhieben zu attackieren, was mich manchmal an die Krüger in Bruchberg erinnerte, aber der alte Fuchs ließ sich ähnlich wie damals der alte Herrmann nicht auf eine Auseinandersetzung ein und ging einfach fort, wenn es ihm zu dumm wurde. Auch Simonin, dem intelligenten Oberarzt, wurde die ganze Sache langsam zu bunt, während Winkler-Beck indifferent blieb, aber nicht glücklich mit der Situation wirkte. Dr. Simonin beantragte Altersteilzeit und machte ab sofort nur noch einige Nachtdienste, um tagsüber nicht mehr da zu sein. Damit hatten wir Assistenten einen Mentor, der sich besonders um unsere Weiterbildung gekümmert hatte, verloren.

Bis vor einigen Wochen hatte ich einen sehr netten Studenten betreut, dem ich die Anlage von Verweilkanülen, die Blutentnahme und die kleine Wundversorgung beigebracht und den ich gut in Erinnerung hatte. Obwohl Steffen talentiert war und mir gut geeignet erschien, kam eine chirurgische Laufbahn für ihn wegen seiner Zuckerkrankheit nicht in Frage. Zwei Wochen nach der Famulatur tauchte er in der Notfallaufnahme auf.

„Hi, was machst du denn hier, kommst du uns besuchen?", fragte ich und fügte scherzend hinzu: „Du kannst dich sofort umziehen. Ich habe 20 Patienten, die auf mich warten. Dabei sind zwei Autounfälle und ein sechsjähriges Mädchen mit Verdacht auf Blinddarmentzündung. Interesse?"

Er blieb jedoch sehr ernst und sagte dann: „Ich bin wegen meiner Mutter hier. Sie wurde letzte Nacht eingeliefert und von Dr. Winkler-Beck sofort operiert."

„Was? Erzähl' mal kurz was los ist. Was ist passiert?" Ich schaute auf den Stapel von Patientenakten, der vor mir lag, und bat dann die Schwester in der Notaufnahme, für einen Moment keine weiteren Patienten rein zu lassen.

„Bei meiner Mutter wurde gestern bei einer Dickdarmspiegelung aus Versehen der Darm durchbohrt. Der gesamte Darminhalt ist in die Bauchhöhle gelaufen und hat dort eine schwere Bauchfellentzündung verursacht. Sie wurde dann gleich hierher gebracht und notfallmäßig operiert. Dabei wurde die Milz verletzt und musste deswegen dann auch noch entfernt werden."

„Wie geht es ihr denn jetzt?", wollte ich wissen.

„Nicht gut. Es war eine große OP. Außerdem hat sie einen Morbus Crohn." Der Morbus Crohn war eine chronische Entzündung des Dickdarms, die schubweise verlief und unter der die betroffenen Patienten oft ihr Leben lang litten.

„Was kann ich denn im Augenblick für dich tun?", fragte ich ihn.

„Kannst du nicht mal nach ihr schauen? Ich bin beruhigter, wenn ich weiß dass du das tust."

Ich versprach es Steffen, sobald ich etwas Luft in der Notaufnahme hätte. Doch das dauerte an diesem Tag sehr lange.

Bei dem sechsjährigen Mädchen konnte ich eine Blindarmentzündung schnell ausschließen und schickte sie mit ihren Eltern wieder nach Hause. Dafür hatte eines der Verkehrsunfallopfer eine Oberschenkelfraktur. Ich versorgte ihn mit starken Schmerzmitteln und bereitete die Operation vor. Die dazu gerufene Anästhesistin fragte ich gleich nach Steffens Mutter, denn sie versorgte parallel zum OP auch die Patienten der Intensivstation.

„Sie hat noch immer ein hartes aufgeblähtes Abdomen. Wir lassen sie erst morgen aufwachen. Wenn ihr mit dem Operieren fertig seid, schau dir doch vielleicht den Bauch noch mal an."

Es war schon 3 Uhr morgens, als ich dazu kam, auf die Intensivstation zu gehen. Am Anfang des Jahres war ich über drei Monate als Chirurgin für die Intensivstation verantwortlich gewesen. Die Schwestern kannten mich noch und lachten gerne über meine Witze, mit denen ich mich ab und zu auch über die Entwicklungen im Gesundheitssystem lustig machte.

„Schön, dass du vorbeikommst", sagte Schwester Marianne, die heute Nachtdienst hatte.

„Ich wollte mal nach Frau Schröder schauen. Ich habe es ihrem Sohn versprochen. Du weißt schon, Steffen, der hier eine Famulatur gemacht hat. Wie geht's ihr denn?"

„Nicht so gut, etwas stimmt da nicht. Deswegen soll sie bis morgen weiter schlafen und beatmet werden." Der Bauch der Patientin sehr druckschmerzhaft, denn trotz des künstlichen Komas reagierten Blutdruck und Herzfrequenz, als ich sie untersuchte. Marianne gab ihr gleich noch ein starkes Schmerzmittel.

2

Am nächsten Morgen machte ich zum Abschluss meines Nachtdienstes Visite auf den Stationen, als der Leitende Oberarzt Winkler-Beck dazukam. Er behandelte gerade im Rahmen eines Wohltätigkeitsprojekts zwei kleine Mädchen aus dem Kongo, wegen einer schweren Knochenentzündung. Winkler-Beck sollte beim Eintritt Dr. Schuhmachers in den Ruhestand die Leitung der unfallchirurgischen Abteilung übernehmen. Es gäbe dann wieder einen Chefarzt für die gesamte Chirurgie, eben „Die Blonde" anstelle von Schuhmacher und einen Abteilungsleiter für die Unfallchirurgie. Schuhmacher selbst hatte sich dafür stark gemacht, dass Winkler-Beck die Position bekäme. Jetzt stand Winkler-Beck unter enormem Erfolgsdruck. Wir hatten den Eindruck, dass die Geschäftsführung lieber einen anderen Chirurgen als Leiter haben wollte, vielleicht einen Vasallen der „Blonden", möglichst noch mit einem öffentlichkeitswirksamen Titel wie Privatdozent. Alle Assistenten hofften dagegen, dass Winkler-Beck die Position bekäme, denn er war ein hervorragender Operateur; er war wegen seiner menschlichen Wärme und Verbindlichkeit sehr beliebt, und was uns betraf, kümmerte er sich vor allem um unsere Ausbildung. Für mich kam eine chirurgische Weiterbildung an diesem Haus nur unter Winkler-Beck in Frage, das stand fest.

Nachdem wir die wichtigsten Dinge der Visite geregelt hatten, unterhielten wir uns über die Fälle der vergangenen Nacht.

„Ich war vor ein paar Stunden noch einmal auf der Intensivstation bei Frau Schröder. Sie gefällt mir nicht. Ich glaube, sie hat mit dem Morbus Crohn, mit der schweren Bauchfellentzündung und jetzt auch noch nach der Milzentfernung eine sehr schlechte Abwehrlage. Ist das nicht eine Nummer zu groß für uns? Meinst du nicht, wir sollten sie in ein größeres Krankenhaus verlegen, wo auch nachts und am Wochenende sofort eine Computertomographie des Bauchraums gemacht werden kann?"

Er überlegte kurz und sagte dann: „Ja, du hast Recht. Ich werde probieren dafür zu sorgen, aber die „Blonde" hat den Fall als Bauchspezialistin bereits an sich genommen. Ich habe ja nur notfallmäßig operiert. Seitdem wird die Frau von ihrer Mannschaft betreut."

Als er bei der gemeinsamen Besprechung eine Stunde später tatsächlich vorschlug, die Patientin in ein für derartige Fälle besser ausgestattetes Haus oder in ein Uniklinikum zu verlegen, war die Reaktion der „Blonden" erwartungsgemäß harsch.

„Herr Winkler-Beck, kümmern Sie sich um Ihre Abteilung. Ich habe die Expertise, was die Bäuche angeht. Der Frau geht's gut, sie wird jetzt wach und mittags können wir sie auf die periphere Station verlegen. Ich brauche sowieso dringend einen Intensivplatz, weil ich heute eine ausgedehnte Darmoperation bei einem Privatpatienten geplant habe."

In den nächsten beiden Tagen arbeitete ich als Notarzt und war nicht für die Stationen zuständig. Frau Schröder war mittlerweile auf die Normalstation verlegt worden und es ging ihr anscheinend gut. Am Morgen des dritten Tages berichtete Kallemann jedoch in der Frühbesprechung, dass er des Nachts öfter geweckt worden sei, weil Frau Schröder über massive Bauchschmerzen geklagt hätte.

„Sie war schweißgebadet und sehr ängstlich", erzählte er. „Ich glaube, die Frau ist psychisch massiv überlastet; das bestätigten die Kollegen der Allgemeinchirurgie. Deshalb habe ich ihr ein starkes Beruhigungsmittel verabreicht und gesagt, das sei ein Schmerzmittel; danach hat sich die Nachtschwester nicht wieder gemeldet."

Weil ich das Vorgehen für falsch hielt, warf ich ein: „Wie waren denn die Untersuchungsbefunde? Und warum hast du ihr denn kein Schmerzmittel gegeben?"

„Na ja, ich hatte keine Zeit, sie zu untersuchen, aber was willst du denn? Es hat doch gewirkt", erwiderte er, zog einmal kräftig die Nase hoch und drehte sich weg.

„Was soll das? Vielleicht hat sie die ganze Nacht darauf gewartet, dass es wirkt? Und stundenlang Schmerzen gehabt!?"

Nun schaltete sich die „Blonde" ein. „Ich glaube, Herr Kallemann hat Recht. Die Patientin ist psychisch überlagert und verängstigt, das ist typisch für Patienten mit Morbus Crohn. Wahrscheinlich möchte sie wieder auf die Intensivstation, dort ist immer eine Schwester zur Verfügung. Sie ist ja auch sehr anspruchsvoll und klingelt ständig nach der Schwester. Aber wir werden sie nicht auf die Intensiv verlegen. Wir können nicht jedem Patienten eine eigene Schwester zur Verfügung stellen."

An diesem Tag hatte ich wieder Dienst. Der OP-Plan erwies sich als viel länger wie geplant. Ich war endlich mal wieder als Hakenhalter eingeteilt gewesen und kam an diesem Tag erst um 20.30 Uhr aus dem OP-Saal. Leider hatte ich nicht an der Röntgenbesprechung teilnehmen können - und wahrscheinlich auch keiner der anderen Kollegen. Das passierte so oft, dass es schon keinem mehr auffiel. Natürlich gingen dabei immer einige Informationen verloren, denn bis die schriftlichen Befunde kamen, dauerte es noch ein paar Tage.

Noch im OP hatte mich eine Schwester der bauchchirurgischen Station per Handy darum gebeten, unbedingt Frau Schröder anzuschauen. Also machte ich mich jetzt auf den Weg dorthin, nahm allerdings einen kleinen Umweg über die Toilette. Seit heute Morgen hatte ich keine Gelegenheit dazu gehabt. Jetzt saß ich auf der Toilette und genoss den Moment der Ruhe, aus dem mich eine Sekunde später jedoch das Telefon riss.

„Klara, kannst du bitte sofort kommen! Amputationsverletzung durch eine Brotschneidemaschine, wahrscheinlich sind zwei Finger der rechten Hand betroffen", waren die Worte der Nachtschwester Uschi aus der Ambulanz.

Plötzlich blendete sich das Schichtsystem der Schwestern und Pfleger in meinen Kopf ein. Die Schwestern der Frühschicht, mit denen ich heute Morgen gemeinsam angefangen hatte, waren längst zu Hause. Die Spätschicht war gekommen und gegangen, während ich im OP war; ich hatte sie gar nicht gesehen. Die Nachschicht war gerade gekommen. Sie würden morgen vom Frühdienst ausgelöst werden, den ich dann wieder kurz sehen würde, bis ich so gegen 10 Uhr selbst nach Hause ging. Den Schwestern war das gar nicht bewusst; das merkten wir, als einige Monate später die Ärzte im ganzen Land streikten. Und dann hieß es von der Pflegeseite, besonders den gewerkschaftlich orientierten Mitarbeitern: Was wollt ihr eigentlich, ihr Ärzte, ihr verdient doch schon so viel. Absurd!

Ich strich die Gedanken beiseite, erinnerte mich daran, dass ich unbedingt später noch nach Frau Schröder schauen wollte, zog die Hosen hoch und eilte in die Notaufnahme. Unterwegs klingelte mein Telefon schon wieder. Es war die bauchchirurgische Station.

„Bitte vergiss uns nicht, ich weiß nicht was ich machen soll. Frau Schröder liegt da, sie ist schweißgebadet und panisch." Die Schwester klang verzweifelt.

„Ich komme, so schnell es geht, bestimmt."

3

In der Ambulanz versorgten zwei Schwestern gerade die Fingerverletzung einer jungen Frau. Nachtschwester Barbara legte eine Venenverweilkanüle am linken Unterarm, während die Andere die verletzte rechte Hand aus einem karierten blutigen Küchentuch wickelte. Zwischen Daumen und Zeigefinger klaffte eine sehr tiefe Schnittwunde, die anscheinend bis zum Knochen reichte. Zusätzlich waren die Daumenkuppe komplett, aber nur oberflächlich und die Kuppe des Mittelfingers teilweise gekappt. Die Frau wirkte geschockt und sie bejahte meine Frage nach Schmerzen mit einem stummen Nicken. Nach einer Prüfung auf möglicherweise verletzte Nerven bereitete ich zunächst eine Leitungsanästhesie für die Hand vor, um der Frau die größten Schmerzen zu nehmen.

In den Behandlungsraum war ein gut gekleideter Mann getreten. „Guten Abend, Frau Doktor. Darf ich fragen, wann ich endlich dran komme? Ich bin privat versichert und warte nun schon fast drei Stunden. Diese Frau hier kam erst nach mir!"

Ich trat einen Moment auf der Stelle. Was mich gerade am meisten beschäftigte, war mein immenser Durst. Ich hatte seit heute Morgen nichts getrunken und nichts gegessen. Meine Lippen waren spröde und rissig, meine Zunge klebte am Gaumen. Während ich überlegte, was ich antworten sollte, nahm ich einen der sauberen Einmal-Plastikbecher, die wir normalerweise für Urinproben nutzten und trank etwas Wasser aus der Leitung.

„Sehen Sie", sagte ich stereotyp zu dem Mann, „das hier ist eine Notfallambulanz. Ich bin leider der einzige Arzt weit und breit. Blutende Notfälle kommen vor allen anderen. Das würde ich bei Ihnen auch so machen, selbst wenn Sie nicht privat versichert wären. Was kann ich für Sie tun?"

„Ich bin vor drei Tagen umgeknickt und die Schwellung geht nicht zurück. Ich möchte mich vergewissern, dass mein Knöchel nicht gebrochen ist."

„Und warum kommen Sie damit um diese Uhrzeit zu uns?", fragte ich ihn. Wenn er schon drei Stunden wartete, war er etwa gegen 19.00 Uhr gekommen – und das einige Tage nach dem Unfallereignis.

„Ich musste arbeiten, ich hatte früher keine Zeit."

Während ich dabei war, die Betäubung für die Frau mit der Schnittverletzung fertig zu stellen, und mit diesem Mann redete, klingelte mein Telefon. „Frau Dr. Ostmüller, können Sie bitte auf die Privatstation kommen. Wir haben da eine Patientin, es ist Frau Kaisel, die sofort mit einem Arzt sprechen will."

„Das ist doch die Patientin, die heute eine Kniegelenksspiegelung hatte. Geht es ihr denn schlecht?" fragte ich.

„Nein, das nicht, aber sie verlangt sofort Aufklärung, was bei der Operation gefunden worden ist."

Ich antwortete, dass ich beizeiten kommen würde, legte das Telefon ab und wandte mich wieder an den Mann: „Wissen Sie was? Ich schaue mir jetzt einmal Ihren Fuß an und dann schicke ich Sie zum Röntgen, danach muss ich leider ein paar Notfälle erledigen und vor allem die Schnittwunde bei dieser Frau versorgen. Es kann also ein bisschen dauern, bis ich zurückkomme. Aber dann sind Sie auch mit dem Röntgen fertig, und wir können uns anschauen, was mit Ihrem Fuß los ist."

Nach einem kurzen Blick auf die Patientin, deren Schmerzen unter der Betäubung offenkundig nachließen, bat ich den Mann aus dem Behandlungsraum hinaus, wo er sich auf einen Hocker im Flur setzte, weil wir in der Notaufnahme keinen Platz mehr hatten.

Draußen trugen die Kollegen vom Rettungsdienst gerade eine internistische Patientin vorbei, während ich mich hinkniete und seinen Knöchel untersuchte. Er war geschwollen, aber wahrscheinlich nicht gebrochen. Ich musste kurz zur Seite rücken, sonst wären die Rettungssanitäter nicht an mir vorbeigekommen. Als ich wieder aufstand, stand schon Schwester Barbara mit dem Röntgenschein neben mir, den ich auf ihrem Rücken ausfüllte und wieder in die Hand drückte. Dabei dachte ich an die Frau mit der Handverletzung. Hoffentlich würde die lokale Betäubung ein wenig vorhalten. Als ich zu ihr zurückkam, hatte war die Hand bereits vorsichtig gesäubert und in eine Desinfektionslösung getaucht worden.

„Ich bin in 15 Minuten wieder da, dann nähen wir." Ich machte mich eiligst auf den Weg zu den Stationen. Im Weggehen rief ich Barbara zu: „Kannst du mir bitte etwas beim Pizza-Service bestellen?"

„Was soll es denn sein?"

„Egal", rief ich zurück.
„Okay, ein oder zweimal Egal?"

Die Nachtschwester der bauchchirurgischen Station hatte mich kommen hören und war auch gleich zur Stelle. „Wie gut, dass Sie kommen. Frau Schröder ist fürchterlich unruhig. Alle meinen, dass sie psychisch überlagert ist, und jetzt steigert sie sich noch hinein. Wir sollen ihr keine Opiate mehr geben, hat Frau Dr. Engelmann gesagt. Das würde ihren Zustand noch verschlimmern. Aber die übrigen Schmerzmittel haben bisher nicht geholfen. Ich weiß nicht mehr, was ich machen soll."

„Kein Kommentar, Schwester Ruth, wenn Frau Dr. Engelmann das so meint, ist das ihre Sache. Aber wenn jemand eine Peritonitis hat, helfen schwache Schmerzmittel nicht", erwiderte ich und ging zu Frau Schröder. „Tut mit leid, aber ich konnte nicht früher kommen."

Ich hatte die Zimmerbeleuchtung voll aufgedreht und war erschrocken, als ich die Frau sah. Sie saß am Bettrand und hatte sich vorgebeugt. Dabei hielt sie beide Hände auf den Bauch und atmete schwer durch den offenen Mund. Ihre Lippen waren blau angelaufen und sie zitterte.

„Hallo, Frau Schröder, ich bin heute der Arzt vom Dienst. Ich kenne Sie bereits von der Intensivstation. Außerdem habe ich Ihren Sohn während seiner Famulatur bei uns betreut. Was ist denn los mit Ihnen?"

„Ach, Sie sind es, ja, der Steffen hat von Ihnen erzählt." Bei der Erwähnung ihres Sohnes gab sie sich einen kleinen Ruck und richtete sich ein wenig auf. Dann sackte sie wieder zusammen und schaute mich mit gequälten Augen an.

„Ich halte es nicht mehr aus, Frau Doktor. Noch eine solche Nacht wie gestern halte ich nicht mehr aus! Was Ihr Kollege mir gestern gegeben hat, hat leider überhaupt nicht geholfen, ich kann nicht mehr, ich kann nicht mehr." Sie war völlig erschöpft.

‚Dieses Arschloch Kallemann', dachte ich und begann sie zu untersuchen. Gleichzeitig gab ich der Nachtschwester Anweisungen. „Können Sie bitte mal ein Pulsoximeter holen und die Sättigung messen? Und ich brauche ein Blutdruckmessgerät und eine Ampulle Dipidolor auf 15 Milliliter Kochsalz." Während sie aus dem Zimmer eilte, testete ich Frau Schröders Schmerzen: „Bevor ich den Bauch untersuche, müssen Sie mir jetzt helfen, damit ich das Schmerzmittel gleich besser dosieren kann. Wenn Sie zwischen 0 und 10 wählen können und 0 bedeutet ‚keine Schmerzen', und 10 bedeutet ‚unerträgliche Schmerzen', wie schätzen Sie die Schmerzen jetzt ein?"
„9 bis 10", schaute sie mich gequält an.
Vorsichtig untersuchte ich sie. Der Bauch war bretthart. Keine Darmgeräusche. Schwester Ruth war inzwischen mit dem Pulsoximeter, einer Blutdruckmanschette und dem angeforderten Morphinpräparat zurück. Die Blutdruckmessung zeigte 170/100 an, das konnte natürlich von den Schmerzen kommen. Die Sättigung war nur 90%, was einen Sauerstoffmangel im Blut anzeigte. Wir setzten Frau Schröder eine Gesichtsmaske auf, über die wir 100% Sauerstoff zuführten. Jetzt begann ich langsam das Schmerzmittel zu verabreichen. Ich verbrauchte die gesamte Dosis, die Ruth aufgezogen hatte, bis das Schmerzniveau der Patientin auf 4 zurückgegangen war, eine stattliche Menge. Sie musste verdammt große Schmerzen gehabt haben. Langsam konnte sie entspannen und lehnte sich im Bett zurück. Jetzt konnte sie auch wieder tiefer durchatmen und sagte: „Anscheinend hat keiner mir geglaubt, ich habe heute schon so oft Bescheid gesagt, aber keiner glaubt mir", wiederholte sie. Trotz ihrer Entspannung und des besseren Atmens stieg die Sättigung nur auf 92%. Der Bauch gefiel mir nicht.
„Wissen Sie, Frau Schröder", sagte ich, „ich werde Sie auf die Intensivstation verlegen. Sie brauchen ständig Schmerzmittel, ich glaube, dass wir Ihre Infektion noch nicht im Griff haben und Sie sind dort besser aufgehoben."

Ich ging aus dem Zimmer und rief auf dem Flur die Intensivstation an. „Hallo, ich würde gerne Frau Schröder wieder auf die Intensivstation verlegen. Habt ihr ein Bett?"
„Nein, haben wir nicht, aber es musste so kommen. Wir haben vor ein paar Tagen zu Frau Dr. Engelmann gesagt, dass der Bauch von Frau Schröder noch nicht in Ordnung ist und es für eine Verlegung zu früh sei. Sie hat gepustet und gesagt, wir sollen uns um unseren eigenen Kram kümmern. Was jetzt? Leider haben wir keinen Platz frei. Frag mal die Internisten, ob sie jemanden verlegen können. Die haben einen Joker."

Ein Joker ist der Patient, dem es aus intensivmedizinischer Sicht schon ganz gut geht, der aber aus verschiedenen Gründen noch nicht auf die Normalstation verlegt worden ist. Da spielt unter anderem die Vergütung des Krankenhauses eine Rolle, aber auch die Patientensicherheit. Manche Patienten waren für eine Intensivstation zu gesund, aber für eine personell ausgedünnte Normalstation zu krank oder zu pflegeaufwändig. In diesem Fall, wusste ich, lag eine 94-jährige altersdemente Frau mit Herzschmerzen auf der Intensivstation. Aus meiner Sicht sowieso nicht unbedingt ein Fall für die Intensivstation.

Mit den ganzen Patienten der Notaufnahme im Rücken – wie ging es der Frau mit der Handverletzung? Hatte der Knöchelverletzte die Geduld verloren? Was war mit den anderen Patienten, die mittlerweile eingetroffen waren? – musste ich jetzt also auch noch anfangen, ein Intensivbett für Frau Schröder zu suchen. Ich ging in den Aufenthaltsraum der Station und begann, wegen der Nachtruhe, leise mit der internistischen Abteilung zu telefonieren. „Hallo, ich habe gehört, dass ihr eine 94-Jährige mit Herzschmerzen auf der Intensivstation liegen habt. Könnte sie auf eine Normalstation verlegt werden? Ich habe hier eine 42-jährige Frau mit einer wiederaufkeimenden Bauchfellentzündung, die wahrscheinlich intubationspflichtig wird. Sie braucht dringend einen Platz."

„Kein Problem, das kriegen wir hin", antwortete meine Kollegin ohne Umstände. „Ich gehe hoch auf die Normalstation und besorge ein Bett; ich weiß, dass wir freie Betten haben."

Wenig später meldete sie sich wieder und sagte, dass ich mit Frau Schröder in 15 Minuten auf die Intensivstation kommen könne. Es machte sich jetzt bemerkbar, dass unter uns Assistenten der verschiedenen Abteilungen eine gute Kollegialität herrschte. Doch so schnell sie reagierte, mir lief die Zeit davon. Barbara hatte mich aus der Notaufnahme schon zweimal angerufen, weil wieder neue Patienten gekommen waren. Ich musste eigentlich dringend dorthin, und doch musste ich vorher die Verlegung von Frau Schröder organisieren. Nicht zu ändern! Ich schaute Schwester Ruth an und sagte: „Wir verlegen Frau Schröder!"

„Gott sei Dank", erwiderte sie.

„Wieso hat Dr. Kallemann heute Morgen gesagt, es sei in der letzten Nacht nach dem Beruhigungsmittel alles in Ordnung gewesen?"

„Sie wissen nicht, wie er ist", antwortete sie. „Er hat mich am Telefon beschimpft und gesagt, dass er schlafen möchte und nicht für jeden Psychopathen aufstehen wolle und dass ich ihr ein Beruhigungsmittel geben soll."

„Wie, er hat sie gar nicht angeschaut?"

„Nein. Ich habe mich nicht mehr getraut ihn anzurufen. Die meisten Ärzte schauen die Patienten nachts sowieso nicht an."

„Na na na, ich komme immer," warf ich ein.

„Ja, das stimmt, wenn Sie Zeit haben, aber das ist ja auch nicht immer der Fall."

Gemeinsam gingen wir zurück zu Frau Schröder und bereiteten alles für die Verlegung vor. Die Sättigung war trotz Sauerstoffmaske auf 90% abgesunken. Sie könnte auch eine Lungenembolie geschossen haben, überlegte ich. Schnell machten wir uns mit Frau Schröder auf den Weg zur Intensivstation, die etwa 200 m entfernt in einem anderen Teil des Gebäudes lag.

Während wir das Bett durch einen abgedunkelten Flur schoben, unterbrach mein Telefon die nächtliche Stille mit seinem ohrenbetäubenden Klingeln. Die Privatstation fragte an, wo ich denn bleibe. Frau Kaisel wolle jetzt endlich wissen, was bei der Kniespiegelung herausgekommen sei. Es war Mitternacht!

Auf dem Weg zur Intensivstation mussten wir auch durch den Wartebereich der Notaufnahme fahren. Mittlerweile warteten hier zehn Patienten auf mich. Der Privatpatient mit dem geschwollenen Knöchel freute sich richtig, als er mich sah und wiedererkannte und winkte mir mit seinen Röntgenbildern zu.

„Gott sei Dank, Frau Doktor, dass Sie kommen, ich muss endlich nach Hause, wissen Sie, morgen habe ich eine harten Tag."

Während ich das Bett ohne zu stoppen weiter schob, antwortete ich ihm: „Ich kann jetzt nicht gleich, aber ich komme in fünf Minuten zurück. Bitte noch um ein wenig Geduld."

Ich bewunderte aufrichtig, dass dieser Mann trotz der unfassbar langen Wartezeit noch freundlich blieb und war gleichzeitig darüber erstaunt, dass ich noch in der Lage war, ihm höflich zu erwidern.

4

Die Intensivstation wartete schon auf uns. Wir schoben Frau Schröder auf den vorgesehenen Platz, dann begann das Team mit der Arbeit. Jeder Handgriff saß, es wurde Blut abgenommen, das EKG angeschlossen, alles für die Intubation und eine invasive Blutdruckmessung vorbereitet. „Ich habe bisher eine Ampulle Dipidolor gegeben", sagte ich, „aber die Schmerzen fangen schon wieder an. Der Bauch ist bretthart. Wir brauchen auf alle Fälle auch eine Aufnahme von der Lunge, vielleicht hat sie nicht nur einen akuten Bauch, sondern zusätzlich noch eine Pneumonie oder eine Lungenembolie, ich bin nicht sicher, was mit ihr los ist." Dann eilte ich zurück zur Ambulanz.

„Kommen Sie", sagte ich zu dem Privatpatienten, „jetzt schauen wir, was mit Ihrem Fuß los ist." Ich erklärte ihm dann am Röntgenbild, dass er keine Fraktur habe und mit dem Fuß ruhig auftreten könne, ohne sich zu gefährden.

„Warum tut es denn so weh, wenn nichts gebrochen ist?"

„Na ja, Sie haben eben eine ordentliche Bänderzerrung im Sprunggelenk", antwortete ich und legte ihm einen Salbenverband an. Die Schwester war gerade mit unserem Computer befasst, an dem man exakt 13-mal mit der Maus klicken musste, um eine Röntgenaufnahme anzufordern. Tagsüber kümmerte sich eine Kraft fast nur darum, den Computer zu bedienen und machte nicht viel anderes als zu klicken. Wen außer der Verwaltung entlastete der PC eigentlich?

Abschließend schrieb ich einen kurzen Behandlungsbericht für den Hausarzt, gab dem Mann mit der Fußverletzung ein paar Empfehlungen, entschuldigte mich für die lange Wartezeit und verabschiedete mich von ihm.

Bei der jungen Frau mit der Schnittverletzung hatte die Betäubung glücklicherweise angehalten. Das Entsetzen über die Verletzung war gewichen und die Frau unterhielt sich gerade munter mit Uschi, während sie die Wunde in einer Desinfektionslösung badete. Es blutete kaum noch, und wir bereiteten alles für die kleine Operation vor. Ich machte mich steril und versorgte dann die Schnittwunde mit einer sogenannten Deckungsplastik, nähte die noch an einer kleinen Gewebebrücke hängende Mittelfingerkuppe wieder an und bedeckte die Daumenkuppe mit Kunsthaut. Das Telefon ließ ich klingeln. Wir hatten keinen Finger frei, Anrufe zu beantworten, denn Barbara half mir beim Nähen.

Als gegen 02.00 Uhr morgens die Notaufnahme einigermaßen aufgeräumt und alle Patienten versorgt waren, sagte Barbara mit einem freundlichen Blick zu mir: „Jetzt musst du aber mal etwas essen, ich schiebe dein Egal mal kurz in die Mikrowelle."

Richtig, da war ja noch was zu essen. Die Nudeln waren nicht schlecht und dazu gab es noch eine Tasse heißen Tee. Köstlich! Anschließend genehmigte ich mir den zweiten Gang des Tages zur Toilette. Das war auch nicht schlecht!

„So", sagte ich dann zu Barbara, „wir haben keine weiteren Patienten, jetzt muss ich mal kurz auf die Privat-Station."

Die Schwester auf der Privat-Station empfing mich höflich, aber kühl. „Schade, dass Sie nicht früher gekommen sind. Die Patientin war sehr erbost, aber seit zwei Stunden schläft sie."

„Ja, gut. Ich konnte nicht früher. Sonst alles in Ordnung?"

„Soweit schon, aber wir haben heute eine Patientin aufgenommen, für die ich keine Medikamente stellen kann. Diese Präparate haben wir nicht auf Station, wir müssen sie vielleicht umsetzen. Können Sie das bitte noch machen?"

Sie zeigte mir eine Liste mit 15 verschiedenen Medikamenten, die die Patientin einnahm. Die meisten Namen hatte ich noch nie gehört. Natürlich hatten wir Medikamente mit den gleichen Wirkstoffen, aber sie hatten andere Namen. In Krankenhäusern werden häufig die preiswerteren Medikamente vorgehalten, und so ist es für uns Ärzte oft eine mühselige Arbeit, herauszutüfteln, welches Krankenhausmedikament in welcher Dosierung die Hausmedikation des aufgenommenen Patienten ersetzt. Wir hatten dafür glücklicherweise ein Computerprogramm und so benötigte ich in diesem Fall nur schlappe 30 Minuten. Es war jetzt kurz vor drei Uhr.

Ich schrieb schnell noch zwei Entlassungsbriefe und sah die Laborergebnisse durch. Ich nahm meinen Rucksack mit der Zahnbürste und frischer Unterwäsche und ging in Richtung Bereitschaftszimmer, das sich drei Etagen tiefer unten im Keller befand. An der Notaufnahme versorgten Barbara und die diensthabende Internistin gerade eine Frau mit einem schweren Asthmaanfall; weitere drei internistische Patienten lagen auf den Tragen und warteten darauf, behandelt zu werden, aber chirurgische Notfälle gab es endlich einmal keine.

Da die Intensivstation auf dem Weg lag, sah ich noch einmal nach Frau Schröder. Die Anästhesistin, saß über den Kurvenblättern, als ich herein kam. Sie schaute auf, während auf dem zentralen Überwachungsbildschirm gleich mehrere Monitore Alarm gaben, aber alles schien in Ordnung zu sein. Auf dem Monitor von Frau Schröder sah ich, dass die Sauerstoffsättigung bei nur 94% lag, obwohl sie weiterhin reinen Sauerstoff einatmete. Sie war noch nicht intubiert, hatte einiges an Schmerzmitteln bekommen und schlief. „Okay, vielen Dank, ich bin froh, dass sie hier ist. Ich gehe jetzt schlafen", verabschiedete ich mich.

Durch die kargen Flure mit der Notbeleuchtung marschierte ich weiter. Im Keller fuhr mir die Kälte wegen der Müdigkeit in die Knochen. Zum Bereitschaftsdienstzimmer musste man durch drei Türen, die ich alle erst aufschließen musste. Mit dem Schlüsselbund, den der Diensthabende bei sich trug, konnte man, glaube ich, fast alle Türen im Krankenhaus öffnen und entsprechend dick und schwer war er. Bis ich vor der Tür zu meinem Dienstzimmer stand und bei der spärlichen Beleuchtung den richtigen Schlüssel gefunden hatte, drückte der Tee schon unangenehm auf meine Blase. Außer dem Dienstzimmer befanden sich auf dem Flur noch ein Waschraum und zwei Toiletten, die sich tagsüber etwa 25 Mitarbeiter des Krankenhauses teilten. Gereinigt wurden sie zweimal am Tag; nachts stanken sie meistens schon wieder nach Urin und abgestandenem Wasser, dessen Geruch durch die Rohre aufstieg.

Aus dem Schrank vor dem Dienstzimmer holte ich frische Bettwäsche; frische Handtücher gab es keine mehr. Ich war wieder einmal zu spät dran. Das Dienstzimmer hatte alle Merkmale einer Abstellkammer. Es war schlauchförmig, roch muffig und war voll gestellt mit Möbeln in Sperrmüllqualität. An der Wand stand ein nicht funktionierender großer Kühlschrank, daneben ein kleiner Tisch mit Leselampe und einem Ladegerät für unser Telefon, gegenüber ein Waschbecken, Modell Altenheim und daneben natürlich ein Bett. Nicht zu vergessen der kaputte Sessel, auf dem grüne, gebrauchte OP-Kittel lagen, die mich einen Moment lang an eine grüne Wiese erinnerten. Neben dem Sessel stand ein alter Schreibtisch mit einem großen Fernseher aus den 80er-Jahren, der praktisch die gesamte Schreibfläche einnahm. In einem Schrank verbargen sich mehrere bereits bezogene Decken und Kopfkissen, die den verschiedenen Diensthabenden zugeordnet waren und mehrfach genutzt wurden. Wir hatten das so eingeführt, damit wir das Bettzeug nicht jedes Mal mitten in der Nacht neu beziehen mussten.

Weil es keine Ablage gab, deponierte ich meinen Rucksack auf dem staubigen Schrank. Die halb eingerissenen Vorhänge hingen leblos vor den Fenstern, die ich wegen des unerträglichen Miefs gleich öffnete. Die Zimmertemperatur sank schnell auf 5° C. Ich schmiss die Bettwäsche auf das Bett, wusch mich notdürftig und putzte mir die Zähne. Dann kleidete ich mich wegen der Kälte schnell wieder an, schloss die Fenster und kroch unter die Decke. Ich schickte noch eine SMS an meinen Mann. „Ich lebe noch, träum' schön, K." und schloss die Augen, um dieses deprimierende Zimmer nicht mehr zu sehen.

Im Schlaf kämpfte ich mit Windmühlen, lief gehetzt herum und wollte irgendwo hin. Als das Telefon klingelte, wusste ich einen Moment nicht, wo ich war und was los war. Meine Uhr zeigte an, dass ich mich erst vor 15 Minuten hingelegt hatte. Das wiederholte sich in den kommenden eineinhalb Stunden noch ein paar Mal, aber wenigstens konnte ich alles telefonisch regeln. Dann aber musste ich raus in die Notaufnahme.

„Hallo Klara, tut mir leid, dich zu wecken, aber du musst jetzt kommen, der erste Arbeitsunfall ist da", war die gute Nachricht von Barbara, denn anscheinend ging diese Nacht zu Ende.

„Wie spät ist es denn?", fragte ich schlaftrunken, mit einem Kopf, der von Watte umhüllt zu sein schien.

„Halb sechs."

„Ist der Mann schwer verletzt?"
„Nein, er ist stabil. Der Rettungsdienst hat ihn ohne Notarzt gebracht. Ich koche dir schon mal einen Kaffee."
„Danke Barbara, ich bin schon unterwegs."

Ich schmiss meine Sachen zusammen, öffnete die Fenster wieder, putzte meine Zähne und stieg mit Rucksack und steifen Gelenken die drei Etagen hoch in die Notaufnahme. Nachdem der Mann versorgt war, kamen die üblichen anderen morgendlichen Notfälle: kleine Verletzungen, unklare Schmerzen in der Bauchgegend, ein Stechen in der Brust und so weiter. Wie gewohnt blieb ich bis kurz vor 8 Uhr dort, kippte zwischendurch im Stehen drei Kaffee in mich hinein, um richtig wach zu werden, ging dann über die Stationen und fand mich zur Morgenbesprechung und Berichterstattung über die vorangegangene Nacht zur Frühbesprechung ein.

Als ich erzählte, dass ich Frau Schröder wegen zunehmender Ateminsuffizienz auf die Intensivstation verlegt hatte, schaute die „Blonde" von den OP-Plänen auf.
„Ihr geht's gut", sagte sie mit Überzeugung in der Stimme.
„Ich werde sie heute Vormittag auf die periphere Station zurückverlegen lassen. Ich brauche das Intensivbett sowieso für eine große Tumorresektion."
Sie hat die Expertise, dachte ich genervt und machte mich auf den Weg nach Hause.

5

Am folgenden Tag hatte ich wie geplant Notarztdienst. Tagsüber gehörten zu den bedrohlichen Fällen ein kleiner Junge mit einem schweren Krampfanfall und eine Frau mit einer heftigen allergischen Reaktion auf das Schmerzmittel Voltaren. Obwohl sie um ihre Überempfindlichkeit auf dieses Medikament wusste, hatte die Frau es wegen gravierender Rückenschmerzen eingenommen. Beim ersten Mal hatte sie nur Hautrötungen und Atembeschwerden gehabt, aber jetzt war sie in einen Schockzustand gekommen und lag in ihrem Urin, als ich eintraf.

Von nachmittags bis abends konnte ich einen Stapel überfälliger Arztbriefe wegdiktieren. Ich war gerade bei Nr. 38, als mein Notfunk explodierte. Die Leitstelle hatte alarmiert, dass eine Frau in ein Lungenödem geraten sei. Jetzt musste ich schnellstmöglich bei unserem Notarztfahrzeug sein. Als Rettungsassistent und Fahrer war heute wieder Manfred eingeteilt. Mit ihm arbeitete ich sehr gerne zusammen, denn wenn mir einmal nicht gleich das Richtige einfiel, hatte er immer ein paar Ideen parat, die er mir sehr freundlich und unaufdringlich mitteilte. Im Vergleich zu ihm war ich im Rettungsdienst immer noch sehr unerfahren.

Im Notarztwagen war ich Navigator, der den Weg herausfinden und den Fahrer lenken musste, wenn wir eine weniger bekannte Straße anfahren sollten. Keine leichte Aufgabe für jemanden, der die Gegend kaum kannte. Manfred warf mir eine Landkarte zu, damit ich ihm den Weg zur angegebenen Ortschaft heraussuchen konnte. Unser Ziel war ein Bauernhof, der irgendwo draußen in der Pampa lag.

Auf dem Weg zu den Einsatzorten brachten mich die hohe Geschwindigkeit und das Tatütata des Fahrzeuges oft an den Rand der Verzweiflung, denn mir wurde regelmäßig schlecht, wenn ich beim Fahren die Karte las. Ich vertrug das rein körperlich nicht, aber es ging ja nicht anders. Heute auch nicht. Vor uns spritzten die Wagen auf die Seite und machten Platz. Ich hielt mich am Türgriff fest und versuchte mit der anderen Hand, das Straßenverzeichnis nach dem angegebenen Ort und der Strasse durchzusehen.

„Manfred, fahr langsamer, Mann, was nützt es, wenn wir den Hof gefunden haben, und du mich nicht gebrauchen kannst, weil mir kotzübel ist?"

Er lachte. „Keine Sorge, Frau Doktor, du kriegst die erste Spritze gegen Übelkeit."

Tatsächlich ging es mir richtig schlecht, als ich aus dem Auto stieg. Der Rettungswagen war auch gerade eingetroffen, und ein völlig in Tränen aufgelöster Mann empfing uns am Eingang.
„Bitte helfen Sie uns!", rief er.
„Was fehlt der Frau denn?"
„Sie bekommt keine Luft, der Hausarzt sagte, dass sie wahrscheinlich Wasser in der Lunge hat", erwiderte er.
„Wo ist der Hausarzt denn?"
„Der ist schon wieder weg."
„Geht es um ihre Frau?"
„Nein, es ist meine Schwester."

Er leitete mich über einen dunklen Flur in eine halbbeleuchtete Küche, in der mehrere Familienangehörige herumstanden und weiter zum Zimmer, in dem die Frau lag. Es war groß und mit schweren Eichenmöbeln ausgestattet. Als ich eintrat, hatte ich unmittelbar das Gefühl von Ruhe und Aufgeräumtheit, und meine Augen mussten sich erst an das Halbdunkel gewöhnen. Dann sah ich in einem Bett gegenüber der Tür eine sehr gepflegt wirkende alte Frau liegen, die keine Haare auf dem Kopf hatte und deren Gesicht bleich und eingefallen war. Sie war etwa 70 Jahre alt und wog höchstens noch 40 kg. Ihre Atmung ging angestrengt, aber ihre Augen waren voller Ruhe und Klarheit. Diese Frau stand am Ende ihres Lebens.

Hinter mir drängten die Männer des Rettungswagens in der roten Bekleidung, mit polternden Stiefeln und schwerer Notausrüstung in das Zimmer. Der schwere Eichentisch wurde blitzschnell zur Seite geschoben, die Koffer geöffnet und die erste Infusion in Sekundenschnelle bereitgestellt. Zwei der Sanitäter hatten der Frau schon das Nachthemd hochgerissen und wollten auf ihren nackten ausgemergelten Körper drei EKG–Elektroden aufkleben, als ich aus meiner kurzen Trance erwachte.

„Einen Moment mal! ... Moment!", rief ich. „Bitte wartet mal!"

Die Rettungsassistenten schauten verdutzt. Ich schob mich ohne Kommentar an ihnen vorbei und sprach die Frau an.

„Guten Tag, ich bin als Notärztin zu Ihnen gerufen worden. Darf ich mich zu Ihnen setzen?"

Sie antwortete nicht, sondern konzentrierte sich weiter auf das Atmen. Dann sah sie mich an, schloss kurz die Augen und nickte leicht. Ich setzte mich auf die Bettkante und nahm die Hände der alten Dame in meine eigenen. Ihre Hände und Arme bestanden nur noch aus Haut und Knochen und wirkten zerbrechlich. An den Unterarmen hatte sie zahlreiche Einstichstellen und mehrere Narben. Eine Infusionsnadel würde ich hier nicht legen können. Sie hatte meine Gedanken erraten und schaute mich an.

„Ich habe einen Port auf der linken Seite", sagte sie langsam und deutlich. „Ich habe schon ein paar Mal Chemotherapie bekommen."

„Was fehlt Ihnen?"

„Ich bekomme schlecht Luft." Wieder sprach sie sehr klar.

„Haben Sie Schmerzen?"

„Nein."

„Welche Erkrankung haben Sie?"

„Ich habe seit mehreren Jahren Brustkrebs. Bei der letzten Strahlentherapie sind mir alle Haare ausgefallen. Davor war ich immer gesund." Sie lächelte matt.

Ich wandte mich zu den Rettungsassistenten und bat sie, der Frau Sauerstoff über eine Maske zu verabreichen. „Für die Infusion kann ich den Port nachher anstechen. Ich schaue mir mal die Unterlagen an und rede mit den Angehörigen."

Draußen zeigte mir der Bruder Arztbriefe und Befunde, aus denen hervorging, dass die Frau seit drei Jahren an einem metastasierten Mamma-Karzinom litt, das jetzt im fortgeschrittenen Stadium war.

„Die Lage ihrer Schwester ist sehr, sehr ernst", sagte ich zu dem Mann. „Sie liegt im Sterben."

Bei dem Wort „Sterben" fing er heftig an zu weinen. „Bitte bringen sie sie ins Krankenhaus, bitte tun sie alles, um sie am Leben zu halten", flehte er und schaute ängstlich zur Zimmertür hinter der seine Schwester lag.

„Sie wollen, dass ich ihre Schwester ins Krankenhaus bringe?"

„Ja…. bitte ….bitte."

Ich ging zurück ins Zimmer und setzte mich wieder zu der Frau auf die Bettkante, ergriff die beiden kleinen Hände und fragte: „Sie wissen, dass Ihre Lage sehr ernst ist, nicht wahr?"

Sie schloss einen Moment die Augen und versuchte tief zu atmen.

„Was möchten Sie, möchten Sie ins Krankenhaus?"

Sie blickte einen Moment in Richtung Zimmertür. Das ängstliche Gesicht ihres Bruders schaute herein. Dann schaute sie mir in die Augen und antwortete ganz klar: „Ja, ich möchte ins Krankenhaus, aber nicht in das große, in dem ich operiert worden bin, sondern in das Felicitas-Krankenhaus, ist das möglich?"

Die Männer vom Rettungsdienst standen immer noch wie versteinert da. Die Sättigungsmessung auf dem Überwachungsgerät, an das sie die alte Dame mittlerweile mit etwas mehr Ruhe angeschlossen hatten, zeigte 87% an. Sie hätten die Frau am liebsten sofort intubiert und künstlich beatmet und gegebenenfalls sogar eine Herzdruckmassage durchgeführt – das hatten sie schließlich so gelernt. Ich stellte mir vor, wie die alte Dame im Falle eines Herzstillstandes von ihnen reanimiert werden würde und wie dabei die metastatisch veränderten Rippen eine nach der anderen brechen würden. Was für ein Lebensende wäre das?

„Bitte bringt mir ein paar warme Decken", bat ich sie stattdessen. Wir wickelten die Frau vorsichtig ein und hieften sie langsam und sehr behutsam auf die bereitstehende Trage. Ihrem knöchernen Körper ohne jegliche Gewebepolster musste alles schmerzen, was drückte. Sie dankte uns für die Sorgfalt mit den Augen.

„Was soll ich dem Krankenhaus nun melden?", fragte der jüngste Rettungsassistent ungeduldig.

„Metastasierendes Mamma-Karzinom, präfinal."

Auf der Fahrt ins Krankenhaus begleitete ich die Frau und unterhielt mich mit ihr über Rosen, über den Sommer und über Obstgärten, die sie am liebsten mochte. Die Farbe rosa mochte sie nicht, obwohl sie diesen Namen trug. Als sie das mit wenigen Worten und langsam erzählte, lächelte sie wieder und ihre Augen strahlten mich an.

Als wir die Klinik erreichten, traf ich einen internistischen Kollegen, der immer grinste, wenn er mich sah.

„Na, was hast du uns da gebracht?", fragte er.

„Ich bringe eine 74-jährige Dame mit einem metastasierten Mamma-CA; sie ist präfinal. Die Angehörigen kommen nicht damit zurecht, dass sie im Sterben liegt. Und sie will den Bruder damit vermutlich nicht belästigen. Bitte nehmt sie schnell auf, ich denke, sie hat nicht mehr viel Zeit. Am besten ruft ihr auch den Priester und Anna-Maria, die Ordensschwester."

Ich ging noch einmal zurück zu der alten Dame, um mich von ihr zu verabschieden. Sie drückte leicht meine Hand, sagte aber nichts mehr.

In meinem Kopf kreisten die Gedanken. Warum haben wir verlernt zu sterben? Warum musste ich diesen sterbenden Menschen in den letzten Stunden seines Lebens in ein Krankenhaus bringen? Warum darf die Frau nicht zu Hause im Kreise der Angehörigen sterben? Während ich sinnierte, kam Manfred zu mir und sagte. „Das war aber sehr human. Ich kenne mindestens fünf Notärzte die übungshalber maximaltherapiert hätten."

Als wir von dem folgenden Notarzteinsatz zurückkehrten, war die Frau schon tot. Sie war innerhalb von 30 Minuten nach Aufnahme in unserem Krankenhaus verstorben: in Würde, schmerzfrei und nicht alleine, denn eine Ordensschwester war bei ihr gewesen.

6

Am kommenden Tag, einem Samstag, tanzte ich um 10 Uhr wieder zu einem Dienst an. Bei der Morgenbesprechung war heute auch Frau Dr. Engelmann dabei. Ich erfuhr, dass Frau Schröder, anders als von der „Blonden" geplant, noch immer auf der Intensivstation lag. Kurz vor der geplanten Verlegung war sie in einen fiebrigen Schockzustand gekommen, wurde nun künstlich beatmet und benötigte kreislaufunterstützende Medikamente in hoher Dosierung. Die „Blonde" hatte zwei Tage vorher deshalb den geplanten Tumoreingriff bei ihrem Privatpatienten absagen müssen. Stattdessen hatte der „Stumme" mehrere Stunden lang Frau Schröder operiert. Er hatte eine erneute Perforation des Darms und eine bereits weit ausgebreitete Bauchfellentzündung vorgefunden. In der Bauchhöhle hatte sich bereits viel Eiter angesammelt. Es hatte für die Patientin mehr als einen Grund gegeben, starke Schmerzen zu haben. Der gesamte Querdickdarm musste bei der Operation entfernt und vorübergehend ein künstlicher Darmausgang gelegt werden. Wegen der schweren Infektion gab es bei Frau Schröder große Probleme mit der Funktion der Organsysteme. Die Lunge und auch die Nieren machten wegen der Behandlungsverzögerung die Grätsche.

Ich sprach gegenüber der „Blonden" nicht an, dass meine Einschätzung richtig und ihre falsch gewesen war, denn sie war eine eitle Chefärztin und ich eine unbedeutende Fachärztin. Der Fall wäre etwas für eine Fallkonferenz ohne Schuldzuweisungen gewesen, doch im Felicitas war das ebenso wenig vorstellbar wie an den anderen Häusern, an denen ich bislang gearbeitet hatte. Mehr auch als die Frage des falschen chirurgischen Managements interessierte mich, wie es nun weitergehen sollte. Frau Schröder war erst Anfang 40 und befand sich in einem lebensbedrohlichen Zustand, der mir für unser Haus spätestens jetzt eine Nummer zu groß schien. Also wagte ich mich bei der Besprechung vor und regte an, die Patientin in ein Klinikum zu verlegen, denn dort gab es rund um die Uhr die Möglichkeit zur Computertomographie, ein Notfalllabor und aus meiner Sicht auch mehr Erfahrung im Umgang mit einem so schweren Krankheitsbild.

Doch damit hatte ich den Nerv der „Blonden" richtig getroffen. „Mischen Sie sich da nicht ein, Frau Ostmüller", fauchte sie mich an. „Die Patientin hat eine akute Pankreatitis, die symptomatisch behandelt werden muss. Was die Kollegen im Klinikum können, können wir auch. Übrigens kenne ich einen Freund von Frau Schröder sehr gut und der weiß, dass sie hier in guten Händen ist. Die Frau ist stabil. Wenn sie es dennoch nicht schafft, müssen wir von einer schicksalhaften Konstellation ausgehen." Damit bezog sie sich auf ihre Verdachtsdiagnose einer Entzündung der Bauchspeicheldrüse, die sie zuletzt gestellt hatte und die sie ursächlich für den mittlerweile dramatischen Krankheitsverlauf der Frau hielt.

Mir schien die Prognose von Frau Schröder wegen des Morbus Crohn, der Milzentfernung, der hinzu gekommenen Bauchspeicheldrüsenentzündung, der Niereninsuffizienz und des Lungenversagens so schlecht, dass ich die Wahrscheinlichkeit eines Überlebens der Patientin nur noch auf 20% schätzte. ‚Sie wird hier sterben, sie wird hier sterben', war mein letzter Gedanke, bevor ich mich in die Notfallaufnahme begab.

Es war der normale Wahnsinn eines Samstags, an dem man alles erledigen muss, wofür in der Woche keine sechs Ärzte ausreichen. Bis ich das Wichtigste auf den Stationen erledigt hatte und gegen halb eins in der Notaufnahme eintraf, war ich ungefähr 13mal angerufen worden, wo ich denn bliebe und wann ich endlich käme, denn die Patienten würden warten und so weiter.

Am Wochenende wurden alle chirurgischen Patienten im Felicitas von einem einzigen Arzt versorgt. An diesem Samstag befanden sich 36 Patienten auf den Stationen, von denen mir nur die Hälfte – nämlich die meiner Station – bekannt war. Die Patienten der zweiten chirurgischen Station kannte ich nicht, ebenso wenig diejenigen, die zur Nutzung leer stehender Betten über das gesamt Haus verteilt waren, wie z.b. der Mann, der nach Einbau einer Hüftprothese jetzt mit Fieber auf der gynäkologischen Station lag. Weil es keine Software für das Bettenmanagement gab, ging bei den Übergaben oft unter, auf welchen Stationen die eigenen Patienten lagen, so dass gelegentlich ein Patient ein oder zwei Tage von uns nicht gesehen bzw. übersehen wurde.

Auf den chirurgischen Stationen konnten mir am Wochenende wenigstens die Schwestern ein wenig über die Patienten erzählen, aber auf den anderen Stationen waren wir diensthabenden Chirurgen wie verloren. Hier musste ich mir die Details immer erst mühsam aus den Akten anlesen. Hinzu kam, dass die Schwestern der nicht-chirurgischen Stationen sich in aller Regel in der Wundversorgung nicht auskannten und deshalb kaum an den chirurgischen Patienten arbeiteten. So mussten wir die Wundverbände alle selbst machen.

An diesem Samstag arbeitete ich mich also durch die Stationen, visitierte kurz die auf drei Etagen verteilten Patienten der Chirurgie, erledigte im Eiltempo die Verbände und erledigte 15 Blutentnahmen. Als ich in die Ambulanz kam, warteten gut 20 Patienten mit Wundversorgungen, Prellungen, Frakturen und Bauchschmerzen auf mich, die ich mit Windeseile abzuarbeiten begann, denn am Samstagnachmittag kamen meist später noch die Wochenendfußballer vorbei!

Um halb vier Uhr brachte der Notarzt einen Schwer- und drei Leichtverletzte nach einem Autounfall. Dann fuhr ein Rettungswagen unangemeldet eine alte Frau mit Verdacht auf eine Hüftfraktur vor, die elendig vor Schmerzen jammerte. Der Flur vor der Notaufnahme sah aus wie im Krieg. Überall standen Tragen, auf denen schmerzgepeinigte und unversorgte Patienten lagen. Die Angehörigen scharrten mit den Füssen. Eine Mutter fragte mich zum wiederholten Mal, wann denn endlich ihr kleiner Sohn dran käme, der sich gestern Abend den Kopf gestoßen hatte. Sie wartete seit vier Stunden. Das Kind hatte nicht erbrochen, sah munter und gar nicht krank aus und hatte eigentlich nur eine kleine Beule an der linken Schläfe. Ich entschuldigte mich, dass ich mich erst einmal um die offensichtlich Verletzten kümmern müsse.

„Es wird noch dauern, tut mir leid. Gehen Sie doch mit dem Kleinen in die Cafeteria ein Eis essen. Ich glaube sie ist schon geöffnet." Das Kind lachte erfreut und lief schon in Richtung Cafeteria, als ich die Mutter ansah und noch hinzufügte: „Auf den ersten Blick fehlt Ihrem Kind ja nichts. Ich habe die absoluten Notfälle hoffentlich in einer Stunde durch, so dass ich dann Zeit für Sie habe."

Ich war gerade dabei, den Bauch einer unfallverletzten Frau mit Ultraschall zu untersuchen, um eine innere Blutung auszuschließen, als eine der Schwestern hereinkam und sagte, dass Steffen, der Sohn von Frau Schröder, da sei und fragte, ob er mich sprechen könne.

„Natürlich! Fünf Minuten, dann bin ich bei ihm."

Ich vervollständigte die Ultraschalluntersuchung und konnte der Patientin sagen, dass alles in Ordnung sei und sie sich keine Sorgen machen müsse. Dann ging ich nach draußen und sprach mit Steffen. Er kam gerade von der Intensivstation. Seiner Mutter ging es sehr schlecht.

„Ich habe gehört, dass es ihr nicht gut geht", erwiderte ich. „Was ich sagen kann, ist, dass deine Mutter zusätzlich zu ihrer Peritonitis noch eine Pankreatitis hat. Das erschwert ihren Zustand beträchtlich, aber sie ist noch jung und wird es schaffen. Es wird ein bisschen dauern, aber ich glaube, sie ist bei uns auf der Intensivstation gut aufgehoben."

Ich brachte es nicht übers Herz ihm zu sagen, dass ich die Prognose seiner Mutter wegen der Vorerkrankungen und des beginnenden Multiorganversagens für schlecht hielt. Aber von der Intensivmedizin verstand ich nicht viel und vielleicht sah ich das Ganze pessimistischer als es war. Steffen stand im Flur, lehnte sich an die Wand und seine Augen füllten sich langsam mit Tränen. Wahrscheinlich glaubte er mir nicht und hatte den Ernst der Lage selbst erkannt. Während ich ihn tröstete, kam eine Ordensschwester auf mich zu, die gehört hatte, wie schlecht es Steffens Mutter ging.

„Frau Doktor, schauen Sie doch noch einmal nach Frau Schröder, ich kümmere mich derweil um den jungen Mann hier!"

Ich hatte aber gar keine Zeit nach Frau Schröder zu sehen und war sicher, dass die Kollegen auf der Intensivstation mit ihrer Erfahrung die Behandlung im Griff hatten. Aus den Augenwinkeln sah ich die Mutter mit dem kleinen Jungen aus der Cafeteria zurückkommen und wusste, dass ich die beiden nicht mehr hinhalten konnte. Dem Jungen ging es gut und meine Untersuchung ergab nichts Gegenteiliges. Damit schickte ich die beruhigte Mutter mit ihrem Sohn wieder nach Hause. Dann kümmerte ich mich um die anderen Patienten.

Mittlerweile war es 17.30 Uhr und mein Magen erinnerte mich jetzt ständig daran, dass ich seit dem Frühstück nichts gegessen und getrunken hatte, ganz abgesehen von einem heiß ersehnten Toilettengang! Trotzdem wollte ich erst nach der Mutter unseres Famulanten schauen. Steffen saß mit einer Frau, die er mir als seine Tante vorstellte, vor der Intensivstation. Beiden waren die Anspannung und die große Sorge anzumerken.

„Guten Tag", begrüßte ich die Schwester von Frau Schröder. „Steffen kenne ich ganz gut. Er ist hier als Praktikant sehr gut angekommen. Jetzt will ich sehen, wie es Ihrer Schwester geht. Warten Sie bitte hier, ich komme zu Ihnen zurück."

Dann betrat ich die Intensivstation, die an manchen Tagen eine kleine Oase war; so auch heute. Einen Moment lang genoss ich die im Vergleich zur Notaufnahme wunderbare Ruhe und das geordnete Treiben. Keine hektische Betriebsamkeit, kein ständig klingelndes Telefon, keine wartenden Patienten, keine fordernden Angehörigen, kein ständiges Reinkarren von Verletzten. Fünf Patienten lagen auf der Station, alle intubiert und beatmet. Nur das gleichmäßige Pumpen der Beatmungsgeräte und das Piepsen der Monitore, mit dem die Herzschläge angezeigt wurden, waren zu hören. Himmlisch.

Ich schmiss mich in einen leeren Sessel, den die Schwestern während der Nachtschichten zum Ruhen nutzen und schaute auf den zentralen Überwachungsmonitor auf dem Schreibtisch direkt gegenüber. Es war nicht zu übersehen, dass es Frau Schröder schlecht ging: miese Kreislaufverhältnisse, schlechte Sättigungswerte, Fieber.

Dann wanderte mein Blick vom Monitor zu einem kleinen Teller auf dem Schreibtisch, auf dem alle Arten kleiner Schokoladenstücke lagen. Ich mag eigentlich keine Schokolade, aber mein Magen signalisierte mir: Jetzt! Sofort! Greif' zu! Ich stopfte mir gleich zwei Stücke in den Mund, knabberte noch daran und hatte schon das nächste Stück aus dem Papier gewickelt, als eine der Intensivschwestern erschien.

„Hi, ich bin an eure Vorräte gegangen, sorry." Ich war etwas verlegen, aber sie lachte und meinte: „Kein Problem, kannst du öfter machen, du musst uns nur häufiger besuchen kommen."

„Mmmh", murmelte ich mit vollem Mund. „Das ist kaum möglich bei der vielen Arbeit. Wie geht es denn Frau Schröder? Sieht auf dem Monitor nicht gerade gut aus. Was soll ich dem Sohn sagen? Wo ist euer Doc, wer hat denn Dienst?"

„Frau Dr. Wiesnieszki hat Dienst, aber sie ist gerade mal wieder im OP", antwortete die Schwester. „Sie muss die Narkose für einen Kaiserschnitt machen. Schade, dass wir nicht rund um die Uhr einen Arzt haben, das ist manchmal sehr schlecht."

„Ach, dann lass' mich doch mal einen Blick in die Krankenakte werfen, damit ich mich Steffen etwas zu seiner Mutter sagen kann", bat ich sie und nutzte die Zeit, mir ein weiteres Schokostück in den Mund zu schieben. Dann blätterte ich die Akte durch und sah mir die Laborwerte an.

„Ich dachte, sie hat eine Pankreatitis?", sagte ich mehr zu mir selbst als zur Schwester. „Hat die Engelmann heute Morgen erzählt. Aber die Werte der Bauchspeicheldrüse sehen ganz unauffällig aus. Wäre prima, wenn das schon wieder im Lot wäre. Kannst Du mir bitte die neuesten Laborwerte aus dem PC holen?"

Ich schaute die aktuellen Befunde durch. Tatsächlich waren die Werte normal. Es war nur eigenartig, dass auch die Pankreaswerte der vorangegangenen Tage stets normal gewesen waren.

„Komisch, nach welchen Kriterien hat die Chefin diese Diagnose gestellt? Weißt Du das?", fragte ich die Schwester.

„Ja, sie haben in der Drainageflüssigkeit aus der Bauchhöhle einige Enzyme aus dem Pankreas nachweisen können."

„Na gut, aber das ist nach so einer Operation und bei einer schweren Bauchfellentzündung nicht ungewöhnlich. Ist das alles? Wenn sie aber keine Pankreatitis hat, dann hat sie etwas anderes, oder nicht?", fragte ich und erinnerte mich mit einem Mal an die blöde Diskussion um die Verlegung von Frau Schröder von der Intensivstation.

Die Schwester war plötzlich sehr ernst geworden: „Na ja, weißt du, Dr. Schuhmacher hat heute Morgen bei der Visite gesagt, dass die Frau Schlingenabszesse habe und der Bauch sofort noch einmal aufgemacht und gespült werden müsse. Das wurde von Frau Dr. Engelmann als Fehleinschätzung abgetan, und sie hat ihn einfach ignoriert und gesagt, die Behandlung bleibe so wie sie es bestimmt hätte."

„Das ist schlecht!", erwiderte ich. „Der Chef hat doch jahrelange Erfahrung auch in der Bauchchirurgie. Diese blöde Kuh, was soll das denn? Und dann hat sie tatsächlich auch noch die Antibiotika abgesetzt? Ist sie nicht ganz dicht?"

Ich wurde langsam aggressiv und zweifelte daran, dass Engelmann die Lage richtig einschätzte. War es möglich, dass der „Blonden" in der Behandlung von Frau Schröder solche gravierenden Fehler unterliefen? Ich sah noch einmal alle Unterlagen durch, doch es blieb dabei. Auch meine Rücksprache mit unserem diensthabenden Internisten und ein Telefonat mit einem Kollegen an einer chirurgischen Universitätsklinik sagten mir, dass wir Frau Schröder derzeit auf eine Fehldiagnose hin behandelten. Die Antibiotika abzusetzen, war bei einer solch schweren Peritonitis ein Behandlungsfehler.

„Wahrscheinlich hat der Chef das genauso gesehen, aber Dr. Schuhmacher wollte sich nicht weiter mit der neuen Chefin anlegen", meinte die Schwester.

Ich war in einer schwierigen Situation. Sollte ich die „Blonde" zu Hause anrufen und ihr meine Einschätzung von Frau Schröder nennen? Würde ich eine Abfuhr bekommen wie Schuhmacher? Oder würde sie mir Recht geben, den Bauch aufzumachen und die Antibiotikabehandlung wieder aufzunehmen? Am besten sollten die Angehörigen auf eine Verlegung drängen.

Auf dem Flur winkte ich Steffen zu mir. „Komm' mit, ich möchte kurz mit dir reden. Ich glaube, deine Mutter hat einen Abszess im Bauch und ich glaube, sie muss noch heute operiert werden, auch wenn Frau Dr. Engelmann das anders sieht."

Er schaute mich verzweifelt an und erwiderte: „Ich glaube ja, dass du Recht hast. Aber mein Stiefvater und Engelmann kennen sich und er sagt, sie sei nett und er vertraue auf ihr Können. Was soll ich machen? Wir wollen sie nicht verärgern. Sag' mir was ich machen soll!"

„Du musst eure Familie dazu bringen, dass sie ein Machtwort spricht. Ihr müsst fordern, dass deine Mutter noch heute verlegt wird, sonst haben wir keine Chance. Auch wenn ich bei meinem eigenen Chef Rückhalt habe, die Chefärztin der Bauchchirurgie wird mir das sehr übel nehmen, wenn sie mitkriegt, dass ich auf die Verlegung gedrängt habe."

„Ich verstehe, danke, okay", erwiderte er und ging zu seiner Tante, die bei der Ambulanz auf ihn wartete.

Mir ging es schlecht. Oh mein Gott, warum mache ich immer eine solche Scheiße, fragte ich mich. Die „Blonde" wird mich kalt machen. Ich werde nicht mehr operieren dürfen. Sie wird mir Schwierigkeiten machen, wo es nur geht. Und wenn dann Schuhmacher bald in Ruhestand geht und sie der einzige Chef ist, wird für mich hier gar nichts mehr gehen.

Dann begann ich wegen eines Intensivbetts an einem Klinikum herum zu telefonieren. Bald hatte ich nicht nur ein Bett, sondern auch die Zusage für eine sofortige Übernahme von Frau Schröder. Zusammen mit der Kollegin der Intensivstation, die mittlerweile aus dem OP zurück war, bereitete ich die Unterlagen für die Verlegung vor, als Steffen mit seinem Stiefvater zurückkam. Tatsächlich forderte der Mann mich freundlich und formal auf, seine Frau an ein größeres Krankenhaus zu verlegen, weil er zwar mit unserer Behandlung sehr zufrieden sei, aber sicher sein wolle, dass alles für Frau Schröder getan würde.

Das musste ich jetzt telefonisch der „Blonden" verklickern. Mit zittrigen Händen rief ich sie zu Hause an und schilderte ihr, dass die Angehörigen um die Verlegung von Frau Schröder in ein Klinikum gebeten hätten, um sicher zu sein, dass auch wirklich alles Menschenmögliche für sie getan würde. Ich hätte mich bereits nach einem Intensivplatz erkundigt und eine Zusage bekommen. Engelmanns Antwort überraschte mich.

„Wenn die Angehörigen das so wollen, dann verlegen sie Frau Schröder halt," meinte die „Blonde" kühl und ihre Antwort klang beinahe gelangweilt. Wusste sie schon Bescheid?

Vorsichtig sprach ich weiter: „Könnten Sie dem diensthabenden Arzt am Klinikum bitte selbst erzählen, was alles bei uns gemacht und welche Diagnosen bei uns gestellt worden sind, ich kenne Frau Schröder ja kaum." ‚Mit deinen Diagnosen', dachte ich, ‚werde ich mich nicht blamieren.'

„Gut", erwiderte sie und überraschte mich erneut. „Geben Sie mir die Nummer, ich rufe selbst an."
Dann organisierte ich den Intensivtransport und alles ging sehr schnell. Frau Schröder wurde im Klinikum noch am selben Tag operiert, die Diagnose Schlingenabszess wurde bestätigt, eine Entzündung der Bauchspeicheldrüse lag nicht vor. Nach einigen Tagen auf der dortigen Intensivstation und einem anschließenden Kostaufbau sowie mit Hilfe der Krankengymnastik kam sie wieder auf die Beine, verließ das Klinikum nur zwei Wochen später und fuhr mit dem Taxi nach Hause.

In den folgenden Stunden arbeitete ich wie verrückt, um die verlorene Zeit in der Ambulanz aufzuholen. Es war schon früher Morgen des folgenden Tages, als ich mit nur einem Stück Schokolade im Magen ins Bett torkelte. Vor dem Einschlafen – es können nur Zehntelsekunden gewesen sein – ging mir noch die Frage durch den Kopf, warum die „Blonde" unsere Patientin nicht früher und von sich aus hatte verlegen lassen. Hätte sie Probleme mit Scholz, dem Geschäftsführer, bekommen, der sie als Spezialistin für die Bauchchirurgie eingestellt hatte? Wollte sie gegenüber dem alten Chef Schuhmacher nicht zugeben, dass sie weniger Erfahrung hatte als er? Litt sie an einer chronischen Selbstüberschätzung? Wie immer in den vergangenen Nächten im Dienstzimmer fror ich erbärmlich und fiel ohne Antworten in einen traumlosen Schlaf.

7

Seit diesem Tag war ich besonders vorsichtig mit der bauchchirurgischen Chefärztin und vermied jede Auseinandersetzung, indem ich Augen, Ohren und Mund verschloss. Der Bauchchirurgie waren jetzt vier Stationsärzte zugeteilt, während für die fast gleiche Anzahl von unfallchirurgischen Patienten mit Felix und mir nur noch zwei Stationsärzte verantwortlich waren. De facto war ich die einzige Stationsärztin. Felix fühlte sich als zukünftiger Oberarzt und für das Stationsgeschäft nicht mehr zuständig. Wir drei, Dr. Winkler-Beck, Felix und ich verstanden uns aber so gut, dass mir die viele Arbeit nicht schwer fiel und Spaß machte. Andrè Kallemann und die anderen beneideten mich, denn sie litten unter der Herrschaft der „Blonden" und hätten liebend gerne mit mir getauscht.

Was mich störte, war dass ich wieder nicht zum Operieren kam. Die allgemeinchirurgischen Eingriffe nahmen von unseren unfallchirurgischen OP-Zeiten so viel weg, dass wir unsere Eingriffe in der noch verbleibenden offiziellen Arbeitszeit kaum schaffen konnten und immer mehr in die Abendstunden abdrifteten. Engelmann und Albrecht operierten wie blutige Anfänger, ihre OP-Zeiten übertrafen alles, was ich bisher erlebt hatte. Auch sie waren schlecht ausgebildet worden.

So kam es, dass selbst die dringlichen unfallchirurgischen Eingriffe den bauchchirurgischen Eingriffen nachgeordnet wurden; dahinter steckte aber nicht nur die „Blonde", sondern auch der unausgesprochene Wunsch der Geschäftsführung, die OP-Kapazitäten auch außerhalb der Regelarbeitszeit zu nutzen. Der Umstand, dass dringliche Eingriffe eigentlich keinen Aufschub dulden und deshalb am selben Tag erledigt werden müssen, machte es leicht, dem OP-Pflegepersonal, den Narkoseärzten und auch den Patienten selbst plausibel zu machen, warum viele Eingriffe erst mitten in der Nacht stattfanden. Da die Überstunden über Monate hinweg nicht bezahlt wurden, erwirtschaftete das Haus mit diesem System bessere Erträge. Die Arbeitnehmer wurden dabei ausgenommen wie eine Gans. Um das leichter verdaulich zu machen, wurden wir bei jeder offiziellen Veranstaltung des Hauses auf unser christliches Leitbild und das Motto der Nächstenliebe aufmerksam gemacht.

Als ob wir nicht schon genug Ärger gehabt hätten, kam jetzt eine neue Geschäftsidee. Zur Nutzung von leerstehenden

Betten schloss die Geschäftsführung Verträge mit niedergelassenen Ärzten, die künftig ihre Patienten bei uns nicht nur operieren, sondern mit unserer Hilfe auch stationär behandeln durften. Dieses System hatte sicher Vorteile für das Gesundheitswesen und die Wirtschaftlichkeit von Krankenhäusern; für uns aber bedeutete es, das wir zusätzlich zu unseren eigenen Patienten auch noch die der Belegärzte versorgen sollten, die wir gar nicht kannten. Wir sollten die Anordnungen der Belegärzte und deren gesamte Dokumentation wie Lakaien ausführen, ohne an der Behandlung teilzuhaben, geschweige denn zu wissen, nach welchem Konzept sie erfolgte. Immer wieder kam es deshalb zu Missklang mit den Schwestern auf den Stationen.

„Simone, warum hast du mir diesen Haufen Rezepte und Anordnungen ins Fach gelegt? Was sind das für Patienten, welcher Belegarzt betreut sie?", fragte ich eine Stationsschwester.

„Das weiß ich auch nicht, wir hatten soviel zu tun, dass die Übergabe kurz gekommen ist. Aber das ist doch egal, ihr müsst die Sachen eben unterschreiben und die Angaben in den Computer eintragen", antwortete Simone.

Leider – denn sie konnte ja auch nichts dafür - wurde ich patzig. „Ich unterschreibe kein Rezept für einen Patienten, den ich nicht gesehen habe. Und ich werde mich jetzt auch nicht hinsetzen und diesen Verwaltungsakt mit den PC-Arbeiten erledigen, denn ich habe keine Zeit und ich habe genug mit unseren eigenen Patienten zu tun."

Der Belegarzt mietete uns sozusagen vom Krankenhaus an, ohne dass wir dazu auch nur befragt worden wären. Abgesehen davon konnte ich hinter diesen Aufgaben als administrativer Erfüllungsgehilfe keine ärztliche Tätigkeit mehr erkennen. Unsere „eigenen" Patienten litten ebenfalls unter den Nachteilen dieser Verträge, denn damit die Patienten der Belegärzte vertragsgemäß fein säuberlich auf einer einzigen Station untergebracht werden konnten, mussten wir unsere Patienten über das ganze Haus verteilen.

Morgens vor der Visite, wenn Blut abgenommen wurde, war es in Folge schwierig, die in der Nacht aufgenommenen Patienten zu identifizieren, besonders wenn es sich um alte, vergessliche oder alkoholisierte Leute handelte, die nicht ansprechbar waren und an deren Betten sich keine Namensschilder befanden. Wenn hier keiner verwechselt werden wollte, musste er Glück haben. Eine erschreckende Unpersönlichkeit gegenüber den Patienten hatte sich eingeschlichen. Folglich wurden viele mehrfach am Tag von verschiedenen Ärzten gefragt, von wem sie behandelt würden und was bei ihnen gemacht werden solle. Dummerweise erschienen die Namen der Patienten erst am frühen Nachmittag im Patientenverwaltungsprogramm des Krankenhauses. Die Zusatzaufgabe, das Programm zu aktualisieren, hatte der Pförtner des Krankenhauses mit Begeisterung übernommen.

Der Geschäftsführer hatte sich darüber hinaus vorgestellt, dass die Belegärzte die Auslastung der OP-Säle weiter steigern würden, so dass ihnen versprochen worden war, dass wir Ärzte der chirurgischen Abteilungen ihnen beim Operieren assistieren würden. Im Gegensatz zu unseren Chef- und Oberärzten hatten die Belegärzte aber keinerlei Auftrag, uns chirurgisch auszubilden und so wurden wir hier ganz offiziell zu Hakenhaltern degradiert. Darüber hinaus mussten die OP-Säle nun auch noch bevorzugt an die Belegärzte vergeben werden, so dass die Reihenfolge im OP-Bereich an vielen Tagen jetzt lautete: erst Belegärzte, dann Bauchchirurgie, dann Unfallchirurgie. Praktisch wurde immer mehr rund um die Uhr operiert, was grundsätzlich gut ist, aber: Die OP-Mannschaften, also die Assistenzärzte, einige Oberärzte und mit ihnen die Pflegekräfte arbeiteten ohne Ablösung bis in die Nacht hinein. Die OP-Pflege hatte nicht etwa Schichtdienst, sondern sie musste alle Operationen über die Bereitschaftsdienste mittragen und arbeitete dann nicht die veranschlagten 50% der Dienstzeit, sondern 100%. Diese Leute waren ständig erschöpft.

Auf den Stationen gab es jeden Morgen einen Kampf zwischen den Belegärzten und uns - um die Krankenschwestern. Auf meiner Station waren die beiden Krankenschwestern im Frühdienst dem Nervenzusammenbruch nahe. In den letzten zwei Jahren waren wie bei uns Ärzten mehrere freiwerdende Pflegestellen nicht nachbesetzt worden. Morgens arbeiteten auf einer chirurgischen 40-Betten-Station zwei examinierte Schwestern und vier Schüler, die ein vierwöchiges Berufspraktikum absolvieren sollten. Die Schwestern mussten die Patienten pflegen, den Anordnungen von vier Belegärzten und zwei regulären Chirurgen Folge leisten, dazu die Visiten mit den verschiedenen Ärzten vorbereiten, und nebenbei auch noch die Praktikanten beschäftigen. Früher hatten vier examinierte Pflegekräfte und zwei Hilfsschwestern vielleicht fünf Aufnahmen und zwei Entlassungen an einem Tag erledigt. Jetzt waren 14 Aufnahmen täglich normal, von denen mindestens sechs Patienten am selben Abend wieder entlassen wurden. Je kürzer die Patienten da waren, desto häufiger mussten die Betten und Nachtschränke geputzt und zahlreiche Papiere ausgestellt werden. Zwischendrin kamen immer wieder Notfälle. Aber da waren ja noch die Schüler, die die alten Patienten wuschen, fütterten und auch die Verbände wechselten, denn wer sonst hatte dazu Zeit? Leider wussten sie nicht, was steriles Arbeiten bedeutete. Woher auch? Konnte die Pflege eigentlich noch gut funktionieren? Ich hatte großen Respekt, dass die Pflegekräfte das alles mitmachten, aber die Erklärung war banal: Viele hatten einfach Angst um ihren Arbeitsplatz.

Hinzu kam, dass zahlreiche Patientenaufnahmen zwischen 7 und 8 Uhr stattfanden, denn seit der neuen Gesundheitsgesetzgebung kamen viele Patienten nicht mehr am Vorabend, sondern erst am Morgen der Operation. Das bedeutete: Akten vorbereiten, Patienten für die OP vorbereiten, Patienten in ihrem Bett in den OP-Bereich fahren; die freien Betten mussten dann in die zentrale Bettenaufbereitung geschoben werden, die

Bettenplätze der Patienten auf der Station wurden aufbereitet, damit neue Patienten aufgenommen werden konnten und die Habseligkeiten der Patienten, die jetzt im OP waren, wurden zwischengelagert. Später würde für sie ein neuer Bettenplatz gerichtet sein. Auf der Station ging es zu wie auf einem Verschiebebahnhof.

Für manchen Patienten war der Aufnahmetag der härteste. Er hatte auf den OP-Tag gewartet, war vielleicht etwas aufgeregt, obwohl ihm alle gesagt hatten, das sei alles nicht so wild. Er musste sich jetzt morgens in einem Zweibettzimmer umziehen, das kurzfristig zu einem Vierbettzimmer geworden war, denn zwei Patienten wurden am Vormittag entlassen, er und ein weiterer Patient wurden gerade neu aufgenommen. Die Angehörigen der anderen Patienten drehten sich wenigstens um, während er sich umzog, aber so war es nicht immer. Dann kam die Schwester, um den Bauch zu rasieren, der Arzt, weil er noch etwas wissen wollte, noch ein Arzt, der einen anderen Patienten suchte, ein Pfleger, der vor der OP noch schnell einen Blasenkatheter legen wollte. Aber wer wird denn schon zimperlich sein?

8

Die bauliche Modernisierung des Felicitas schritt mit der Renovierung des Operationsbereichs zügig voran. Die Verwaltung hatte einen Plan entwickelt, wie trotz des Umbaus die Operationszahlen aufrechterhalten werden konnten. Zur Verfügung stand dafür ein gerade fertig gestellter Anbau des Krankenhauses, in dem niedergelassene Ärzte demnächst als Kooperationspartner des Felicitas untergebracht werden sollten. Neben den Praxisräumen war ein OP-Saal für ambulante Eingriffe eingeplant, der jedoch zur Zeit noch nicht voll ausgerüstet war. Alles war der Öffentlichkeit und der lokalen Presse bereits vor zwei Wochen in einer pompösen Feier mit

Sekt und kaltem Büffet vorgestellt worden. In diesen OP-Saal mussten die Chirurgen und Gynäkologen des Felicitas in den kommenden Wochen wegen des Umbaus ausweichen.

Die Probleme lagen bei dieser Planung auf der Hand. Der zentrale OP-Bereich funktionierte jetzt schon bei abgespeckter Mannschaft nur deshalb, weil Anästhesisten und Pflegekräfte in mehreren Sälen parallel arbeiteten. Die neuen Räumlichkeiten lagen verhältnismäßig weit entfernt und konnten nicht ohne weiteres von demselben Personal gleichzeitig bedient werden. Für die Gehstrecke benötigten wir wegen zahlreicher Umwege und wegen der Lage der beiden OP-Bereiche auf unterschiedlichen Stockwerken etwa 15 Minuten. Da es im neuen Bereich keine Sterilisationseinheit gab und chirurgische Reserveinstrumente nicht vorgehalten wurden, mussten die Instrumente zwischen den OP-Bereichen hin- und her transportiert werden. Dazu kam, dass die vorhandenen Desinfektionsmittelspender im neuen Bereich aus dem Etat der Praxisbesitzer bezahlt worden waren und uns deshalb deren Nutzung untersagt war. Wir mussten auf einen 1-Liter-Kanister aus dem Zentral-OP zurückgreifen.

Unter diesen Umständen setzten in den kommenden Tagen eine Reihe von Problemen und Komplikationen ein, die kaum bekannt wurden. Lediglich über den schlimmsten Fall berichtete die lokale Presse, ohne eigentlich zu wissen, worüber sie schrieb. „Junge Frau stirbt im „Felicitas Krankenhaus Ermittlungen eingeleitet", lautete die dramatische Schlagzeile. Leider war es tatsächlich so. Scholz, unser Geschäftsführer, äußerte sich zutiefst bestürzt und fassungslos, und gab bekannt, dass er die Behörden und Gutachter bei der Aufklärung voll unterstützen werde und eine lückenlose Aufklärung verlange.

Was war passiert, was nur die Insider wussten und das allen die Haare zu Berge stehen ließ, die begriffen? In dem neu genutzten Operationssaal war am Morgen des Unglückstages gegen den Widerstand von Dr. Schuhmacher eine Kniegelenksspiegelung durchgeführt worden – dahinter stand eine ultimative Aufforderung von Scholz, der Dr. Schuhmacher sich anfangs widersetzt hatte. Schuhmacher war wegen seiner ablehnenden Haltung gegenüber der Nutzung des halbfertigen OPs von der „Blonden" als altbackener unflexibler Kollege abgetan worden, und hatte sich dann dem Druck des Geschäftsführers gebeugt.

Wegen zahlreicher fehlender Instrumente, unklarer personeller Zuständigkeiten und diverser logistischer Probleme hatte die OP-Zeit um das Dreifache über dem Üblichen gelegen.

Am Nachmittag hatte Schuhmacher nach dem unangenehmen Erlebnis mit der Kniegelenksspiegelung den gynäkologischen Chefarzt vor einer Nutzung des Operationssaals gewarnt. Er sah deutlich zu viele Risiken, mit knappem Personal und unvollständiger Ausrüstung Operationen durchzuführen. Aber der Gynäkologe hatte sich ebenfalls dem Druck der Verwaltung gebeugt und eine Operation angesetzt.

Seine Oberärztin führte eine Bauchspiegelung durch und verletzte dabei eine Schlagader. Eine solche starke Blutung muss unbedingt sofort gestillt werden. Dazu braucht man starke Nerven, Glück und vor allem die richtigen Instrumente. Die Alarmkette funktionierte nicht, Chirurg und Narkosearzt waren in diesem Provisorium überfordert. Die junge Patientin geriet in einen lebensbedrohlichen Schockzustand.

Noch während der Operation war aus dem Nachbarkrankenhaus ein Gefäßspezialist hinzugezogen worden. Der hatte so ein Chaos noch nie erlebt. Alle wichtigen Instrumente mussten aus dem Zentral-OP beschafft werden, es gab zu wenig Personal, das sich um die Logistik kümmerte, es fehlten die Telefone, die Blutkonserven mussten mit Verzögerung über Privathandys geordert werden. Niemand war auf einen solch schweren Zwischenfall vorbereitet gewesen, für den in einem OP-Bereich normalerweise alle Vorkehrungen getroffen sind.

Zwar wurde die Frau halbwegs stabil auf die Intensivstation gebracht, doch war ihr Kreislauf zu lange unzureichend gewesen und die lebenswichtigen Organe hatten bereits irreparablen Schaden genommen. Sie überlebte nicht.

Am Morgen nach dem Unglück, als wir gerade erst erfahren hatten, was passiert war, stand Dr. Schuhmacher in der Morgenbesprechung. Er wirkte zermürbt, müde und traurig, war aber einigermaßen gefasst. Engelmann, die „Blonde", war nicht da.

„Herr Chefarzt", leitete Kallemann, der Dienst gehabt hatte, seinen Bericht über die nächtlichen Vorkommnisse ein, „die Frau, die gestern Nachmittag von den Gynäkologen gespiegelt worden ist, ist heute Morgen um 3 Uhr auf der Intensivstation gestorben."

Als das Schreckliche ausgesprochen war, konnte Schuhmacher seine äußere Ruhe nicht mehr bewahren. Er verlor die Fassung, nahm seine Brille ab, fuchtelte wild damit herum und schaute uns aufgewühlt an. „Ich war gestern beim Gynäkologen und habe ihm noch gesagt, dass eine Operation in diesen Räumen das Leben der Patienten gefährden kann. Gehen Sie nicht mit ihren Patienten in diesen Saal, Herr Kollege, habe ich gesagt! Als hätte ich es vorausgesehen." Er starrte einen Moment vor sich hin, dann schaute er auf und sagte mit fast tonloser Stimme: „Eines Tages musste so etwas ja passieren!"

Um den Fall „lückenlos aufzuklären", wie unser Geschäftsführer es gefordert hatte, wurde die Tote in der Gerichtsmedizin untersucht. Der Gerichtsmediziner klärte den Fall in der Tat auf, aber er beschränkte sich auf die medizinischen, ohnehin bekannten Aspekte. Eine Untersuchung der unglaublichen Zustände, die zum Tod der jungen Frau geführt hatten, fand nicht statt.

In der Industrie und der freien Wirtschaft, an deren Unternehmensphilosophie sich auch die kirchlichen Krankenhäuser gerne hängen, hätte Scholz, der Geschäftsführer, nach einem solchen Zwischenfall seinen Job an den Nagel hängen müssen. Er trug die volle Verantwortung für dieses organisatorische Desaster. Bei uns war es die Oberärztin, die ein paar Wochen später in aller Stille ging – oder „gegangen wurde". Der Familie der jungen Frau schilderte das Krankenhaus den tragischen Zwischenfall als schicksalhaften Behandlungsfehler und einigte sich mit den Angehörigen außergerichtlich. In der Lokalpresse war nie wieder etwas über das Thema zu lesen. Zurück blieben die Eltern, die ihr einziges Kind verloren hatten und ein Mann, der die junge Frau im Sommer hatte heiraten wollen.

9

Ein paar Tage später klingelte mein privates Handy, als ich gerade auf dem Weg zur Röntgenbesprechung war. Eigentlich kennt doch nur mein Mann meine Nummer, dachte ich, aber ich hatte mich getäuscht.
„Hallo Klara, ich bin es, Rick, du weißt schon, Rick Rothemundt!", sagte die mir aus der Zeit in Bruchberg bekannte Männerstimme.
„Rick?", antwortete ich, die Verbindung war leicht gestört. „Rick? Hörst du mich? Woher hast du meine Telefonnummer. Wie geht es dir?"
„Es geht mir sehr gut. Ich habe meinen Traum verwirklicht. Ich bin jetzt Abdominalchirurg, und habe eine Stelle in einem kleinen Krankenhaus bekommen, als Chefarzt."
„Wow, ich gratuliere dir!", sagte ich und dachte, das hast du verdient, Rick.
„Pass' auf, Klara, ich möchte, dass du als meine Oberärztin hierher kommst! Hörst du?"
„Wie bitte? Oberärztin hast du gesagt? Habe ich richtig gehört?" Ich konnte nicht glauben, dass er das gesagt hatte.
„Ja ja, du hast richtig gehört. Ich möchte gerne mit dir zusammenarbeiten. Ich kann dir eine Oberarztstelle anbieten."

Ich hatte mittlerweile den Röntgenraum erreicht und mindestens acht Leute schauten mich fragend an, als ich mit dem Telefon am Ohr eintrat. „Ich rufe zurück", beendete ich kurzerhand das Gespräch. „Ich bin in einer Besprechung, ich melde mich morgen bei dir, okay? Bis dann."

Als ich am nächsten Tag Zeit hatte, ging ich in unser Arztzimmer, vergewisserte mich, dass keiner zuhören konnte und rief Rick an. „Hi, hier ist Klara, jetzt können wir in Ruhe reden."

Rick war Chefarzt an einer kleinen Klinik im benachbarten Landkreis geworden, nur eine halbe Autostunde von uns entfernt. Er hatte mich seit einigen Wochen in ganz Deutschland gesucht. Das tat mir gut.

„Ich soll hier eine abdominalchirurgische Abteilung aufbauen", erklärte er. „Unser Stellenschlüssel ist nicht schlecht: ein Chef, zwei Oberarztstellen und sechs Assistenten. Hast du nicht Lust, bei mir Oberärztin zu werden? Ich möchte eine Abteilung haben, in der man gerne arbeitet. Ich glaube, wir haben es beide in Bruchberg anders erlebt, aber hier kann ich das Klima selbst gestalten, und ich kann mir gut vorstellen, das mit dir gemeinsam zu tun, was meinst du? Natürlich wird das Arbeiten hier kein Zuckerschlecken sein, aber in einem guten Arbeitsklima fällt einem vieles leichter."

„Das klingt gut, Rick" sagte ich innerlich zögernd, denn ich wollte eigentlich in Richtung Orthopädie gehen. Da das auch am Felicitas in immer weitere Ferne zu rücken schien, sagte ich zu ihm: „Rick, erstmal vielen Dank. Ich bespreche das mit meinem Mann und rufe übermorgen zurück."

Kurze Zeit darauf sagte ich zu und wir trafen uns nach einem Nachtdienst zur Besprechung, in der wir unser weiteres Vorgehen abstimmten: Schriftliche Bewerbung, Vorstellung beim Geschäftsführer und die Verhandlung meines Gehalts.

Der Tag, an dem ich mich beim Geschäftsführer von Ricks Klinik vorstellen sollte, war sehr arbeitsreich. Zahlreiche Notfälle waren zu versorgen und während ich Felix bei einer Hüftoperation assistierte, lief mir die Zeit davon. Deshalb sagte ich gegen 19.00 Uhr, „Tut mir leid, aber ich kann heute nicht noch länger bleiben, ich habe einen Termin. Kannst Du den Rufdienst reinholen?"

Ich musste zwanzig Kilometer fahren. Trotz des dichten Verkehrs schaffte ich es gerade noch. Die Sekretärin der Verwaltung führte mich in ein Konferenzzimmer, dann kam auch schon der Geschäftsführer und begrüßte mich freundlich. Er unterbreitete mir nach einigen höflichen Worten und Erklärungen ein Angebot für die zu besetzende Stelle.

Als Vergütung für meine Oberarzttätigkeit sollte ich das Gehalt eines Assistenzarztes beziehen, nicht mal das eines Facharztes. Dazu käme allerdings eine jährliche Bonuszahlung von 5000,- Euro bei Erfüllung bestimmter Zielvereinbarungen. Die Oberarzttätigkeit inklusive der kalkulierten fünfzehn Rufdienste sollten mit diesem Gehalt abgegolten sein. Ein Ausgleich für die Arbeit während der Rufdienste in Form von Freizeit sei nicht möglich, aber nachts würde ja kaum Arbeit anfallen. Das war's.

„Warum sollte ich auf ein solches Angebot eingehen?", fragte ich den Geschäftsführer ungläubig.

„Nun, Sie führen den Titel Oberärztin und Sie arbeiten mit einem Kollegen zusammen, mit dem Sie gerne arbeiten. Sie bauen gemeinsam eine Abteilung auf, und wenn die Ertragslage besser wird, bekommen Sie selbstverständlich auch bessere Bezüge. Außerdem haben wir eine Bonusregelung, über die Sie am Jahresgewinn des Hauses teilhaben".

„Aber ich würde ja weniger verdienen als jetzt", entgegnete ich. „Wie viele Tage geben Sie mir denn für Fortbildungen frei?"

„Keine, tut mir leid, das müssen Sie im Urlaub erledigen, aber Urlaub haben wir in Deutschland ja reichlich."

Tolle Motivation bis zum Nasenbluten arbeiten und im Urlaub auf Fortbildung gehen. Ich konnte es kaum glauben, wie unverschämt dieses Angebot war.

„Vielen Dank. Das scheint mir alles nicht akzeptabel, aber vielleicht habe ich einiges nicht richtig verstanden."

Wir vereinbarten, dass er mir eine schriftliche Aufstellung von meinen zu erwartenden Einkünften zukommen lassen würde.

„Da ist komplett indiskutabel!", sagte mein Mann, als ich ihm von dem Angebot erzählte. „Aber bei euch in den Krankenhäusern ist das heutzutage ähnlich wie bei uns in der freien Wirtschaft. Also schreibst du ihm am besten auf, was du willst, und wenn ihr euch nicht einigen könnt, nimmst du die Stelle eben nicht an."

Rick rief mich am nächsten Tag an und riet mir dringend, mich nicht unter Wert zu verkaufen, denn das sei für ihn auch nicht von Vorteil.

Vor meinem nächsten Treffen mit dem Geschäftsführer ließ ich mich durch den Marburger Bund beraten und legte dem Geschäftsführer dann meine Vorstellungen auf den Tisch, die er sich ansah und dann kommentierte: „Schade, mir hätte es gefallen, wenn sie bescheidener wären. Ich rufe Sie an wenn ich die Zahlen geprüft habe."

Natürlich meldete er sich nicht mehr. Drei Monate später erfuhr ich von Rick, dass er die ganze Zeit ohne Oberarzt und nur mit einem Assistenzarzt arbeitete. Nicht mal eine Sekretärin hatte er bislang bekommen. Aber die Belegung seiner Abteilung lag bei 100%. So etwas heißt im modernen Krankenhaus „in Vorleistung gehen!" Rick hatte schon jetzt die Nase voll; er sah seine Familie kaum noch und war dabei, andere Optionen zu prüfen. Die Arabischen Emirate suchten ständig fähige Operateure und zahlten etwa das Fünffache. Ein halbes Jahr später war er weg.

Die schleichende Umstellung der deutschen Krankenhäuser in kommerziell ausgerichtete Wirtschaftsunternehmen hat viel verändert. Die Politiker haben den Krankenhäusern den Geldhahn nahezu abgedreht. Trotzdem müssen die Häuser in die Gewinnzone geführt werden oder sie gehen unter. Getreu dem Prinzip, mehr Leistung mit weniger Personal zu erbringen, wurden Pflegestellen in großem Ausmaß reduziert, während die Arztstellen infolge der Konsequenzen aus der europäischen Arbeitszeitgesetzgebung aufgestockt werden mussten. Dennoch hat die Arbeitsdichte nicht nur für das Pflegepersonal, sondern auch für die Ärzte enorm zugenommen, weil das System ihnen eine wesentlich höhere Durchschleusung von Patienten und gleichzeitig eine Unmenge mehr an Dokumentation aufzwingt. Hinzu kommt, dass die neu geschaffenen Arztstellen in den Krankenhäusern keineswegs überall besetzt wurden, denn es gab von der Politik und den Kostenträgern keine ausreichende Gegenfinanzierung. Die im Krankenhaus arbeitenden Ärzte sollen in dieser Situation die gesamte Mehrarbeit möglichst umsonst machen. Zu allem Überfluss wird einer neuen Generation von Chefärzten die schier unlösbare Aufgabe zugemutet, das Personal bei der Stange zu halten. „Demotivation vermeiden" lautet ein Motto und „Identität mit dem Unternehmen entwickeln" ein anderes. Aber die neueste Entwicklung zeigt, dass die Ärzte nicht länger bereit sind, das mitzumachen. Sie streikten 2006 und erkämpften ein etwas besseres Gehalt, das allein aber vielen nicht attraktiv genug war, wenn man es mit alternativen Angeboten in der Industrie und im Ausland verglich. Aus diesem Grund stellte sich zur Zeit meiner Bewerbung um Ricks Oberarztstelle bereits ein Ärztemangel in Deutschland ein, der in den folgenden Jahren zugenommen hat.

Die neuen Chefärzte sind deutlich schlechter dran als früher. Waren sie einst Könige, finden sie sich jetzt auf den Ministerposten. Sie sind preiswerter zu bekommen, weil die vorangegangenen Jahrgänge ein großes Angebot an Chefarzt-Kandidaten erzeugt haben und verdienen folglich viel weniger als ihre Vorgänger.

Die Königskrone im Gesundheitssystem wird jetzt den ehemaligen kaufmännischen Direktoren gereicht, die sich fortan Geschäftsführer nennen und dem Krankenhausmanager nach amerikanischem Vorbild nacheifern. Die Geschäftsführerposten sind deutlich aufgewertet worden, denn in der Gesundheitsbranche entsteht ein neuer Wirtschaftszweig, das gewinnbringende Unternehmen Krankenhaus. Entsprechend verdienen die neuen Boss mehr und haben angesichts der immensen Verantwortung, die jetzt auf ihren Schultern lastet, zunehmend Verständnis für Topmanager-Gehälter. Sie leben verhältnismäßig gut, fahren Status-Automobile und verdienen ein Vielfaches des Ärztegehalts. Sie ziehen den humanistischen Arbeitsansatz der Ärzte und Pflegekräfte fest in ihr Kalkül, haben stets das wirtschaftliche Wohl des Hauses im Kopf, liegen nachts ungestört im Bett, gehen am Wochenende nach freiem Ermessen an den Schreibtisch, und wenn ihnen grobe Fehler unterlaufen, ist das nicht so schlimm, solange die Kasse stimmt. Im Unterschied zu den groben ärztlichen Fehlern kann daran grundsätzlich keiner sterben – doch Ausnahmen bestätigen die Regel!

Nicht nur die Geschäftsführer, sondern auch ihre wichtigsten Zuarbeiter in der Verwaltung, bekommen seit dieser Zeit mehr ab vom Kuchen, den die Chefärzte nicht mehr essen dürfen. Denn auch die Leiter der kaufmännischen Bereiche, der Personal- und der Finanzabteilungen wurden aufgewertet. Sie sind jetzt wichtig geworden, wo es mehr ums Geld als um die Gesundheit geht.

Vor diesem Hintergrund hatte Ricks Geschäftsführer versucht, mich kostengünstig für eine Oberarztstelle zu gewinnen. Frau, mittleres Lebensalter, örtlich gebunden. Ich hätte die perfekte preiswerte, um nicht zu sagen billige Facharbeiterin abgegeben, die er jetzt brauchte. Doch sein Angebot war mir zu mickrig, und meine Forderungen für ihn zu hoch.

10

Im Felicitas schlitterten wir indessen täglich von einer Beinahe-Katastrophe in die nächste. Keiner sagte, „es geht nicht mehr", denn alle schienen Angst um ihre Stellen zu haben. Zwar war die Arbeitslosigkeit in unserer Kleinstadt und der Umgebung relativ niedrig, doch gab es für Pflegekräfte und Ärzte wenig Alternativen. Wegen der umfangreichen Ausbildungstätigkeit der umliegenden Krankenhäuser gab es immer genügend arbeitssuchende Pflegekräfte, und meine Kollegen, viele mit Familien, wollten ihre Ausbildung nicht an einem Krankenhaus in weiter Ferne fortsetzen. Oft arbeiteten beide Ehepartner im Krankenhaus und hatten Kinder, die bereits zur Schule gingen. ‚Die Stellenangst macht uns alle korrupt', dachte ich manchmal, ‚denn wir akzeptieren alles, was uns abverlangt wird.' Auch ich hatte keinerlei Abwanderungstendenzen, so lange ich noch die Möglichkeit sah, etwas zu lernen, vor allem auf dem operativen Gebiet. Doch mein Verhältnis zur „Blonden" war angespannt, und die Unfallchirurgie hatte ohnehin nicht mehr viel zu melden.

Eines Morgens kam eine junge Privatpatientin, die von der „Blonden" operiert werden sollte. Ich war gerade in der Aufnahme eingeteilt. Nach der körperlichen Untersuchung besprach ich mit ihr ausführlich die geplante Operation und kontrollierte, ob alle Befunde vorlagen und die noch ausstehenden Untersuchungen alle auf den Weg gebracht worden waren. Zwischen den Papieren lag der Anforderungsschein für eine Röntgenaufnahme des Brustkorbes. Da die Patientin lungengesund und jung war, sah ich keinen Grund für diese Untersuchung und warf den Anforderungsschein deshalb in den Papierkorb. Viele Untersuchungen wurden routinemäßig durchgeführt, und es passierte schon einmal, dass die Krankenschwestern mehr vorbereiteten als notwendig war. Aber hier hatte ich mich geirrt, denn ein paar Stunden später wurde ich zur „Blonden" zitiert.

„Frau Ostmüller, können Sie mir bitte einmal erklären, warum Sie meine Röntgenanforderung für Frau Mittinger vernichtet haben?" Sie zog ihre Augenbraue hoch. Die netzstrumpfbedeckten Beine hatte sie lässig übereinander geschlagen.

„Ja, natürlich", erwiderte ich. „Ich habe bei Frau Mittinger anamnestisch keinen Hinweis auf eine Lungenerkrankung gefunden, sie hat nie geraucht, sie hat keine Beschwerden, und bei der auskultatorischen Lungenuntersuchung habe ich keine unnormalen Atemgeräusche festgestellt. Nach unseren hausinternen Leitlinien ist eine Röntgenuntersuchung der Lunge deshalb nicht erforderlich. Außerdem", fügte ich hinzu, „hatte ich nicht gesehen, dass die Anforderung von Ihnen kam, denn sie war nicht unterschrieben."

Mein kritischer Umgang mit der Anforderung von Röntgenaufnahmen kam nicht von ungefähr. Alle zwei Jahre, so schrieb die Bundesärzteammer es mittlerweile vor, mussten wir Ärzte – übrigens auf eigene Kosten – unseren Fachkundenachweis Strahlenschutz aktualisieren. Das bedeutete einen mehrstündigen Kurs an einem freien Wochenende für schlappe 100 Euro oder mehr. Als Begründung hatte die medizinisch-administrative Lobby der Radiologen angeführt, dass ständig zu viele Röntgenuntersuchungen angeordnet würden und deshalb viele Patienten unnötig den Gefahren der Strahlenbelastung ausgeliefert seien. Mag sein; jedenfalls verdienten mittlerweile auch schon private Klein-Unternehmen an diesen Kursen, denn welcher Arzt musste nicht ab und an Röntgenuntersuchungen anfordern. Nicht selten waren die Gesellschafter dieser Klein-Unternehmen zufällig auch Radiologen an irgendeinem Krankenhaus. Wenn überhaupt jemand von diesen Kursen profitieren sollte, dann vielleicht solche Patienten wie Frau Mittinger, bei der es keinen Grund für eine Röntgenuntersuchung der Lunge gab. Aber zurück zur „Blonden".

„Ich habe die Expertise, Frau Ostmüller". Das Wort „Expertise" zählte zu ihren liebsten, denn sie zog ihre vermeintliche Erfahrung für nahezu alles heran, was eine medizinische Begründung forderte. Ich konnte es mittlerweile nicht mehr hören. „Wenn ich eine Röntgenuntersuchung anfordere", fuhr sie fort, „dann habe ich mir dabei etwas gedacht. Ich kenne Frau Mittinger seit mehreren Jahren. Ich weiß, dass sie vor acht Jahren geraucht hat, oder zumindest jemand in ihrer Umgebung."

Ihre Sätze hatten mittlerweile einen Ton angenommen, der keinen Widerspruch duldete. Dennoch wagte ich es.

„Ich habe die Dame untersucht, sie sagte, sie rauche nicht und sie habe keine Lungenbeschwerden. Deswegen sah ich keinen Grund, den Röntgenschein zu unterschreiben."

Dabei fragte ich mich, ob sie den Schein ohne weitere Überlegungen zu den Untersuchungsanforderungen gelegt hatte oder ob es eine Rolle spielte, dass die Frau privat versichert war. Aber sie ging gar nicht weiter auf mich ein.

„Füllen Sie sofort einen neuen Röntgenschein aus, Frau Ostmüller. Ich erwarte von einem Mitarbeiter, der hier arbeiten möchte, dass er loyal ist! Damit ist unser Gespräch beendet", sagte sie nur und damit war klar, dass es hier am Haus für mich keine Zukunft mehr gab.

11

Glücklicherweise musste ich einige Wochen später einen Teil meines Jahresurlaubs nehmen und sah die „Blonde" und meine Kollegen erst nach mehreren Tagen zur Morgenbesprechung wieder. Vielleicht, dachte ich, liegt es an meiner Erholung, als ich die Kollegen einen nach dem anderen noch ausgelaugter und trauriger aussehend fand als sonst. Sie waren sehr schweigsam und redeten kaum, aber bevor ich fragen konnte, was denn los sei, betrat Engelmann mit wehendem, wie immer aufgeknöpften Kittel in Begleitung des „Stummen" den Raum. Dr. Schuhmacher und Winkler-Beck fielen dagegen durch Abwesenheit auf. Die „Blonde" war ganz in ihrem Element und schien voll frischer Energie zu sein, die samt lila Reizwäsche aus ihrem Ausschnitt quoll. Mit Elan und betonter Lässigkeit verlas sie die Programmänderungen des OP-Plans.

„Zwei lapski Galle", hörte ich sie sagen und zuckte unwillkürlich zusammen. Sie nutzte dieses russisch klingende „lapski" gerne anstelle des korrekten Begriffs „laparoskopisch", mit dem das Schlüssellochverfahren für bestimmte chirurgische Operationen gemeint ist. Ich mochte das aus unerfindlichen Gründen nicht und diese schnoddrige Art steigerte meine Abneigung gegenüber der „Blonden" nur noch. ‚Alles emotional und typisch Frau', kommentierte mein Mann. Während ich darüber sinnierte, kam die schreckliche Nachricht und zwar von Huber, der sich für die Besprechung zwischen mich und das Ultraschallgerät gequetscht hatte.

„He, Klara", flüsterte er mir zu, „weißt du schon, dass Winkler-Beck vor zwei Tagen mit sofortiger Wirkung entlassen wurde?" Er schien fast zu heulen.

Ich war wie vom Donner gerührt und die weiteren Worte der „Blonden" gingen völlig unter, ohne dass ich noch irgendetwas mitbekam. Kaum dass die Besprechung zu Ende war, zog ich Huber in den benachbarten Raum und ließ mir alles erzählen.

„Erinnerst du dich?", fing er an. „Bevor du in Urlaub gegangen bist, hast du diese demente, bettlägerige 87-jährige Patientin auf Deiner Station gesehen, die wegen ihrer Zuckerkrankheit offene Wunden an beiden Füßen hatte."

Die ganze Patientengeschichte kam mir sofort in Erinnerung. Wegen multiresistenten Keimen in den Wunden, hatten wir die alte Dame isolieren müssen.

„Ja, ich erinnere mich", sagte ich. „Felix hatte die Indikation für eine Amputation des einen Fußes gestellt und die Patientin aus Hygienegründen an das Ende des OP-Plans gesetzt. Ich weiß das noch, weil ich neben ihm stand, als er die Daten telefonisch an den OP zur elektronischen Dokumentation weitergab. Und?"

„Im OP lief an dem Tag mal wieder der tägliche Wahnsinn", fuhr Huber fort, „Winkler-Beck operierte seit dem Morgen zuerst am einen, dann am anderen, dann am nächsten Tisch." Dieses Springen des Operateurs vom einem zum anderen Tisch nannten wir übrigens „Surfen", das Springen von einer Welle zur nächsten ohne zu wissen, was da kam, denn der Operateur kannte keineswegs alle Patienten persönlich, sondern operierte, was auf dem Plan stand.

„…na ja und dann kam er abends in den OP, in dem die alte Frau mit ihren verbundenen Beinen lag. Wegen der Keime waren die Verbände nicht entfernt worden und so wurde die in der OP-Dokumentation aufgeführte Seite abgedeckt und abgewaschen. Dann hat Winkler-Beck das Bein amputiert, aber es war die falsche Seite!"

Ich war einen Moment lang sprachlos, dann fragte ich nach: „Moment mal, es waren doch beide Beine befallen gewesen. Das eine zwar mehr als das andere, aber das Bein hätte auch bald amputiert werden müssen, oder nicht?"

„Ja ja, das stimmt wohl," antwortete Huber, „aber primär war es nun einmal das falsche Bein, und die Geschäftsführung hat die Möglichkeit sofort genutzt, Winkler-Beck loszuwerden, wenn du mich fragst. Das wollten sie ohnehin schon länger, seit er sich für uns eingesetzt hat. Einfach entlassen, mit sofortiger Wirkung. Ohne Anspruch auf Entschädigung."

„Moment, Moment", warf ich ein. „Wo leben wir denn? Das ist hier ein Rechtsstaat. Sie können ihn doch allenfalls suspendieren und eine Untersuchung einleiten. Dann würde jedenfalls einmal herauskommen, dass die OP-Leute und die Ärzte permanent übermüdet sind. Und wie ist es eigentlich zu dem falschen Eintrag in der OP-Dokumentation gekommen? Felix hat die Daten doch richtig durchgegeben, oder?"

„Weiß ich nicht", antwortete Huber resigniert. „Felix wurde erstmal als Nachfolger von Winkler-Beck eingesetzt, der wird sich an gar nichts mehr erinnern wollen, nehme ich mal an. Er ist jetzt Oberarzt, weil er das Maul hält und alles mitmacht. Und er macht alles mit. Er ist völlig durchgeknallt und möchte jetzt plötzlich von uns allen gesiezt werden. Mein Gott! Es ist zum Kotzen!"

„Er hat die Oberarztstelle übernommen? Wie kann er nur? Winkler-Beck ist doch sein Förderer, er hat ihm alles beigebracht, und außerdem sind die beiden seit 15 Jahren befreundet!?"

„Ja, aber du merkst doch selbst", fuhr er fort, „dass er sich seit März komplett verändert hat. Ich glaube, er ist heimlich in die „Blonde" verknallt. Egal, was du sagst, er erwidert immer: Sie will doch für uns nur Gutes und sie ist eine so nette Frau. Der hat sie doch nicht alle. Außerdem wissen wir nicht, was ihm von Scholz und Engelmann alles versprochen worden ist. Jedenfalls rennt er jetzt herum, biedert sich an und spricht ständig von seiner Unfallchirurgie und seinen Fallzahlen, völlig durchgedreht."

Noch am selben Tag hatte ich einen überraschenden Termin bei der „Blonden". Kaum hatte ich ihr Büro betreten, legte sie los. „Sie sind mittlerweile ja wahrscheinlich darüber informiert, was mit Herrn Winkler-Beck passiert ist. Ich bitte Sie im Interesse unseres Kollegen, dass Sie Stillschweigen über diese Geschichte wahren. Haben Sie mich verstanden? Sie können jetzt wieder an die Arbeit gehen." Damit war ich auch schon wieder entlassen.

„Frau Fliegner", sagte ich draußen zur Sekretärin von Dr. Schuhmacher, „ich möchte mit dem Chef noch heute dringend sprechen, ist das möglich?" Es war möglich. Eine Stunde später saß ich ihm gegenüber. „Chef, haben Sie nichts unternommen?

Dr. Winkler-Beck ist doch Ihr Zögling. Er ist ein guter Mensch, er ist ein guter Operateur! 16 Jahre tadellose Arbeit!"

„Ich kann nichts tun!", erwiderte er müde und resigniert. „Meine Frau und ich sind auch verzweifelt! Aber es lässt sich nicht wegdiskutieren. Er war der Verantwortliche. So etwas darf einfach nicht passieren, er muss als Operateur die Angaben in der OP-Dokumentation kontrollieren. Das hat er nicht gemacht, daran führt kein Weg vorbei. Auch wenn einer stundenlang ohne Pause operiert hat. Mir ist das ja früher auch nicht passiert."

„Aber Dr. Schuhmacher, entschuldigen Sie, wissen Sie denn eigentlich, wie die Arbeit der Assistenten und Oberärzte sich gegenüber früher geändert hat? Sie tragen kein Telefon bei sich, das dauernd läutet! Sie wissen nicht, dass Dr. Winkler-Beck seit langem der einzige Ansprechpartner für uns ist, von dem wir uns ernst genommen fühlen und der sich um unsere Belange kümmert. Er operiert seit Wochen wie ein Blöder - Tag und Nacht - und kommt kaum zum Luftholen. Er konnte nach seinen Diensten in der letzten Zeit kein einziges Mal nach Hause gehen, sonst wäre hier doch nichts mehr gelaufen. Alle haben sich mit ihren Problemen an ihn gewandt; als Sie in der letzten Zeit öfter weg waren, hörte sein Telefon gar nicht mehr zu klingeln auf."

Ich wurde langsam wütend und er wurde ungehalten, aber er war mir nicht ernsthaft böse. „Dann hätte er das Telefon eben mal ausstellen müssen." Seine Stimme klang aufgeregt und er nahm in gewohnter Weise seine Brille ab, um wild damit zu gestikulieren.

„Nein", schrie ich ihn aufgebracht an. „Das konnte er nicht! In der Ambulanz sitzt doch meistens ein blutiger Anfänger, der sich die Hosen voll macht, wenn er seinen Oberarzt nicht erreicht! Das ist kein Zuckerschlecken und Dr. Winkler-Beck weiß das! Er lässt die jungen Kollegen nicht im Stich." Meine Stimme überschlug sich beinah vor Wut und Enttäuschung.

Schuhmacher blieb dabei: „Es lässt sich nicht wegdiskutieren. Ich habe mich vor einem Monat hingestellt und der Geschäftsführung gesagt, dass er der Beste ist, den wir haben und dass er mein Nachfolger werden muss. Jetzt sagen alle, es sei doch offensichtlich, dass ich mich getäuscht habe. Ich kann nichts mehr für ihn machen."

Nach diesem Gespräch hatte ich genug von diesem katholischen Krankenhaus mit seinem Mythos von der Nächstenliebe, mit seiner Doppelmoral, seinem Duckmäusertum, seinen hohen Ansprüchen an die Menschlichkeit, an das Herz und an die Liebe, alle diese Phrasen, hinter denen nichts steckte. Einen Tag später bat ich nochmals um ein kurzes Gespräch und teilte Dr. Schuhmacher mit, dass ich kündigen werde.

„Wenn unser Vorgesetzter nicht hinter uns steht, sehe ich mich nicht mehr in der Lage, hier weiter zu arbeiten", traute ich mich vor, aber er blieb ruhig. Statt mich böse anzusehen oder mir die Tür zu weisen, zwinkerten seine blauen Augen mich fast belustigt an und er erwiderte nur: „Ich verstehe Sie ja, Frau Kollegin. Schade, ich habe gerne mit Ihnen gearbeitet."

Ich wurde aus diesem alten Fuchs nicht schlau. Ob er noch etwas in der Hand hatte? Ob er schon dabei war, Fäden zu ziehen und für Dr. Winkler-Beck eine Option in der Tasche hatte? Nichts dergleichen war der Fall. Winkler-Beck saß kurz vor Weihnachten mit Frau und zwei Kindern auf der Straße, die Entlassung wurde auf Druck seines Rechtsanwalts wenigstens noch in eine Suspension und einvernehmliche Vertragsauflösung mit kleiner Abfindung umgewandelt, und er war mit sich und der Welt fertig. Aus dem Krankenhaus der Nonnen kam nichts, keine Hilfe, kein tröstendes Wort, kein Zeichen der Nächstenliebe.

12

Unmittelbar nachdem ich Dr. Schuhmacher meinen Entschluss mitgeteilt hatte, ging ich in unser Arztzimmer und packte meine Sachen. Da ich noch eine stattliche Anzahl an

Resturlaubstagen hatte, konnte ich sofort gehen. Meine Kollegen waren fassungslos und gleichzeitig begeistert, aber nachzumachen traute sich das keiner. Sie hatten keinen Partner mit gutem Einkommen so wie ich, und sie standen alle noch am Anfang ihrer Laufbahn – mit Ausnahme von Felix, der sich mit der Übernahme der Oberarztfunktion von Winkler-Beck hatte bestechen lassen.

Im nächsten Schritt beabsichtigte ich den Personalschef zu informieren, dem ich meine sofortige Kündigung und die Gründe hierfür in einem Gespräch unter vier Augen mitteilen wollte. Er habe heute leider keine Zeit mehr, sagte Herr Frenkel am Telefon durchaus nicht unfreundlich, als ich ihn ohne Gründe zu nennen um ein dringliches Gespräch bat, aber wenn es sich um eine Herzensangelegenheit handele, könne ich ihn zwischen 11.30 und 12.00 Uhr in der Cafeteria treffen.

Es war Mittagszeit, er und mindestens weitere 60 Hausangestellte und Patienten saßen beim Essen. Es war das erste Mal, dass ich ihn sah, seit er uns im Gespräch mit dem Geschäftsführer abgekanzelt hatte, als es um unsere nicht mehr zählbaren Überstunden gegangen war. Da saß er mir gegenüber - ein weichlich aussehender, rosig wohlgenährter Büromensch, der mit seinem Doppelkinn an einem Stück Fleisch kaute. Herr Frenkel sah nicht aus wie jemand, der wusste, was es hieß, 24 Stunden lang durchzuarbeiten und sich in dieser Zeit noch mit Entscheidungen zu befassen, bei denen es manchmal um Leben und Tod ging. Sollte ein Personalchef nicht wissen, unter welchen Bedingungen die Menschen, die er verwaltet, ihre tägliche Arbeit verrichten, unter welchen Belastungen sie das tun?

„Was möchten Sie mir denn sagen?"

„Was mit Herrn Dr. Winkler-Beck gemacht wurde", redete ich erregt auf ihn ein, „ist mehr als ungerecht und ich bin damit nicht einverstanden. Deshalb kündige ich und nehme ab sofort den mir zustehenden Resturlaub. In einem Krankenhaus, in dem die Vorgesetzten nicht hinter dem Personal stehen und in dem der einzige Oberarzt, der auch etwas für die Assistenzärzte getan hat, rücksichtslos fallen gelassen wird, möchte ich nicht mehr arbeiten!"

Herr Frenkel war rot angelaufen, vermutlich, weil ich immer lauter wurde und die Leute an den anderen Tischen interessiert zu uns rüberschauten. „Ja, ich verstehe –", begann er mit gedämpfter Stimme, aber ich fuhr ihm ins Wort.

„Ich glaube, ehrlich gesagt, Sie verstehen gar nichts, Herr Frenkel. Wenn die Verwaltung etwas vermurkst, dann wird das vertuscht; wenn uns etwas passiert, dann werden wir fristlos gekündigt. Einen erstklassigen Operateur wie Dr. Winkler-Beck zu entlassen, bloß weil ihm völlig überarbeitet ein Fehler unterlaufen ist, das ist unmöglich! Und die Verträge von guten Mitarbeitern nicht zu verlängern, uns Ärzte auszudünnen, dass wir vor lauter Diensten nicht mehr wissen, wo uns der Kopf steht, wohin soll das führen? Was ist das für ein Haus mit christlichem Leitbild, in dem alle Mitarbeiter wie eine Gans ausgenommen werden? Wichtig scheint Ihnen doch nur, dass Geld in die Kasse kommt, oder etwa nicht?"

Er schaute mich auf diese Frage hin irritiert an und schien nach einer passenden Antwort zu suchen, doch anscheinend fiel ihm keine ein. Stattdessen spitzte er mit einem Mal, als hätte er eine Idee, seine Schweinsöhrchen und fragte neugierig: „Was hat die Verwaltung denn vermurkst, Frau Doktor Ostmüller?"

„Na, Herr Frenkel, wissen Sie denn vielleicht gar nicht, dass in unserem halbfertigen OP-Saal eine junge Frau verblutet ist, weil die Verwaltung in ihrem Sparwahn zu viele Fachkräfte wegrationalisiert hat? Weil die Ärzte ultimativ aufgefordert wurden, diesen OP-Saal zu nutzen, obwohl ein erfahrener Chefarzt vor dessen Nutzung eindringlich gewarnt hatte? Oder wollen Sie mir vielleicht erzählen, das hätten die Ärzte vermurkst? Nein, das ist ein Organisationsverschulden der Geschäftsführung oder was meinen Sie?"

„Ich verstehe Sie, ich verstehe, reden Sie doch nicht so laut, ich verstehe schon", erwiderte er völlig verdattert von der Heftigkeit und Lautstärke meines Auftretens und probierte mich zu beschwichtigen. Aber ich war nicht mehr zu bremsen.

„Sie verstehen gar nichts und anscheinend wollen Sie auch gar nichts verstehen. Wissen sie eigentlich, was sie sind? Sie sind ein Arschloch!"

„Ja ja, ich verstehe sie selbstverständlich", murmelte er und er tat mir mit einem Mal fast leid, weil er wirklich gar nichts verstand. Ich hatte ihn schwer beleidigt und beschimpft, aber er war es nun einmal gewesen, der maßgeblich mit dafür gesorgt hatte, dass der Personalstamm verkleinert worden war. Er hatte alle unsere Bitten und Vorschläge zur Reduktion unserer Überstunden als unbegründet abgeschmettert, er war dabei gewesen, als Winkler-Beck unsere Überstundenstatistik vorgelegt hatte, und er hatte Winkler-Beck in der Besprechung damals abgekanzelt. Jetzt hatte er offenbar der fristlosen Kündigung keinerlei Einhalt geboten, obwohl er über deren fragwürdigen Charakter Bescheid wissen musste. Schließlich war er doch der Fachmann für Personalangelegenheiten und hatte sich auch fürsorglich um uns zu kümmern. Aber was machte dieser Mann? Er machte alles mit, was uns und damit unsere Patienten in immer größere Gefahren trieb. Und nun war schon zweimal etwas passiert, was nicht hätte passieren dürfen. Er trug eine nicht unerhebliche Mitverantwortung an diesen tragischen Geschicken. Aber die Ärzte und das Pflegepersonal, nicht Leute wie er, wurden zur Rechenschaft gezogen und das wusste er ganz genau.

Ich konnte nicht weiter mit diesem Pudding sprechen, verließ die Cafeteria, packte meine Sachen und verabschiedete mich von den Schwestern, die meine Begründung fassungslos zur Kenntnis nahmen.

„Ich bin wieder beschäftigungslos", begrüßte ich abends meinen Mann.

„Na prima", antwortete er. „Immer wieder mal was Neues."

13

Am nächsten Abend saß ich bei Winkler-Becks in der Küche. Der Schock saß tief. Jonas saß schlaff mit geröteten Augen auf einem Stuhl und redete kaum. Er hatte sich seit drei Tagen mit Alkohol zu betäuben versucht, kaum etwas gegessen, aber er war völlig nüchtern.

„Warum hast du nicht über einen Anwalt eine Untersuchung der Sache eingefordert?", fragte ich ihn.

„Ach, das hat doch gar keinen Sinn. Die Verwaltung sagte, dass es einzig und allein mein Fehler war und das ist wahr; keiner kann mir diese Verantwortung abnehmen. Das ist nun mal so!", antwortete er mit belegter Stimme und starrte betrübt ins Leere.

„Hör'auf, das stimmt doch gar nicht!", protestierte ich. „Das darfst du nicht so einfach sagen! Überleg' doch mal, unter was für Umständen du gearbeitet hast und was alles zu diesem Fehler beigetragen hat."

Er war der Situation völlig ausgeliefert und hatte sich wie ein niedergestreckter Boxer seinem Schicksal ergeben. Das war bitter. Er war ein Macher, jemand, der von morgens bis abends Entscheidungen traf, einen Willen hatte und den ich für resistent, kräftig und selbstbewusst hielt. Jetzt aber war er zusammengesackt und in seinen Schuldgefühlen verloren.

Ich versuchte dagegen zu halten. „Mensch Jonas, du bist ein exzellenter Operateur, nicht viele verfügen über dein Können. Du bekommst überall eine Stelle. Du bist doch derjenige, der operieren kann. Die anderen steckst du locker in die Tasche! Mein Gott, du kannst dich doch nicht so einfach aufgeben!"

„Nein, ich bin nicht gut. Ich mag nicht mehr. Ich möchte gerne den Job wechseln. Ich glaube, ich kann nicht mehr operieren", entgegnete er traurig, mit so gequälten Gesichtszügen, daß seine Frau und ich uns erschrocken anschauten.

„Jonas", redeten wir auf ihn ein „sag doch nicht so was, du kannst zum Beispiel im Ausland viel Geld verdienen. In England und Skandinavien suchen sie Leute wie dich. Und vielleicht ist es ganz gut, dass so etwas jetzt passiert ist. Die hätten dich doch die nächsten drei Jahre nur ausgenutzt. Nach Schuhmacher hätten sie dir einen habilitierten Nichtskönner vor die Nase gesetzt. Jetzt ist zwar Land unter, aber das ist doch eine Chance, aus diesem falschen Verein auszusteigen. Das Leben meint es doch meistens gut mit dir!"

Er konnte das nicht aufnehmen und sah elend aus. Ich bekam Angst, dass er anfangen würde über Selbstmord nachzudenken. Weil ich ihm nicht recht erklären konnte, dass auch schlechte Sachen etwas Gutes an sich haben, begann ich ihm und seiner Frau eine Geschichte zu erzählen, die mich selbst einmal getröstet hatte:

„Es war einmal ein alter Mann, in einem kleinen Dorf, dessen einzige Reichtümer waren zwei wunderschöne Pferde, die auf der Koppel grasten. Eines Nachts drangen Wildpferde in die Koppel ein. Die zwei Pferde folgten der Herde in die rauen Berge. Am folgenden Morgen fand der alte Mann nur noch die abgerissenen Halfter. Er schaute sie lange an, und dann ging er heim und rauchte ruhig eine Pfeife. Die Dorfbewohner, die von dem Verlust gehört hatten, kamen vorbei und bejammerten ihn. ‚Was für ein Unglück ist dir widerfahren, du armer Mann, dass dein ganzes Hab und Gut weg ist?', fragten sie.

Er aber nahm die Pfeife aus dem Mund und fragte nachdenklich: ‚Seid ihr sicher, dass ich unglücklich bin? Ich bin es nicht!'

Nach fünf Tagen kamen die ausgerissenen Pferde zurück und brachten zehn Wildpferde mit, mit denen sie fortan gemeinsam auf der Koppel grasten.

Nun gingen die Dorfbewohner wieder zu dem alten Mann. Diesmal bewunderten sie ihn. ‚O welch großes Glück du hast, dass du auf einmal du so reich geworden bist. Wie beneidenswert du doch bist!'

Diesmal fragte der alte Mann: ‚Seid ihr sicher, dass ich glücklich bin? Ich bin es nicht!'

Einen Monat später fiel der einzige Sohn des Mannes beim Einreiten der Wildpferde aus dem Sattel und brach sich ein Bein. Der Knochen heilte zwar, aber fortan hinkte der junge Mann.

Und wieder besuchten die Dorfbewohner den alten Mann, um ihn zu bedauern: ‚O du armer Mann, dein einziger Sohn, die Stütze deines hohen Alters, ist ein Krüppel geworden. Was für ein schreckliches Unglück.'

Er aber erwiderte nur ‚Seid ihr sicher, dass ich unglücklich bin? Ich bin es nicht!'

Zwei Jahre später brach ein großer Krieg mit dem benachbarten Land aus. Alle gesunden Jungen aus der Dorfgemeinschaft wurden zum Militär einberufen. Alle, außer dem Krüppel."

„Ich will damit nur sagen", ergänzte ich das Erzählte, „dass das Schicksal es vielleicht gut mit dir meinte, Jonas, egal wie schmerzhaft das im Moment alles ist. Du hättest vielleicht niemals aufgehört bei denen zu arbeiten, wenn diese schlimme Sache nicht passiert wäre, und wenn du dort ausgelaugt und unbrauchbar geworden wärst, hätten sie dich wahrscheinlich so oder so rausgeekelt."

Wir schwiegen alle, bis Jonas' Frau sagte: „Jetzt brauche ich einen Ramazotti!" So saßen wir ruhig da und tranken, bis der Ramazotti langsam wirkte.

„Wie seid ihr eigentlich mit dem Krankenhaus verblieben?", fragte ich nach einer Weile.

„Die Geschäftsführung hat gestern eine Lohnfortzahlung für sechs Monaten angeboten, wenn ich Stillschweigen bewahre und auf weitere juristische Schritte verzichte", antwortete Winkler-Beck und klang mit einem Mal völlig ernüchtert. „Ich habe angenommen; wir müssen ja irgendwie weiterleben. Ich habe Schulden mit dem Haus, und ich habe eine Familie, die ich durchbringen muss! Ich habe zwei Kinder, die in die Schule gehen. Was soll ich machen?"

Seine Worte hatten die Frau wieder völlig unruhig gemacht; sie war aufgesprungen und rannte in der Küche hin und her. „Es kann nicht sein, ich bin vor den Kopf gestoßen, ich kann es nicht fassen!", sagte sie verzweifelt, „16 Jahre Arbeit und dann wirst du rausgeworfen wie ein Hund. Ich glaube es nicht. Ich kann nicht glauben ... das ist ein christliches Haus ... die Nonnen kennen dich seit Jahren, du hast einige von ihnen operiert."

Die Frau von Jonas Winkler-Beck hatte ich bis dahin kaum kennen gelernt, denn wir hatten wenig Zeit für private Kontakte gehabt. Sie war ihrem Mann in diesen Tagen der Selbstzweifel trotz ihrer eigenen Existenzängste eine echte Stütze, ohne die er untergegangen wäre. Noch während die Dezembertage zäh und scheinbar hoffnungslos dahin zogen und sich kein Licht am Horizont abzeichnete, erzählte sie mir eines Abends die tragische Geschichte ihres Mannes aus ihrer Sicht.

Jonas war damals jung und sehr religiös, als ihm diese Oberarztstelle angeboten wurde. Anfangs sehnten sich beide manchmal zurück nach ihrem alten Zuhause. Doch die Menschen in der neuen Umgebung machten ihnen den Anfang einfach. Schon bald war es ihnen leicht ums Herz und sie fühlten sich wohl. Die Schwestern freuten sich mit ihnen, als das erste Kind der beiden im kleinen Krankenhaus des Ordens das Licht der Welt erblickte und schon bald darauf das zweite Kind kam. Jetzt waren sie eine kleine glückliche Familie.

Er war Arzt aus Berufung und er arbeitete auch, wenn er gar nicht hätte arbeiten müssen. Oft war sie mit den Kleinen allein zu Hause, doch sie akzeptierte seine Berufung.

Zur Facharztprüfung wünschten ihm alle Glück und die Schwestern beteten für ihn. Er war jetzt Chirurg. Die Bande in der Klinik wurden stärker, denn er übernahm Verantwortung.

Als die Zeit kam, sich neuen Aufgaben zu stellen, nahm er sich ein Jahr frei und fuhr jeden Tag in ein Krankenhaus in einer anderen Stadt, wo er zum Unfallchirurgen ausgebildet wurde. Nebenbei kaufte er für sich und seine Familie ein altes Haus und machte Schulden. Das Häuschen war bald eingerichtet, die Kinder wurden größer, und das Leben nahm seinen Lauf.

Neue Operationstechniken wurden eingeführt, eine Intensivstation wurde eingerichtet, spezielle Sprechstunden geschaffen. Die Arbeit nahm zu, die Verantwortung wurde größer. Das Rad der Arbeit begann sich unaufhörlich schneller zu drehen: Arztbriefe, Gutachten, Operationen klickklack, Zertifizierung, Umbauplanung, Operationen klickklack Hygienesitzungen, Stationsbesprechungen, Operationen klickklack, Sitzungen, Nachtdienste, Notarztdienste, Operationen klickklack.

Einmal folgte den guten Jahren ein schlechtes Jahr. Der Großvater starb und die Frau wurde krank. Sie wurde ein-, zwei-, dreimal operiert, und Jonas hatte große Sorge, dass sie sterben würde. Alle hielten ihm den Rücken frei, damit er sich um die Kinder kümmern und sie beruhigen konnte. Die Krankenschwestern, die Nonnen und die Kollegen, sie alle sorgten im Krankenhaus für die Frau und stützten den Mann. Eine helfende Hand hier, ein offenes Ohr dort, eine Geste, ein Gebet. Das ist doch selbstverständlich, sagten sie alle. Es dauerte nicht lange, die junge Frau begann sich zu erholen und wurde mit Gottes Hilfe langsam wieder gesund.

Jonas wurde älter. Er nahm noch mehr Verantwortung an und arbeitete noch mehr, aber er blieb zufrieden. Die Kinder gingen zur Schule, sie kümmerte sich um das Haus und arbeitete wieder, und wenn er nach Hause kam, unterhielten sie sich darüber, wie gut es ihnen doch ging.

Das Krankenhaus und die Nonnen hatten dem Wandel der Zeit lange widerstanden und sich mehr um die Menschen als um das Geld gekümmert. Aber das konnte so nicht weitergehen, sagten die Kirchenmänner. Sie holten einen Kaufmann als Geschäftsführer, damit er ihnen helfe, das kleine Krankenhaus vor der Schließung zu bewahren.

Der Geschäftsführer beschaffte Geld von den frommen Politikern, die am Sonntag immer in die Kirche gingen, er modernisierte und er sparte. Er ersetzte die Mitarbeiter nicht mehr, die in den wohlverdienten Ruhestand gingen, und den einen oder anderen entließ er auch, wenn er einen Grund fand. Die Politiker und die Kirchenmenschen merkten das wohl, aber sie freuten sich, denn ein Retter war gekommen. Selbst aus der fernen Hauptstadt kam Unterstützung, denn auch dort waren Politiker, denen das Krankenhaus am Herzen lag. Sie gaben großzügig Geld. So konnte das Krankenhaus umgebaut und sogar vergrößert werden. Aus dem kleinen Krankenhaus der Nonnen wurde nun ein größeres, modernes Krankenhaus.

Der Geschäftsführer verlangte, daß alle mehr arbeiten, um das Krankenhaus zu retten. Natürlich half auch Winkler-Beck, wo er konnte. Soviel Energie hatte er in dieses Krankenhaus gesteckt, und auch seine private Zukunft hing daran. „Eines Tages kann ich die Abteilung übernehmen", sagte er zu seiner Frau. Das war mit seinem Chef so besprochen worden. Aber der Geschäftsführer wollte lieber Chefärzte haben, die wichtige akademische Titel führten und mit deren Bild er in der Zeitung werben konnte. Zwar nannten die Nonnen den Mann „unseren Doktor". Sie hatten ihn ins Herz geschlossen und auch die Patienten liebten ihn. Doch auf den Fotos für die Zeitung war Jonas nicht so attraktiv, nicht so spektakulär wie die Chefärztin, die gerade für eine andere Abteilung eingestellt worden war.

Der Geschäftsführer freute sich, dass so viel Arbeit mit so viel Liebe und Herz und ohne Klagen erledigt wurde und das Krankenhaus endlich wieder Geld verdiente. Denn auch der Geschäftsführer musste Geld verdienen, baute er sich doch gerade ein schönes Haus und wollte erfolgreich sein.

Jetzt machte Jonas diesen Fehler mit der alten Patientin. Als der Geschäftsführer noch in derselben Nacht erfuhr, was vorgefallen war, wurde er sehr böse. Hatte er, der Geschäftsführer, sich nicht selbstlos für das Wohl des Krankenhauses eingesetzt? Hatte er nicht das Krankenhaus erfolgreich gemacht? Das sollte jetzt in Gefahr sein? Außerdem wollte er Jonas sowieso loswerden. Wer war Jonas schon? Ein Arzt ohne wichtige Titel, der obendrein keine schönen Kleider trug. So dachte sich der Geschäftsführer. Er kannte keine Gnade, obwohl Weihnachten vor der Tür stand. Als die Nonnen von Jonas Mißgeschick erfuhren, unternahmen sie nichts. ‚Wir verstehen davon doch nichts,' murmelten sie brav.

14

Dr. Winkler-Beck war verzweifelt. Weder die Kollegen noch ich wussten, wie wir ihm helfen konnten. Wir waren zutiefst entrüstet, wie mit ihm umgegangen wurde, denn er war ja gleich fristlos entlassen und nicht - wie in solchen Fällen eigentlich üblich - erst einmal suspendiert worden. Einige von uns trafen sich mehrmals, um zu beraten, ob wir nicht doch etwas tun könnten. Gemäß dem Leitbild unseres Krankenhauses „Wir arbeiten mit Herz und Liebe!" kamen wir auf die Idee, mit der Mutter Oberin ein Gespräch zu führen und uns für Winkler-Beck einzusetzen.

Die Mutter Oberin wurde als eine rüstige ältere Dame mit wirtschaftlichen Fachkenntnissen geschildert – unsere Nonnen waren überhaupt recht modern und weltlich, so ganz anders, als ich mir das früher immer vorgestellt hatte. Alle, die die Mutter Oberin persönlich kannten, sprachen Gutes über sie. Da sie nur zu öffentlichen Anlässen im Krankenhaus gesehen wurde, hatte ich sie jedoch nie getroffen. Auf verschlungenen Wegen erfuhren wir, dass sie heute in ihrem Büro in der Zentrale sei, und so machten wir uns am Nachmittag zu dritt auf den Weg zu ihr.

Das Mutterhaus des Ordens war erstklassig renoviert und schlicht, aber modern mit schönen Möbeln eingerichtet. In der geschmackvoll beleuchteten Vorhalle befand sich nahe ein gläserner Empfangsbereich, in dem die Pförtnerin saß: Eine etwa 75 Jahre alte Nonne, die mit flinken Fingern die modernste Telefonanlage bediente, die ich bis dahin gesehen hatte. Nachdem unsere erste Überraschung abgeklungen war und wir wieder Worte gefunden hatten, nannten wir der Pförtnerin, zu wem wir wollten. Ohne große Nachfrage wurde die Mutter Oberin per Handy gerufen. Einige Minuten mußten wir noch in der elegant eingerichteten Wartezone Platz nehmen.

Hier beobachtete ich die adrett gekleidet und geschäftig durch die Halle eilenden Nonnen. Ich bin fast sicher, dass keine von ihnen unter 70 Jahre alt war. Diese Damen waren quicklebendig!

„Wenn ich alt werde", sagte ich zu meinen Begleitern, „trete ich einem Orden bei, das ist wohl klar. Schaut euch mal an, welche Unterschiede es zwischen den alten Menschen hier und in den traurigen Altenheimen gibt, zu denen wir immer als Notarzt gerufen werden. Hier tobt noch das Leben."

Die Frauen gehobenen Lebensalters, die wir hier sahen, hatten Aufgaben zu erledigen, sie waren anscheinend größtenteils geistig sehr fit, sie beteten, gestalteten die Messen und befolgten Regeln, die ihr Leben mit einem Sinn erfüllten; sie wurden ständig durch eine treibende Kraft bewegt, sie lernten dauernd dazu - und sie widersprachen der Doktrin, dass alte Leute für sich selbst nicht sorgen könnten.

Während ich noch über das Leben der Nonnen nachdachte, war eine in schlichtem Grau gekleidete Ordensschwester mit einem Mantel über dem Arm auf uns zugetreten. Ein weißer Kragen und ein über der Brust hängendes Kreuz waren der einzige Schmuck. Die braunen Augen schauten uns vorsichtig, wachsam und ungemein lebendig an.

„Es muss sich um etwas sehr Ernstes handeln, wenn Sie unangemeldet zu mir kommen", sagte sie mit ruhigem und klarem

Ton, als sie uns begrüßte. „Ich habe leider nicht viel Zeit, aber vielleicht gehen wir in den Konferenzraum."

Als wir uns hingesetzt hatten und anfingen zu erzählen, erwähnte sie, dass sie nicht mehr zur Leitung des Krankenhauses gehöre. Wir erklärten, dass wir sie trotzdem für die richtige Ansprechpartnerin hielten. Dann berichteten wir ihr zuerst von unseren zahllosen Überstunden, von den zusammengestrichenen Stellen, von den Patienten, die nach ihren Operationen zu früh entlassen würden und von der aufgeblasenen Selbstdarstellung des Krankenhauses in der Zeitung, die in vollem Gegensatz stand zu all den medizinischen und organisatorischen Problemen, mit denen wir tagtäglich konfrontiert waren, allen voran die verhängnisvolle Fehlentscheidung, eine junge Frau in einem nur halbfertig vorbereiteten OP-Saal zu operieren, mit der Konsequenz, dass ihr Leben nicht gerettet werden konnte. Und dann erzählten wir abschließend die Geschichte von Winkler-Beck, der für uns ein Opfer dieser fürchterlichen Entwicklung geworden war und jetzt rücksichtslos den hintergründigen Zielen des Geschäftsführers geopfert wurde.

„Ich bin informiert", erwiderte die Mutter Oberin, nachdem sie uns bis zum Ende unseres Berichts wortlos zugehört hatte. Am Ringen ihrer Hände merkten wir, dass hinter der äußerlichen Ruhe jetzt eine tiefe Anspannung herrschte. Doch sie stellte keine Fragen, sagte nur einiges über die allgemeine Situation des Krankenhauses, bevor sie uns versprach, dass sie mit Dr. Schuhmacher ein Gespräch führen würde. Dann bat sie um Verständnis, dass sie jetzt keine weitere Zeit habe, geleitete uns in die Eingangshalle und verschwand nach wenigen Abschiedsworten nahezu lautlos.

Mit gemischten Gefühlen verließen wir das Mutterhaus. Was hatten wir eigentlich von ihr gewollt? Hatten wir etwas bewegt? Oder war die Reaktion der Mutter Oberin mehr als Niederlage zu werten? Hatten wir durch unseren Schritt vielleicht nur unser Gewissen zu erleichtern gesucht? Oder wollten wir das gefährliche Treiben der Geschäftsführung bremsen? Immerhin war ja unter widrigen Umständen nicht nur Jonas Winkler-Beck rausgeschmissen worden, sondern es war wenige Wochen vorher auch eine junge Frau gestorben und wir hatten zu diesen Umständen bisher geschwiegen.

„Ihr habt nichts erreicht", beantwortete mein Mann diese Fragen. „Schau mal, der Geschäftsführer hat dem Krankenhaus mit seinem altbackenen kirchlichen Flair jetzt durch deine netzbestrumpfte Freundin ein neues Gesicht verpasst. Mit den Stellenstreichungen, dem Hochfahren der OPs und sonstigem, macht er nur das, was alle neuen Geschäftsführer in den Krankenhäusern tun. Das Haus ist wahrscheinlich hoch verschuldet. Durch seine Maßnahmen ist er in den Augen der Kirche und der katholischen Kommunalpolitiker ein Gewinner. Die werden den Teufel tun, sich durch irgendwelches humanistisches Gequatsche von euch in die Suppe spucken zu lassen. Und sie werden sich nicht in die Geschäftsführung des Krankenhauses einmischen."

Er behielt Recht. Unser Vorstoß war ergebnislos, nichts passierte. Wo lebte ich eigentlich? Wer legte seine schützende Hand über diese Missstände? Das christliche Leitbild des Felicitas wurde mir unheimlich, und ich bekam langsam den Verdacht, dass sich hinter der angepriesenen selbstlosen Zuwendung in diesem Krankenhaus nichts anderes verbarg als ein Bündel an Scheinheiligkeit, mit dem die wirtschaftliche Ausbeutung von Ärzten und Pflegekräften betrieben und die internen Probleme und medizinischen Komplikationen unter dem Mäntelchen der Verschwiegenheit behandelt wurden. Solange das Krankenhaus Gottes Segen hatte, wurden die „Kollateralschäden" eben hingenommen. Scholz, der Geschäftsführer, konnte sein Häusle weiterbauen.

15

Ein weiterer Kollateralschaden ereignete sich wenige Wochen später. Ich hörte eher zufällig davon und würde ihn nicht erwähnen, wenn er nicht eine besondere Facette hätte. Wieder war ein Behandlungsfehler unterlaufen, doch diesmal ging er auf das Konto der „Blonden".

In einer benachbarten Kleinstadt war bei der Röntgen-Untersuchung eines Mannes zufällig eine Schwellung der 6. Rippe auf der linken Brustkorbseite aufgefallen. Wegen fraglicher Bösartigkeit hatte der Hausarzt den Mann zur Abklärung bei Frau Dr. Engelmann angemeldet und ihn in das Felicitas eingewiesen. Der Mann wollte sich lieber in seinem Heimatkrankenhaus untersuchen lassen, aber der Hausarzt hatte ihm geraten, sich in die Behandlung der „Blonden" zu begeben, da sie eine versierte Chirurgin auch für thoraxchirurgische Eingriffe sei.

Tatsächlich hatte die „Blonde" sich einiger Erfahrung auf diesem Gebiet gerühmt, obwohl sie keinerlei derartige Qualifikation besaß. Vielleicht gab es ein stillschweigendes Abkommen wie es zwischen Krankenhäusern und zuweisenden niedergelassenen Ärzten gelegentlich per „Kopfgeld" praktiziert wird, um die Zusammenarbeit zu fördern. In der auswärtig angefertigten Computertomographie war die Geschwulst an der Rippe klar erkennbar und im schriftlichen Befund ausgewiesen worden. Daneben wurden alte Rippenbrüche der darunter liegenden Rippen beschrieben.

Auf dem OP-Plan war der Eingriff als Entfernung der 6. Rippe eingetragen worden, denn so hatte es die „Blonde" vorgesehen. Sie hatte den Mann dann persönlich operiert und den Eingriff unmittelbar nach der Operation mit dem Eintrag „Rippenresektion 6 links" im OP-Buch dokumentiert. Die einige Stunden nach der Operation angefertigte Röntgenaufnahme zeigte jedoch, dass nicht ein Teil der 6. Rippe, sondern der 7. Rippe entfernt worden war.

Dieser Befund war der „Blonden" und den weiteren ärztlichen Mitarbeitern bei der Röntgenbesprechung am selben Nachmittag vorgestellt worden. Jedem war klar, dass die eigentlich betroffene 6. Rippe links nicht korrekt identifiziert worden war. Deshalb gab es nach der Operation auch keine Probe von der Geschwulst. Die Schwellung an der 6. Rippe bestand weiter und es blieb unklar, ob sie nun bösartig war oder nicht. So etwas passierte auch den Experten. Der Fehler wurde jedoch geleugnet.

Das operative Vorgehen wurde von der „Blonden" jetzt so hingestellt, dass sich während der Operation etwas Neues zur 7. Rippe ergeben hätte und diese dann geplant entfernt worden war; rückwirkend wurde die Dokumentation ein wenig geändert, und die radiologischen Befunde wurden neu diktiert. Dem eigentlichen Problem der 6. Rippe wurde nicht mehr auf den Grund gegangen, der Patient ohne Aufklärung über die Situation nach Hause geschickt. Er dachte, alles sei in Ordnung.

Drei meiner ehemaligen Kollegen wollten handeln, während die anderen sich bedeckt hielten. Nach meinem Verständnis war das nicht nur Dokumentenfälschung, sondern unethisch und vor allem unärztlich!

Felix, der als Nachfolger von Winkler-Beck zu Amt und Würden gekommen war, lag der „Blonden" zu Füssen und sagte nur: „Das ist doch ihre Sache, da halte ich mich raus." Nachdem der Patient schon entlassen war, rief ihn einer der Kollegen zu Hause an und gab ihm die Empfehlung, sich vorsichtshalber nachuntersuchen zu lassen. So wurde der Mann kurze Zeit später in einem anderen Krankenhaus nochmals operiert und hatte Glück, ebenso wie auch die „Blonde", denn die Geschwulst war gutartig.

Das Letzte, was ich aus dem Felicitas-Krankenhaus hörte, war, dass Oberarzt Simonin, der ohnehin nur noch Bereitschaftsdienste machte, jetzt ganz aufhören wollte. Jonas' Rausschmiss hatte er sich sehr zu Herzen genommen, und ihm konnte so etwas auf seine letzten Jahre auch noch passieren. So zog er den Vorruhestand vor. Nach 30 Jahren Arbeit war ein großer Abschied angebracht.

Eine Woche vor der Abschiedsfeier wurde Simonin vom Geschäftsführer gefragt, worüber er denn bei seiner Verabschiedung reden wolle, wo es doch so viel Gutes zu sagen gäbe. Er machte den Fehler, dass er Scholz gegenüber meinte, auch Kritik müsse einmal erlaubt sein, worauf der Geschäftsführer ihn aufforderte, ihm die Rede vorab zum Lesen zu geben. Das ist Zensur, dachte Simonin, und weigerte sich. Zwei Tage später wurde bekannt gegeben, dass Simonin keine Feier im Krankenhaus abhalten, sondern dass er zu seinem Abschied nur in den Frühstücksraum einladen dürfe. Den chirurgischen Assistenzärzten wurde es untersagt, an der Verabschiedung teilzunehmen.

16

Ich spazierte nachts durch die Stadt nach Hause. Es hatte geregnet und der Frühling füllte die Nacht mit Düften. Um mich herum war es ruhig. Ich erinnerte mich an die nächtlichen Vorbereitungen für meine Prüfungen während des Studiums. War mein heutiger Beruf das, was ich mir einmal darunter vorgestellt hatte? Viele Entbehrungen hatte ich auf mich genommen, um Medizin zu studieren: Ein humanistisch ausgerichteter Beruf, in dem es darum geht, Krankheiten zu behandeln und den Menschen dadurch zu helfen. Was war von der Menschlichkeit und meinen Idealen der Patientenversorgung im Krankenhaus eigentlich noch übrig geblieben? Wollte ich das noch weiter mitmachen? Ich konnte die Fragen nicht beantworten. Als ich am nächsten Morgen die Stellenzeigen im Deutschen Ärzteblatt durchblätterte, sprang diese mir ins Auge:

**ÄRZTE OHNE GRENZEN
CHAOTISCHE ARBEITSZEITEN,
MISERABLES FREIZEITANGEBOT UND EINE
UNANGEMESSENE BEZAHLUNG!**

‚Schau' mal einer an', dachte ich, ‚endlich mal ein Stellenangebot, das der Wahrheit entspricht!' Drei Monate später war ich auf dem Weg nach Tansania.

Nachwort

Mein Weg zur Chirurgin in Deutschland endet im Jahr 2007. Obwohl vieles sich wegen des Erzählstils so liest, als sei es längst Vergangenheit, ist dem nicht so. Der Staat will trotz des dringenden Bedarfs keine weiteren Investitionen in das System tätigen, sondern es lieber gesund schrumpfen lassen.

In diesem Szenario müssen die Krankenhausärzte und die Pflegekräfte dazu herhalten, das System nach allen Regeln der Kunst ökonomisch zu bedienen. Die Stellenzahl für Ärzte hat wegen der Umsetzung des europaweit geltenden Arbeitszeitgesetzes zugenommen. Es soll die durch zahlreiche Bereitschaftsdienste, Überstunden und Nachtarbeit bedingte körperliche und psychische Überlastung der Ärzte reduzieren. Doch in vielen Krankenhäusern kann das Gesetz nicht gleich greifen, weil es keine Ärzte mehr gibt, die die Stellen besetzen wollen.

Um den gesetzlichen Auflagen dennoch zu entsprechen, müssen die Krankenhäuser teuer bezahlte Honorarkräfte einstellen, die die Lücken für einige Wochen schließen.

Auch im niedergelassenen Bereich gibt es große Veränderungen. Haus- und Allgemeinärzte, die sich in den Ruhestand begeben wollen, finden keine Nachfolger. Die Patienten, besonders in den ostdeutschen Ländern, wissen oft nicht mehr wohin. Zwar ist der Arztberuf einigen jüngeren Umfragen zufolge in der Gesellschaft wieder sehr angesehen, doch hat seine Attraktivität in den vorangegangenen Jahren so gelitten, dass die Facharztausbildung und das Arztsein in Deutschland für viele Medizinstudenten kein Ziel mehr ist.

Die 2003 vom Deutschen Ärztetag verabschiedete Neufassung der Weiterbildungsordnung für Ärzte hat eine reformierte Ausbildung in der Chirurgie eingeführt, die sich eng an das europäische Weiterbildungsmodell anlehnt. Nach einer zweijährigen basischirurgischen Ausbildung, dem sog. Common

Trunk, kann der Weiterbildungsassistent sich eine von acht gleichberechtigten Facharztdisziplinen in der Chirurgie aussuchen und muss dann für die Facharztprüfung während einer Mindestzeit von vier Jahren seinen Katalog mit den fachspezifischen Operationen und Prozeduren füllen (Special Trunk). Der Common Trunk sieht vor, dass der Assistent jeweils sechs Monate in der Ambulanz bzw. Notfallaufnahme sowie in der Intensivmedizin arbeitet und die verbleibenden zwölf Monate im Stationsdienst eingeteilt wird. Für die theoretische Weiterbildung während des Common Trunk werden extern fachübergreifende Seminare für 300-400 Euro angeboten, die sich insgesamt über eine Woche erstrecken. Dadurch werden die massiv unter wirtschaftlichem Druck stehenden chirurgischen Chef- und Oberärzte im Krankenhaus zwar arbeitsentlastet, doch kann diese Ausbildungsmöglichkeit noch mehr dazu führen, dass die Berufsanfänger überhaupt nicht mehr im Krankenhaus, sondern nur noch extern unterrichtet werden. Zur Erfolgskontrolle können sie sich dafür aber nach den Kursen freiwillig einem aus der Schweiz importierten Basisexamen unterziehen. Hurra, gleich wieder eine Prüfung und noch ein Schein, damit wir auch weiterhin bei der Theorie bleiben. Aber welche praktischen Konsequenzen hat dieses Modell?

Wenn man wie ich die Chirurgie essentiell als ein handwerkliches Fach betrachtet, so birgt der Common Trunk die Gefahr, in der Ausbildung der ersten zwei Berufsjahre genauso wenig wie bisher an die operative Tätigkeit heranzuführen. Wegen der knappen Personaldecken werden die Berufsanfänger weder in der Ambulanz mit einer vernünftigen Supervision arbeiten, noch für die Intensivmedizin komplett abgestellt, noch während der zwölf Monate Stationsdienst im OP-Bereich zu mehr als zum Hakenhalten eingeteilt sein. Der Berufsverband der Deutschen Chirurgen bewirbt das Fachgebiet zwar auf seinen Internetseiten, die Herren und einige wenige Damen des Verbandes haben auch Operationskurse vorgesehen, wo der

Interessent seine Eignung erst mal selbst heraus finden kann! Kurse an Tieren und Leichen, die man ab 800 Euro exkl. Reise- und Übernachtungskosten buchen kann. Der Preis für diese Kurse ist angesichts des hohen Aufwandes nicht einmal hoch, weil sie von der Industrie gesponsert werden. Diese Unterstützung durch die Firmen wirkt sehr edel und ist teils Ausdruck eines echten Bemühens um die deutsche Ärzteschaft, gleichzeitig aber auch Strategie eines gezielten Marketings. Denn so lernen die Chirurgen in spe die Produkte ihrer möglichen Partner für künftige Kooperationen gleich kennen. Den Berufsanfängern werden diese Kurse gefallen, sind die Tage doch eine willkommene Abwechslung und lernt man sogar ein wenig mit dem Skalpell umzugehen. Doch nach den Kursen kehren sie wieder ins Krankenhaus zurück und kümmern sich weiter um Entlassungsbriefe, Reha-Anträge und andere Stationsarbeit. Wenn sie ein halbes Jahr später eventuell eine Operation machen dürfen, die sie im Kurs erlernt haben und an deren Technik sie sich noch halbwegs erinnern, werden sie hören, dass hier alles ein wenig anders gemacht wird und sie deshalb erst einmal den Haken fest in die Hand nehmen müssen.

So wird sich trotz aller Reformbemühungen der junge Chirurg nach zwei Jahren Ausbildung auch künftig in die Hose machen, wenn er einen Pickel alleine herausschneiden muss. Würden die Klempner in Deutschland so ausgebildet, stände das Land schon längst unter Wasser.

Glossar

Anästhesie/Anästhesist: Narkose/Narkosearzt, sorgt dafür, dass der Patient während einer Operation schläft und schmerzfrei ist, arbeitet häufig auch als Notarzt und als Schmerztherapeut.

Anastomose: Verbindung zweier Blutgefässe oder anderer röhrenförmiger Organteile (z.B. Darm) durch eine Naht.

Aneurysma: krankhafte Wandausbuchtung eines Blutgefässes, z.B. der Hauptschlagader.

anteriore Rektumresektion: Operation bei bösartigen Tumoren im Enddarmbereich, am Ende der Operation wird ein künstlicher Darmausgang in der Bauchdecke angelegt.

Antithrombose-Spritze: Spritze zur Injektion eines blutgerinnungshemmenden Medikaments.

Appendektomie: Blinddarmentfernung.

Arthroskopie: Gelenkspiegelung.

axilläre Lymphknoten: knotenförmige Gebilde in der Tiefe der Achsel, beim Menschen circa 5–10 mm groß, wichtig für die Abwehr von Krankheiten, arbeiten wie Filter, fangen z.B. wandernde Krebszellen auf.

Bandplastik: operativer Ersatz einer Sehne oder eines Bandes, z.B. bei Riss der Achillessehne oder eines Kreuzbandes.

Big Round: in den USA und Kanada übliche Expertensitzung im Krankenhaus, bei der die schwierigen Patientenfälle von verschiedenen Fachdisziplinen durchgesprochen werden, hat durch Diskussion hohen Lerneffekt, wird in Deutschland nicht praktiziert.

Biopsie: Entnahme einer kleinen Gewebeprobe zur mikroskopischen Untersuchung.

Blasenkatheter: Schlauch, der zur Ableitung des Urins über die Harnröhre in die Blase vorgeschoben wird; der Urin wird in einem Beutel aufgefangen.

Blutsperre: Unterbrechung der Durchblutung durch eine aufgeblasene Manschette, z.B. am Oberschenkel bei Knieoperationen.

Branüle: sogenannte Venenverweilkanüle, über die Infusionen und Medikamente zugeführt bzw. in die Blutbahn gespritzt werden.

Chemotherapie: Verabreichung von Medikamenten, die hauptsächlich bösartige Tumorzellen angreifen; eine Form der „Krebsbehandlung".

Chirotherapie: Behandlung schmerzhafter, funktioneller Störungen, z.B. der Wirbelsäule mit Hilfe spezieller Handgriffe.

Cholecystektomie: operative Entfernung der Gallenblase.

Cholesteatom: durch Entzündungen hervorgerufener Tumor im Mittelohr, der unter Zerstörung der Knochen wächst und Eiter bildet.

CT: Computertomogram; ein Röntgen-Querschnitts-Bild, das durch Schichtaufnahmeverfahren zustande kommt.

Darmzentrum: Zusammenschluss von Abteilungen eines Krankenhauses mit dem Ziel, die Diagnostik, die Behandlung und die Nachsorge bei Darmkrebs durch Experten durchzuführen; Brust- und Prostatazentren verfolgen für den jeweiligen Organkrebs das gleiche Ziel.

Diclophenac: Schmerzmittel und Entzündungshemmer, mittelstark, viele Nebenwirkungen, kann auch tödlich sein.

disloziert: Verschiebung zweier Knochenstücke zueinander, z.B. nach einem Knochenbruch.

Doppler: Strömungsmessung in Gefäßen anhand der roten Blutkörperchen, die Echos reflektieren, die Frequenzunterschiede werden elektronisch hörbar gemacht.

DRG-Vergütungssystem: Pauschalierte Vergütung der Krankenhausbehandlung durch Krankenkassen, unabhängig davon, wie lange, mit welchem Aufwand und unter welchen Komplikationen er behandelt werden muss.

Elektrokauter: Entzugssyndrom: Abstinenzerscheinung von Suchtmitteln, wie Alkohol und Drogen, meistens in Form von Übelkeit, Erbrechen, Zittern, Kreislaufstörungen usw.; kann lebensbedrohlich sein.

Ethik: Das Nachdenken über moralische Normen und Werte; Teilgebiet der Philosophie, befasst sich mit dem menschlichen Handeln und der Moral.
Experiment: Wissenschaftlicher Versuch; gewagtes Unternehmen.
Explantation: Entnahme von Organen aus einem Körper zwecks Transplantation in einen anderen Körper.
Extension: Streckung eines Körperteils durch Anwendung eines Zugs in Richtung der Längsachse, z.B. bei Oberschenkelknochenbrüchen.
Fellow: Bezeichnung in Kanada und den USA für einen Facharzt, der sich spezialisiert.
Femur: Oberschenkelknochen.
fötid: Stark übel riechend, stinkend.
Fundoplikatio: Manschettenartige Umnähung des herabgezogenen unteren Speiseröhrenanteils, um einen Säurerückfluss aus dem Magen zu verhindern.
Gamma-Nagel: Spezieller Nagel zur Stabilisierung von Oberschenkelhals-Brüchen.
Ganglien: Gallertartige Gebilde an Gelenken und Sehnenoberflächen.
Gastroenterologe: Facharzt für Innere Medizin, der sich auf die Verdauungsorgane spezialisiert hat.
Gelbe Reihe: Original-Prüfungsfragen der vorangegangenen Staatsexamina mit kommentierten Antworten, enthält alle Fragen der Prüfungen; Standardprogramm für die Vorbereitung medizinischer Examina.
Grund- und Regelversorgung: Bezeichnung für die Behandlungsmöglichkeiten eines Krankenhauses, an dem nur Internisten, Chirurgen, Gynäkologen und eine vierte Fachdisziplin vorgehalten wird; die meisten kleineren Krankenhäuser gehören dieser Stufe an.
Hernie: Bruch, Vorstülpung von Innereien durch eine schwache Gewebestelle.
Herniotomie: Beheben einer Hernie mit Hilfe einer Operation.
HNO: Hals–Nasen–Ohren.

Hochrasanztrauma: Verletzungen, die ein Mensch sich bei einem Unglück unter hoher Geschwindigkeit zugezogen hat, z.B. bei einem Autounfall oder einem Sturz aus großer Höhe.

Hüftendoprothesse: Künstlicher Hüftgelenksersatz.

Hyalinknorpel: Glasartige Knorpelschicht, überzieht die Gelenkoberfläche, um die Reibung herab zu setzen.

hypoxisches Hirnödem: Diffuse Wasserablagerung im Gehirn, die als Folge eines ausgeprägten Sauerstoffmangels auftritt, kann schwere Folgen bis hin zum Versterben haben.

ID-Karte: Ausweis, der gelegentlich in Unternehmen und Krankenhäusern an die Mitarbeiter ausgegeben wird.

intraoperativ: Während einer Operation.

intubieren: Einführen eines Kunststoffschlauchs in die Luftröhre eines narkotisierten Patienten, um die Atmung zu sichern. Intubationsnarkose.

ITN: Narkose, bei der der Patient während der Operation über einen Atemschlauch künstlich beatmet wird.

Kapnometer: Instrument, mit dem der Kohlendioxidgehalt in der Ausatmungsluft gemessen wird.

Karpaltunnel-Syndrom: Schmerzhafte Druckschädigung eines Nerven im Handgelenkbereich, z.B. durch eine krankhafte Verdickung einer Sehnenplatte.

Koch, Robert: Arzt, dem 1905 der Nobelpreis für Medizin verliehen wurde, beschäftigte sich vorwiegend mit Bakterien.

Kortikalisschraube: Schraube zur Verbindung von gebrochenen Knochenteilen.

kranial: Richtungsangabe zur Orientierung am Körper, in diesem Fall schädel-, kopf- oder scheitelwärts.

KTQ: „Kooperation für Transparenz und Qualität" in der Krankenversorgung; eines von mehreren möglichen Qualitätsmanagementsystemen für Krankenhäuser.

Laparotomie: (Bauchschnitt) Öffnung des Bauchraums durch einen Bauchdeckenschnitt.

Leberbiopsie: ca. 2x2mm große Gewebeentnahme aus der Leber.

lege artis: Kunstgerecht; dem aktuellen Kenntnisstand angepasst.
Lipom: Fettgeschwulst.
M&M Konferenz: Eine regelmäßig abgehaltene Ärztekonferenz, auf der ungünstig verlaufene Patientenbehandlungen besprochen werden; in Deutschland derzeit noch wenig üblich.
maligne: Bösartig.
Maximalversorgungsstufe: Behandlungsmöglichkeiten eines Krankenhauses, an dem fast alle medizinischen Fachgebiete vertreten sind und eine 24-Stunden-Bereitschaft vorhalten; Großkrankenhäuser gehören meist dieser Stufe an.
Mesotheliom: Eine vom Darm ausgehende bös- oder gutartige Geschwulst.
metastasierendes Mamma-Carcinom: Bösartige Geschwulst im Brustgewebe.
Morbus Crohn: entzündliche Darmerkrankung unklarer Ursache, durch massive blutige Durchfälle gekennzeichnet.
MRT: Magnetresonanztomographie; mit dieser Technik besteht die Möglichkeit alle inneren Organe im Querschnitt ähnlich wie mit einem CT abzubilden, im Unterschied zum CT keine Röntgenstrahlengefahr.
multiple choice: Mehrfachwahl.
Myogelosen: schmerzhafte Muskelspannung, meistens am Rücken.
Nephrektomie: Entfernung einer Niere.
Neuraltherapie: Betäubung von Nerven meistens mittels Medikamenten, die an den Nerven gespritzt werden; dadurch sollen Spannungs- und Schmerzzustände gelindert werden.
Neurolyse: operative Entfernung von Verwachsungen um einen Nerv.
non-fiction: Tatsachen, keine Erfindung.
Notfallkoffer: Koffer meist aus Aluminium, in dem zahlreiche Instrumente und Medikamente für eine Wiederbelebung verstaut sind, wird von Notärzten mitgeführt sowie in Praxen und auf Krankenhausstationen vorgehalten.

OP-Katalog: Liste der von einem Arzt durchgeführten chirurgischen Eingriffe; für die Facharztprüfung muss eine vorgeschriebene Mindestmenge an Operationen nachgewiesen werden.

Ösophagus: Speiseröhre.

Osteomyelitis: Knochenentzündung.

Osteoporose: Knochensubstanzverlust infolge Hormon-, Bewegungsmangel, Kalziummangel.

Osteosynthese: Verbindung gebrochener Knochenfragmente mittels einer Metallplatte, mit Hilfe von Schrauben, eines Nagels oder eines Drahts.

Outsourcing: Verlagerung einer Leistungserbringung aus dem Krankenhaus in den privatwirtschaftlichen Sektor, meist mit dem Ziel der Kostenreduktion im Personalsektor, z. B. Küche, Labor, Pathologie.

Pankreatitis: Entzündung der Bauchspeicheldrüse.

paravertebral: neben der Wirbelsäule.

Parenchym: spezifische Organgewebe.

Pavillon-System: ein Krankenhaus, im dem die Abteilungen in verschiedenen voneinander räumlich getrennten Gebäuden untergebracht sind; wurde im 19. Jahrhundert wegen der zahlreichen Infektionsgefahren (Pest, Cholera) eingeführt.

Perforation: Durchbruch eines Krankheitsprozesses durch eine Organwand, kann z.b. bei einem Magengeschwür auftreten.

Peritoneum: Bauchfell.

Peritonitis: Entzündung des Bauchfells.

pes anserinus: dreikantige Sehnenplatte der Innenseite des Kniegelenks.

Polytrauma: Mehrfachverletzung eines Menschen, wobei wenigstens eine Verletzung oder die Kombination mehrerer Verletzungen lebensbedrohlich ist.

Port: implantiertes kleines Gehäuse mit Membran- und Gefäßanschluss zur Durchführung der Infusions-Chemotherapie.

präfinal: kurz vor dem Tode.

präoperativ: vor einer Operation.
Resektionsgrenze: Mindestabstand des chirurgischen Schnitts von einem krankhaftem Prozess.
rezidivierende Sekretion: anhaltende Produktion von Flüssigkeit.
Rotationsplastik: chirurgische Technik zur Deckung eines Hautdefektes.
Sarkom: bösartiger Weichteiltumor.
Sauerstoffsättigung: Sauerstoffgehalt im Blut, ist z. B. bei Lungenentzündung, Bewusstlosigkeit bei einer Kopfverletzung oder einer Schlafmittelüberdosierung erniedrigt.
Schlingenabszess: Eiteransammlung im Bereich der Darmschlingen
Schnappatmung: krampfhafte tiefes nach Luft-Schnappen, wird z.B. während des Sterbeprozesses beobachtet.
Schwarze Reihe: Original-Prüfungsfragen der vorangegangenen Staatsexamina mit kommentierten Antworten, nach Organsystemen geordnet, enthält nur die schwierigsten Fragen; Standardprogramm zur Vorbereitung medizinischer Examina.
Sehnenloge: Gleitröhre, in der eine oder mehrere Sehnen verlaufen.
Semitendinosus-Sehne: eine Muskelsehne des Oberschenkels.
Skoliose: dauerhafte, schmerzhafte nicht natürliche Krümmung der Wirbelsäule (Buckel).
Sono-Gerät: Ultraschallgerät; Sonographie = Ultraschallbildgebung.
Spongiosa: schwammige Struktur im Knocheninneren.
Spreizer: chirurgisches Instrument, mit dem Haut, Muskeln und sonstige Gewebeschichten auseinandergehalten werden, um dem Chirurgen den Zugang zum Operationsgebiet zu erleichtern.
Tracheotomie-Narbe: Narbe nach einem Luftröhrenschnitt.
Tramal: starkes Schmerzmittel.
Transfusion: Infusion von Blutkonserven.
Urinbeutel: Plastikbeutel, in dem der über einen Schlauch abgeleitete Urin aus der Blase aufgefangen wird.

Vakuum-Verband: spezielle Verbandstechnik für schlecht heilende Wunden; die Wunde wird mit einer Folie bedeckt, unter der künstlich ein Unterdruck angelegt und damit die Blutgefässe zum Wachstum angeregt werden.

Virologie: Zweig der Mikrobiologie, der sich mit Viren befasst.

Z-Plastik: spezielle Schnittführung und Vernähung der Haut zur Verminderung von Narbenbildung.

Zytologie: Lehre von der Zellbiologie; feingewebliche Untersuchung von Zellen.

Themenbezogene Literatur

Ärztliche Personalsituation

Stiller J, Kulka K.: Ärztlicher Nachwuchs: Ernüchternder Berufseinstieg. Dtsch Ärztebl (Deutsches Ärzteblatt) 2007; 104 (9): A-530 / B-466 / C-454
Krüger M.: Nachwuchsmangel: Schlechte Strukturierung. Dtsch Ärztebl 2007; 104 (4): A-179 / B-159 / C-155
Flintrop J.: Tarifvertrag für Ärztevertrag an kommunalen Krankenhäusern: Schlimmeres verhindert. Dtsch Ärztebl 2006; 103 (48): A-3216 / B-2800 / C-2684
Flintrop J.: Mobbing im Krankenhaus: Mit Bauchschmerzen zum Dienst. Dtsch Ärztebl 2001; 98 (12): A-742 / B-607 / C-567
Flintrop J.: Konfessionelle Krankenhäuser: Die Ärzte sind unzufrieden, die Arbeitgeber stur. Dtsch Ärztebl 2007; 104 (45): A-3078 / B-2710 / C-2617

Kosten im Gesundheitswesen

Bundeszentrale für politische Bildung: Entwicklung der Ausgaben im Gesundheitswesen, Deutschland 1992 bis 2002. www.bpb.de/wissen
Gesundheitsberichtserstattung des Bundes. Statistisches Bundesamt Deutschland. www.destatis.de
Korsukèwitz C.: Rehabilitation: Unblutig in der Reha. Dtsch Ärztebl 2007; 103 (4): A-1651 / B-1455 / C-1395

Transplantation

Neuber H.: Medizinische Patente: Profite über Menschenleben. Dtsch Ärztebl 2007; 104 (1-2): A-15 / B-14 / C-13
- Entschließungen zum Tagesordnungspunkt II: Ethische Aspekte der Organ- und Gewebetransplantation. Dtsch Ärztebl 2007; 104 (21): A-1510 / B-1338 / C-1278

Wendt A.: Kannibalismus in Brasilien: Eine Analyse europäischer Reiseberichte und Amerika Darstellungen für die Zeit zwischen 1500 und 1654. in: Europäische Hochschulschriften: Reihe 19, Ethnologie: Abt. B Ethnologie; Bd. 15. Peter Lang Verlag, Frankfurt 1989

Volhard E.: Kannibalismus. Strecker u. Schröder Verlag, Stuttgart 1939 (Nachdruck: Johnson Verlag, New York 1968)

Schepp M, Carisch R.: Kopfschuss für eine Niere. Artikel im Magazin „Stern" 2002, 40: 65-70

Goyal M, Mehta RL, Schneiderman LJ, Sehgal AR.: Economic and health consequences of selling a kidney in India. JAMA (Journal of The American Medical Association) 2002; 288: 1589-93

Vermot-Mangold RG.: Trafficking in organs in Europe. Bericht des „Komitees für Soziales, Gesundheit und Familie" an den Rat der Europäischen Union, Doc. 9822 v. 03.06.2003

Schulz KH, Gerdesmann V.: Berufstätigkeit nach Lebertransplantation – eine empirische Untersuchung. Publikation des Arbeitskreises Lebensqualität (Ltg. Tönsmann F), Selbsthilfe Lebertransplantierter Deutschland e.V., Universitätsklinikum Hamburg-Eppendorf, Hamburg, 2005

Seidel M.: Todesstrafe in China: Organspender wider Willen? Dtsch Ärztebl 1997; 94 (41): A-2634 / B-2244 / C-2107

Rieser S.: Gewebegesetz: Mehr Aufwand – weniger Spender. Dtsch Ärztebl 2007; 104 (12): A-753 / B-665 / C-641

Kübler-Ross E.: Was können wir noch tun? Antworten auf Fragen nach Sterben und Tod. 2. Auflage, GTB Siebenstern Verlag, Gütersloh 1982 Wulf Mirko Weinreich

FORSCHUNGSPREIS der Akademie Heiligenfeld 2006

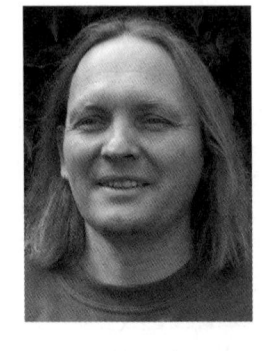

Wulf Mirko Weinreich
INTEGRALE PSYCHOTHERAPIE
Ein umfassendes Therapiemodell auf der Grundlage der Integralen Philosophie nach Ken Wilber

ISBN 978-3-936149-53-1 / 404 Seiten / 39 farbige Abbildungen / 2 Tabellen / Web: http://www.integrale-psychotherapie.de

Das Buch entwirft ein umfassendes Psychotherapiemodell auf der Grundlage von Ken Wilbers Integraler Philosophie.
Bei allen strukturellen Ähnlichkeiten, die es auf den ersten Blick mit Klaus Grawes Modell einer Allgemeinen Psychotherapie gibt, geht es dadurch, daß es auf einer Entwicklungspsychologie des menschlichen Bewußtseins aufbaut, weit darüber hinaus.

Vor allem ermöglicht die Einbeziehung der individuellen Evolution eine logische Erklärung dafür, in welcher Lebensphase Grundlagen für bestimmte psychische Störungen gelegt werden, was infolgedessen ihre spezielle Charakteristik ist und welche Therapiemethoden daher am ehesten Erfolg versprechen - einschließlich der chronologischen Abfolge ihrer Anwendung.

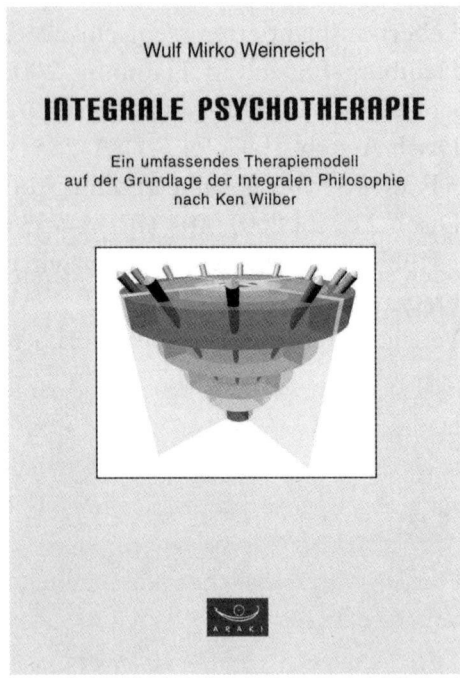

Weinreich analysiert die bekanntesten Therapiemethoden auf ihren Wirkungsbereich (sozial oder individuell, Verhalten oder Motivation) sowie ihre Wirkungsebene hin und ordnet sie ein.

Ein weiterer Abschnitt beschäftigt sich mit den Grundlagen einer integralen Psychodiagnostik. Außerdem wird der Einfluß von Kontextfaktoren, wie Therapeutenvariablen oder Meso- und Makrosystemen, auf den therapeutischen Prozeß beschrieben. Die abschließende Analyse der Psychosomatischen Klinik Bad Herrenalb mit Hilfe des hier entwickelten Therapiemodells zeigt Wege für seine Anwendung in der Praxis auf.

Aufgrund der umfassenden Darstellung ist das Buch geeignet, integrativ/eklektisch arbeitenden Therapeuten und Kliniken eine theoretische Begründung für die Wirksamkeit ihres Ansatzes zu geben.
Weiterhin können mit Hilfe dieses Modells existierende Kliniken, Therapienetzwerke, etc. daraufhin überprüft werden, inwieweit sie im integralen Sinne vollständig sind oder bestimmte Persönlichkeitsbereiche bisher vernachlässigt haben.

Darüber hinaus gibt es Ärzten, Psychologen, Psychotherapeuten sowie interessierten Laien Kriterien an die Hand, welche Methoden für welche psychische Störung geeignet wären.

„Der Referent kennt keine deutschsprachige Arbeit, die Wilbers Arbeiten derart profund und differenziert darstellt. Sie integriert Wilbers Publikationen aus einer Dekade zu einem klaren, lesens- und diskussionswürdigen Konzept. ...
Im dritten Teil wird auf der Grundlage dieser gründlichen Analyse der Wilberschen Konzepte nun das Modell der Klinik Bad Herrenalb untersucht. ...
In diesem Teil bewährt sich der Arbeitsstil des Autors: exzellenter Kenntnisreichtum, präzise Analyse, klare Darstellung, eigenständige Gedankenführung, abgewogene Schlussfolgerungen."

Prof. Dr. Wilfried Belschner, Institut für Psychologie, Universität Oldenburg, Vorsitzender des DKTP

CHAKRENPHYSIK - Kerstin Heine

Das elektromagnetische Feld des Menschen hat die Fähigkeit, auf alle Störungen und Einflüsse flexibel zu antworten und sie auszubalancieren. Werden wir mehr beeinflusst, als wir denken? Erzeugen die Menschen ihre Krankheiten, Ängste und Aggressionen selbst?

In diesem Buch erfahren Sie, wie Ihr Energiefeld arbeitet und warum alternative Heilmethoden funktionieren. Sie lernen, Ihr Gleichgewicht selbst zu kontrollieren und wieder herzustellen.

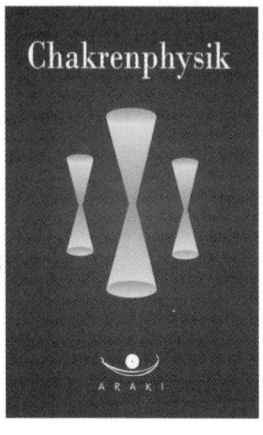

Paperback, 117 Seiten, **ISBN 978-3-936149-55-5**

ÖKO-LOGIK - Johannes Heinrichs

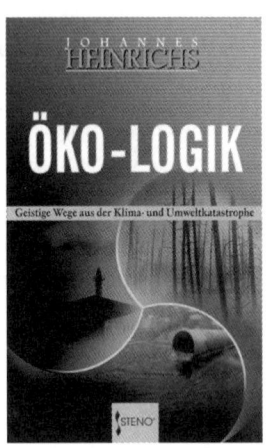

An der menschlichen und gesellschaftlichen Grundeinstellung zur Natur muss sich etwas radikal ändern. Heinrichs zeigt mit seiner „Öko-Logik", was das eigentliche Problem ist: Angemessenes ökologisches Handeln bedeutet immer eine vernunftgemäße Ökologie des Sozialen. Das ökologische Problem ist in erster Linie ein Gesellschaftsproblem. Die Lösung ist ein integrales Naturverständnis, das den Menschen in seiner im Abendland vergessenen Körper-Seele-Geist-Einheit zum Mittelpunkt hat.

Paperback, 406 S. **ISBN 978-954-449-308-8**

STEINE AUF DEM WEG - Werner Walter Güttler

Eine geheime Bruderschaft initiiert den verzweifelten Harun in den Felsenhöhlen von Petra. Er wächst in eine völlig neue Welt mit Menschen verschiedener Kulturen und Religionen und entwickelt sich von einem vorurteilvollen und fundamentalistischen Eiferer zu einem toleranten und selbstbewussten Kosmopoliten.
Orientalische Traditionen vergleicht der Autor mit gnostischen, alchemistischen und rosenkreuzerischen Strömungen in Europa. Steine sind das Sinnbild des Dauerhaften und Beständigen. Sie liegen ‚auf' unserem Weg, wenn wir sie beachten, sie liegen uns ‚im' Weg, wenn wir sie übersehen.

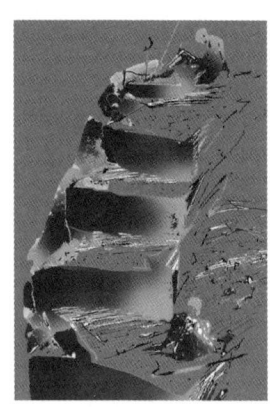

Leinen mit SU, 642 S., ISBN 978-3-936149-05-5